JN260604

LiSA コレクション

超音波ガイド下
末梢神経ブロック

実践 24 症例

編集　森本 康裕　宇部興産中央病院 麻酔科
　　　柴田 康之　名古屋大学医学部附属病院 手術部

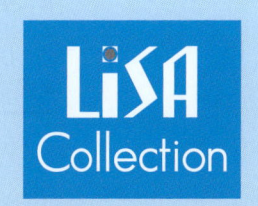

メディカル・サイエンス・インターナショナル

LiSA Collection

Ultrasound-Guided Peripheral Nerve Blocks in 24 cases
First Edition
by Yasuhiro Morimoto, M.D., Yasuyuki Shibata, M.D.

© 2013 by Medical Sciences International, Ltd., Tokyo
All rights reserved.
ISBN 978-4-89592-748-2

Printed and Bound in Japan

注 意

本書に記載した情報に関しては，正確を期し，一般臨床で広く受け入れられている方法を記載するよう注意を払った。しかしながら，著者ならびに出版社は，本書の情報を用いた結果生じたいかなる不都合に対しても責任を負うものではない。本書の内容の特定の状況への適用に関しての責任は，医師各自のうちにある。

　著者ならびに出版社は，本書に記載した薬物の選択・用量については，出版時の最新の推奨，および臨床状況にもとづいていることを確認するよう努力を払っている。しかし，医学は日進月歩で進んでおり，政府の規制は変わり，薬物療法や薬物反応に関する情報は常に変化している。読者は，薬物の使用にあたっては個々の薬物の添付文書を参照し，適応，用量，付加された注意・警告に関する変化を常に確認することを怠ってはならない。これは，推奨された薬物が新しいものであったり，汎用されるものではない場合に，特に重要である。

はじめに
PNB Based Anesthesia の時代へ

　適切な急性痛管理は術後回復を早める。その急性痛管理の概念は，侵害刺激が患者に加わる前に鎮痛処置を行うタイミング重視の考え方「先取鎮痛 pre-emptive analgesia」から，侵害刺激や炎症が引き起こす痛覚過敏が生じなくなる時期まで鎮痛処置を継続する期間重視の考え方「予防的鎮痛 preventive analgesia」へと変わってきた。また，鎮痛薬の使い方についても，一つの鎮痛薬だけではなく，脊髄視床路において，侵害受容体，末梢神経，脊髄，視床，大脳皮質のいずれかの部位に作用する鎮痛薬を組み合わせる集学的鎮痛 mutimodal analgesia が推奨されている。
　患者に最も強い侵害刺激が加わるのが手術中である。そのため，術中に侵害刺激をしっかりと抑えることが急性痛管理において重要視され，日本ではオピオイドがその中心的役割を果たしてきた。2000 年以降，オピオイドの薬物動態への理解が急速に深まり，術中に変動する侵害刺激に対して，吸入麻酔薬やプロポフォールではなく，薬物動態シミュレーションを駆使し，フェンタニルの効果部位濃度を調節して対処するようになった。オピオイド主体麻酔 opioid based anesthesia の幕開けである。
　2007 年に日本で発売された超短時間作用型のレミフェンタニルは，その調節性のよさから，高用量オピオイドの投与を簡単にした。麻酔科医は，高用量オピオイドの投与で術中の侵害刺激をしっかり抑えることが，患者のすみやかな回復につながると考え，オピオイドを鎮痛の第一選択薬として使用するようになった。ところが，そのオピオイド主体麻酔が患者の術後回復につながらないかもしれない。オピオイドを高用量で投与すると，脊髄で痛覚過敏が生じ，術後痛が強くなり，鎮痛薬の使用量が増えることが指摘されている。
　レミフェンタニルは $0.1\,\mu g/kg/min$ 以上で痛覚過敏を生じさせる。また，オピオイドが術中に癌免疫を抑制し，癌の術後再発や転移を促進させることも明らかになってきた。手術中，癌免疫がわずか数時間抑制されるだけでも，手術の本来の目的が失われてしまう危険性をはらんでいる。さらに，術後鎮痛でオピオイドを必要以上に使用した場合，呼吸抑制だけでなく，不穏や意識レベル低下などの意識障害も問題となる。術後認知機能障害は，術後死亡率を高めることが明らかなっている。米国の日帰り手術の術後鎮痛ガイドラインでは，局所麻酔薬や非ステロイド性抗炎症薬を鎮痛手段の基本とし，オピオイドをまったく必要としない手術，オピオイドの間欠的投与ですむ手術，オピオイドの持続投与が必要な手術と三つに分類し，使い分けるようになっている。
　オピオイドが真の術後回復につながらないことに関しては，まだ賛否両論がある。しかし，その使用量をできるだけ減らしながら，高用量オピオイドの投与で成し得た侵害刺激の抑制を得ることは可能である。それには超音波ガイド下末梢神経ブロックが鍵となる。今や超音波画像で全身の末梢神経や末梢神経が走行するコンパートメントを見ることができ，あらゆる神経をブロックできる。これまで，硬膜外麻酔の非適応症例にはオピオイドが主たる鎮痛手段であったが，そんな時代はもう終わりを告げる。術式を確認し，侵害刺激の伝達経路を考え，末梢神経ブロックを選択する。末梢神経ブロックだけで侵害刺激の伝達経路すべてを遮断できない場合は，オピオイドを補助的に使用する。
　この末梢神経ブロック主体麻酔 peripheral nerve block based anesthesia は，脊椎を除き，

頭頸部，四肢，胸腹部の手術で実施できる．そのため，痛覚過敏，癌免疫，術後認知機能の面から，オピオイド主体麻酔から末梢神経ブロック主体麻酔へのパラダイムシフトが生じつつある．

　その息吹を感じる24症例を今回は紹介する．各執筆者がいかに全身麻酔に末梢神経ブロックを組み合わせて，末梢神経ブロック主体麻酔を実現しているかを理解してもらえるだろう．

柴田 康之

臨床麻酔科医の手による実践書として

超音波ガイド下末梢神経ブロックが日本で知られるようになって，数年が経過した．その間，いくつかの日本語の教科書が出版され，各地でハンズオンセミナーが開催されるようになった．超音波装置や神経ブロック針も改良され，多くの麻酔科医がより容易に神経ブロックを実践できる環境が整ってきた．

　しかし，教科書を読み，セミナーを受講しても，いざ自分の施設で神経ブロックを実践しようとすると多くの困難が立ちはだかる．目の前の症例にどのような神経ブロックを選択すればよいのか？　体位は？　そして神経ブロックを併用した全身麻酔はどのように行えばよいのか？　術前の患者評価から，術中さらに術後管理まで，総合的に理解していないと安全で確実な神経ブロックは実践できない．また，実践のコツは既存の教科書には記載されていないのが実情である．

　本書はまず，症例を呈示し，神経ブロックをどのように麻酔管理に使っていくのかを中心にまとめることで，超音波ガイド下末梢神経ブロックの実践に供することを目的とした．これまでの教科書に掲載されている基本的な部分はコツや重要なポイントを中心に簡略にまとめ，症例に沿った術前評価から術後管理までを具体的に記載している．各症例でどのように神経ブロックを含む麻酔管理が計画され，実践されていくのかをたどることで，神経ブロックを活用した麻酔管理をより深く理解できると確信している．

　ただし，本書で記載されているのは，あくまでも各執筆者が実践している一つの例である．症例によっては，やや勇み足的な部分があったり，同じような症例に対して執筆者により異なるアプローチが選択されていたりする場合もある．読者には，本書の内容を精読の後，取り入れられる部分から取り入れていただければよいと考えている．

　超音波ガイド下末梢神経ブロックが比較的新しい手技であることから，本書では日々臨床麻酔の最前線で活躍している麻酔科医を執筆者として選んだ．その意味では某ブログのタイトルではないが，"臨床麻酔科医の臨床麻酔科医による臨床麻酔科医のための実践の書"ということができるだろう．本書が今後の日本の臨床麻酔の進歩に少しでも寄与することを希望している．

　最後に，本書の発行にあたり多大なご協力を賜ったメディカル・サイエンス・インターナショナルの江田幸子，久留学の両氏に心から感謝いたします．

森本 康裕

編　集

森本 康裕
宇部興産中央病院 麻酔科

柴田 康之
名古屋大学医学部附属病院 手術部

執　筆 (掲載順)

佐藤　裕
つがる西北五広域連合西北中央病院 麻酔科

中本 達夫
大阪労災病院 麻酔科

酒井 規広
大阪府立呼吸器・アレルギー医療センター 麻酔科

駒澤 伸泰
大阪医科大学 麻酔科学教室

安宅 一晃
大阪市立総合医療センター 集中治療部

柴田 康之
名古屋大学医学部附属病院 手術部

宮﨑 直樹
国立病院機構熊本医療センター 麻酔科

森本 康裕
宇部興産中央病院 麻酔科

吉田 敬之
新潟大学医歯学総合病院 麻酔科

金田 卓也
山形県立中央病院 麻酔科

藤原　貴
厚生連長岡中央綜合病院 麻酔科

上嶋 浩順
埼玉医科大学国際医療センター 麻酔科
(前 関西医科大学附属枚方病院 麻酔科)

村田 寛明
長崎大学医学部 麻酔学教室

中本 あい
一般財団法人 住友病院 麻酔科

小野寺 美子
市立旭川病院 麻酔科

飯田 高史
旭川医科大学 麻酔科蘇生科

谷西 秀紀
岡山大学大学院医歯薬学総合研究科
生体機能制御学 麻酔・蘇生学講座

渕辺　誠
沖縄赤十字病院 麻酔科

平良 裕子
沖縄赤十字病院 麻酔科

須加原 一博
琉球大学医学部 麻酔科

山田 知嗣
鹿児島大学医学部・歯学部附属病院 手術部

渡部 達範
新潟大学医歯学総合病院 麻酔科

間庭 圭一
新潟大学医歯学総合病院 整形外科

渡辺 邦太郎
日野市立病院 麻酔科
杏林大学 麻酔科学教室

新屋 苑恵
山口県立総合医療センター 麻酔科

野村 岳志
湘南鎌倉総合病院 麻酔科

藤井 智子
昭和大学横浜市北部病院 麻酔科

鈴木 尚志
昭和大学横浜市北部病院 麻酔科

世良田 和幸
昭和大学横浜市北部病院 麻酔科

五代 幸平
鹿児島大学医学部・歯学部附属病院 麻酔科

香川 哲郎
兵庫県立こども病院 麻酔科

上山 博史
関西労災病院 麻酔科

超音波ガイド下末梢神経ブロック 実践24症例 ● 目 次

はじめに	iii
動画のご案内	x
本書で扱う症例と施行するブロック一覧	xii

総 論 1

総論1 超音波ガイド下神経ブロックの歴史とこれから
　　　　麻酔科学史における区域麻酔の概説（試論） **3**
　　　　　　　　　　　　　　　　　　　　　　　　　　佐藤　裕

総論2 超音波ガイド下末梢神経ブロックのコツとピットフォール
　　　　安全な実施のための最低限の作法を身につけるために ... **11**
　　　　　　　　　　　　　　　　　　　　　　　　　　中本 達夫

総論3 周術期に押さえておくべきポイント
　　　　術前評価，インフォームドコンセント，そして術後管理 ... **21**
　　　　　　　　　　　　　　　　　　　　　　　　　　酒井 規広

総論4 特徴や力価を考えた局所麻酔薬の使い方
　　　　鎮痛と運動機能のバランスが大切 **29**
　　　　　　　　　　　　　　　　　　　　　　　　　　酒井 規広

総論5 神経ブロック中の鎮静
　　　　米国麻酔科学会「非麻酔科医のための鎮静・鎮痛薬投与に関する診療ガイドライン」より ... **39**
　　　　　　　　　　　　　　　　　　　　　　駒澤 伸泰・安宅 一晃

総論6 末梢神経ブロック後の周術期神経障害と神経診察
　　　　ブロックを施行した術者自身が診察を行う **43**
　　　　　　　　　　　　　　　　　　　　　　　　　　柴田 康之

総論7 局所麻酔薬中毒の治療
　　　　ガイドラインにもとづいた lipid rescue の実践 **51**
　　　　　　　　　　　　　　　　　　　　　　　　　　宮﨑 直樹

症例検討 55

症例，その前に
　　　押さえておきたいいくつかのポイント **56**
　　　　　　　　　　　　　　　　　　　　　　　　　　森本 康裕

症例1 胸腔鏡補助下肺葉切除術に対する持続胸部傍脊椎ブロック
　　　　硬膜外麻酔と同程度の鎮痛効果に少ない合併症 **59**
　　　　　　　　　　　　　　　　　　　　　　吉田 敬之・柴田 康之

症例2 上腹部手術に対する両側胸部傍脊椎ブロック
　　　　凝固系がボーダーラインの症例で上質な鎮痛を提供するために ... **67**
　　　　　　　　　　　　　　　　　　　　　　　　　　吉田 敬之

症例 3	**胸部下行大動脈置換術に対する持続胸部傍脊椎ブロック**	
	オピオイドを減らせるので脊髄保護にも有用	**75**
		金田 卓也

症例 4	**婦人科悪性腫瘍手術に対する肋骨弓下腹横筋膜面ブロック**	
	広範囲のブロックには解剖の理解が必須	**81**
		吉田 敬之・藤原　貴

症例 5	**上腹部腹腔鏡下手術に対する腹横筋膜面ブロック**	
	二つのアプローチを使いこなせば確実な術後鎮痛が可能に	**89**
		上嶋 浩順

症例 6	**腹腔鏡下卵巣腫瘍核出術に対する後方腹横筋膜面ブロックと腹直筋鞘ブロック**	
	複数の神経ブロックを併用して臍部の痛みを確実に取り除く	**95**
		村田 寛明

症例 7	**婦人科開腹手術に対する腹横筋膜面ブロックと持続創部浸潤麻酔の併用**	
	術後悪心・嘔吐を予防しながら術翌日の確実な離床を実現する	**101**
		中本 あい

Action PLAN 1	海外の末梢神経ブロック系の学会に参加する	**108**
		小野寺 美子

症例 8	**覚醒下脳外科手術における頭皮ブロック**	
	大後頭神経ブロックで覚醒中も確実な鎮痛を	**111**
		森本 康裕

症例 9	**意識下気管挿管に使う末梢神経ブロック**	
	上喉頭神経ブロックと経喉頭ブロックを併用して有害反射を最小限に	**115**
		飯田 高史

症例 10	**橈骨遠位端骨折手術に対する腕神経叢ブロック腋窩アプローチ**	
	呼吸器合併症発症のリスクがある患者に自発呼吸の温存が可能	**121**
		宮﨑 直樹

症例 11	**橈骨遠位端骨折手術に対する腕神経叢ブロック鎖骨上アプローチ**	
	各アプローチの長所と短所から合併症を避ける方法を検討する	**127**
		谷西 秀紀

症例 12	**肩関節手術に対する腕神経叢ブロック斜角筋間アプローチ**	
	術後早期の強い疼痛は持続ブロックで抑える	**133**
		谷西 秀紀

症例 13	**血気胸改善後の鎖骨骨接合術に対する腕神経叢ブロックと鎮静**	
	全身麻酔による気胸の再発を避け早期離床で患者満足につなげる	**139**
		渕辺　誠・平良 裕子・須加原 一博

Action PLAN 2	鹿児島大学病院での超音波ガイド下末梢神経ブロックの導入	**146**
		山田 知嗣

症例 14	**手指の遊離腱移植術に対する正中神経の持続選択的感覚ブロック**	
	運動遮断をきたさずに「地獄のリハビリ」からの脱却を目指す	**149**
		渡部 達範・間庭 圭一

症例 15	高齢者大腿骨転子部骨折に対する下肢神経ブロック
	末梢神経ブロックを全身麻酔に併用して早期離床と術後合併症の減少を目指す　**157**
	渡辺 邦太郎

症例 16	足部骨折に対するアンクルブロック
	活動性の高い患者には患部に限局した鎮痛で早期退院を目指す　**165**
	渡辺 邦太郎

症例 17	人工膝関節置換術の術後鎮痛に対する下肢神経ブロック
	術後運動時の鎮痛効果も意識したブロックの選択　**173**
	酒井 規広

症例 18	前十字靭帯再建術に対する下肢神経ブロック
	硬膜外麻酔に伴う術後の問題を解消　**181**
	森本 康裕

Action PLAN 3　山口県立総合医療センターの場合　**186**
新屋 苑恵

症例 19	下肢動脈バイパス術に対する末梢神経ブロック
	合併症が多いほど威力を発揮する　**189**
	小野寺 美子

症例 20	大腿切断術に対する下肢神経ブロック
	ブロックの真髄は全身状態不良患者にあり　**195**
	野村 岳志

症例 21	小児の腹腔鏡下鼠径ヘルニア手術に対する腹直筋鞘ブロック
	成人との違いも踏まえて臨む　**201**
	藤井 智子・鈴木 尚志・世良田 和幸

症例 22	小児精巣固定術に対する仙骨硬膜外ブロック
	高い安全性と優れた鎮痛作用で患児も術者もストレスフリー　**207**
	五代 幸平

症例 23	小児精巣固定術に対する腹横筋膜面ブロック
	全身麻酔との併用で日帰り手術でもスムーズ　**213**
	上嶋 浩順・香川 哲郎

症例 24	肥満妊婦の帝王切開術における術後の腹横筋膜面ブロック
	肺血栓塞栓症予防，そして育児のためにも早期離床　**217**
	上山 博史

索　引　**223**

動画のご案内

本書で紹介する神経ブロックの動画を特設ページにて配信しております。
穿刺と描出のトレーニングや，実際の神経ブロック施行時の様子，超音波映像など，各種動画が閲覧できます．本書とあわせてご利用ください．

ご確認はメインページ（左QRコードもしくは下記アドレス）か，下記一覧にある各項目のQRコードから！

http://www.medsi.co.jp/movie/nerveblock24/

動画をご覧いただくには，下記のIDとパスワード（すべて半角英数字）が必要です

| ID | lisacollection2 | パスワード | nerveblock24 |

動画タイトル一覧

症例，その前に	ブルーファントムを利用した平行法での穿刺トレーニング
症例1	持続胸部傍脊椎ブロック
症例3	胸部傍脊椎ブロック施行の実際と超音波映像
症例4	肋骨弓下腹横筋膜面ブロック
症例6	腹直筋鞘ブロックと後方腹横筋膜面ブロックのプレスキャン 腹直筋鞘ブロック（外側→内側アプローチ） 腹直筋鞘ブロック（内側→外側アプローチ） 後方腹横筋膜面ブロック
症例9	上喉頭神経周囲の超音波映像
症例11	腕神経叢ブロック鎖骨上アプローチ1 腕神経叢ブロック鎖骨上アプローチ2
症例12	腕神経叢ブロック斜角筋間アプローチ1 腕神経叢ブロック斜角筋間アプローチ2

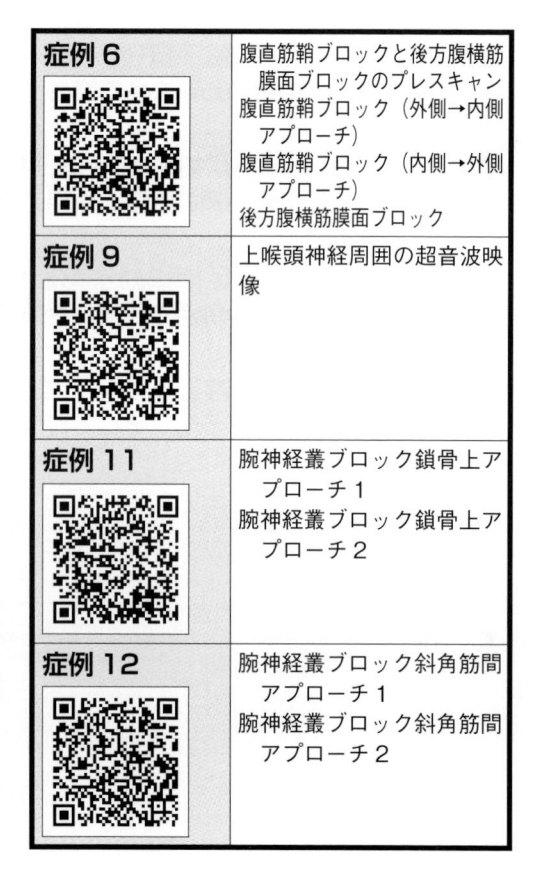

症例 13	腕神経叢ブロック斜角筋間アプローチ
症例 14	神経刺激による前骨間神経分岐部の同定 遊離腱移植術後のリハビリテーション
症例 15	大腿神経ブロック 外側大腿皮神経ブロック 閉鎖神経ブロック
症例 16	深腓骨神経ブロック 浅腓骨神経ブロック 腓腹神経ブロック 脛骨神経ブロック 伏在神経ブロック
症例 17	TKA に対する末梢神経ブロックの一連の流れ
症例 18	持続大腿神経ブロック
症例 19	大腿神経ブロック 坐骨神経ブロック臀下部アプローチプレスキャン 閉鎖神経ブロック
症例 22	仙骨硬膜外ブロック

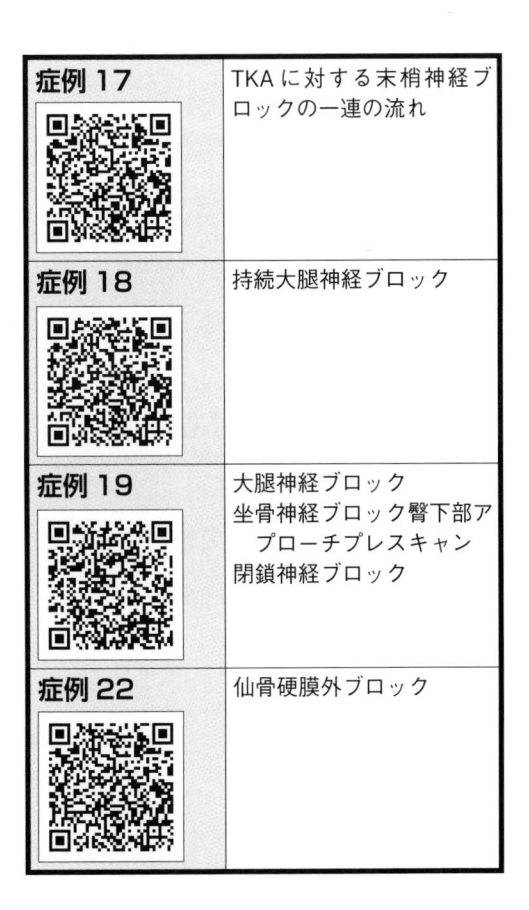

■本書で扱う症例と施行するブロック一覧

症例	疾患名	術式	施行する神経ブロック
1	転移性肺癌	胸腔鏡補助下肺下葉切除術	持続胸部傍脊椎ブロック
2	肝細胞癌	肝後区域切除術	両側持続胸部傍脊椎ブロック
3	下行大動脈瘤	下行大動脈置換術	持続胸部傍脊椎ブロック
4	卵巣癌	両側付属器切除術＋子宮全摘術＋大網切除術＋リンパ節郭清術＋肝部分切除術	肋骨弓下腹横筋膜面ブロック/腹直筋鞘ブロック
5	胃腫瘍	腹腔鏡下幽門側胃切除術	後方腹横筋膜面ブロック/肋骨弓下腹横筋膜面ブロック
6	卵巣嚢腫	腹腔鏡下卵巣嚢腫核出術	後方腹横筋膜面ブロック/腹直筋鞘ブロック
7	子宮筋腫	腹式単純子宮全摘術	後方腹横筋膜面ブロック
8	脳腫瘍	覚醒下開頭腫瘍切除術	大後頭神経ブロック/眼窩上神経ブロック
9	咽後膿瘍	気管切開術	上喉頭神経ブロック/経喉頭ブロック
10	橈骨遠位端骨折	観血的整復術	腕神経叢ブロック腋窩アプローチ
11	橈骨遠位端骨折	観血的整復術	腕神経叢ブロック鎖骨上アプローチ
12	回旋筋腱板断裂	関節鏡下回旋筋腱板修復術	腕神経叢ブロック斜角筋間アプローチ
13	鎖骨骨折	鎖骨骨接合術	腕神経叢ブロック斜角筋間アプローチ/浅頸神経叢ブロック
14	浅指屈筋腱・深指屈筋腱断裂	遊離腱移植術	正中神経の持続選択的感覚ブロック
15	大腿骨転子部骨折	ガンマネイル手術	大腿神経ブロック/外側大腿皮神経ブロック/閉鎖神経ブロック
16	踵骨骨折，Lisfranc関節脱臼骨折，第1〜3中足骨骨折	観血的整復術	深腓骨神経ブロック/浅腓骨神経ブロック/腓腹神経ブロック/脛骨神経ブロック/伏在神経ブロック
17	変形性膝関節症	人工膝関節置換術	持続大腿神経ブロック/選択的脛骨神経ブロック（もしくは坐骨神経ブロック膝窩アプローチ）
18	前十字靱帯断裂	半腱様筋腱（および薄筋腱）移植術	坐骨神経ブロック前方アプローチ/持続大腿神経ブロック
19	大腿動脈狭窄	大腿動脈-膝窩動脈バイパス術	大腿神経ブロック/坐骨神経ブロック/閉鎖神経ブロック
20A	下肢閉塞性動脈硬化症	大腿切断術	坐骨神経ブロック傍仙骨アプローチ/大腿神経ブロック/閉鎖神経ブロック/外側大腿皮神経ブロック
20B	下腿壊死性筋膜炎	大腿切断術	腰神経叢ブロック/坐骨神経ブロック傍仙骨アプローチ
21	小児の鼠径ヘルニア	腹腔鏡下経皮的腹膜外ヘルニア閉鎖術	（乳幼児を対象とした）腹直筋鞘ブロック
22	停留精巣	精巣固定術	仙骨硬膜外ブロック
23	停留精巣	精巣固定術（鼠径部アプローチ）	後方腹横筋膜面ブロック
24	—	反復帝王切開術	後方腹横筋膜面ブロック

総論

総論 1
超音波ガイド下神経ブロックの歴史とこれから

麻酔科学史における区域麻酔の概説（試論）

超音波ガイド下神経ブロック ultrasound-guided nerve block は，日本では 2004 年 11 月に弘前大学で最初の体系的な教育が始まったが，全国的には，2005 年 6 月の第 52 回日本麻酔科学会学術集会のハンズオンワークショップでの啓発活動を嚆矢とする[1]。超音波ガイド下神経ブロックは，近年，非侵襲的な視覚情報をガイドとする神経ブロック法として世界的に注目されている。そのような潮流のなかで，本稿のように，日本および世界の区域麻酔法の沿革を俯瞰し，現在のわれわれの立ち位置を再確認することは重要である。なお，このような視点からの考察はこれまで見られなかったため，本稿は既存の報告を通覧する試論であることをご了承いただきたい。

■ 麻酔科学史の年代区分

日本の麻酔科学史の年代区分として，Matsuki[2] は 1804 年の華岡青洲の全身麻酔の施行を起点として，ほぼ 50 年間隔の 5 期（表1）を提唱している。

この区分に照らすならば，日本の区域麻酔法の沿革は第 2 期の後半に始まる。

第 1 期が主としてオランダ医学（蘭学）を窓口に西洋医学を受容してきたのに対し，第 2 期は医学教育の基礎をドイツ語圏の医学に求め，主として留学生を同地域に送って情報と技術を日本に集中して移入した時期に当たる。西欧圏の医学情報が日本にもたらされるのは，第 1 期に比して飛躍的に早くなった。区域麻酔は，まさにこの時期に，ドイツ語圏を中心に開発・発展をみたもので，その強い影響力は，第 5 期の今日に至るまで日本の臨床医学の底流として残っている。

麻酔科学史区分	節目となる出来事
第 1 期：1804（文化元）年	華岡青洲による全身麻酔の施行
第 2 期：1850（嘉永 3）年	杉田成卿による「亜的耳（エーテル）吸法試説」の翻訳
第 3 期：1899（明治 32）年	第 1 回日本外科学会総会の開催
第 4 期：1950（昭和 25）年	Dr. Meyer Saklad の来日
第 5 期：2001（平成 13）年	日本麻酔科学会の名称改正と公益法人化

表1　松木明知による日本の麻酔科学史区分

■第2期（1850〜1898）：
　区域麻酔法の開発と日本の受容

1884年に，オーストリアのCarl Koller（1857-1944）が，コカイン溶液を点眼して結膜の表面麻酔効果を確認した。この業績は，同年9月にドイツのハイデルベルグで開催されたドイツ外科学会で報告され，医学界の注目を集めた。この情報は，日本の第1回官費留学生として1879年にドイツに留学し1883年の帰国後，日本人として初めて東京帝国大学の眼科学の講義を行った梅錦之丞（1858-1886）のもとへすみやかに伝わったと考えられる。松木の研究[3]によれば，日本では遅くとも1885年の前半には，眼科手術へのコカインの臨床応用が行われ，当時の邦文医学誌に報告されている。

この報告をきっかけに，コカインによる局所麻酔法は急速に国内に広がった。なかでも順天堂医院外科の主宰者だった佐藤進（1845-1921）は，1887年に「コカインまさにクロロホルムに代わらんとす」[4]と題する報告を行った。彼は1868年の戊辰戦争では官軍の会津攻めの野戦病院の指揮官を務め，1869（明治2）年に新政府の発給した第1号の公式旅券でドイツに留学し，ベルリン大学外科のBernhard von Langenbeck（1810-1887）のもとでアジア人として初めての医学博士号を取得し，次いでウィーン大学外科のTheodor Billroth（1829-1894）のもとで研鑽を積んだ，日本の指導者的外科医であった。それだけに，彼の発言は当時の日本の医学界に絶大な影響を及ぼした。

■第3期（1899〜1949）：
　区域麻酔法の日本での主流化

明治中期には，当時唯一の公立医師養成機関であった東京帝国大学から，成績優秀者1〜3名が主としてドイツ語圏に官費留学するようになった。そのほかにも自費で海外留学を目指す者も多かった。そんな自費留学生の一人が，東京帝国大学卒業の外科医，寺田織尾（1862-不詳）であった。

彼は，1896年に出国してベルリン大学を含むドイツ語圏各地で研鑽を積んだ。彼は留学生活の最後期の1898年にベルリンでCarl Ludwig Schleich（1859-1922）の浸潤麻酔法を，創始者自身のもとで研鑽する機会があった。1894年に公刊されたSchleichの浸潤麻酔法は，当初の批判を越えて次第に普及し，1898年当時，『Schmerzlose Operationen 第3版』（図1）が出版されたばかりであった。寺田は帰国後，直ちにこの第3版の日本語訳に着手し，1899年に『無痛手術』（図2）として出版した。日本に区域麻酔法が紹介されてほぼ15年が経過し，同年に，第1回日本外科学会総会が開催されたことも相まって，クロロホルムによる全身麻酔法の重篤な合併症を恐れ，より安全な麻酔方法を渇望していた日本の外科医に浸潤麻酔法は歓迎され，急速に普及していった。

20世紀に入ると，解剖学および生理学を基盤として，末梢神経の伝達経路を途中で局所麻酔薬により遮断する末梢神経ブロック法が，ドイツ語圏を中心に急速に発達する。同時に，コカインの欠点を克服する新たな局所麻酔薬の開発，局所麻酔薬の作用時間を延長するアドレナリン[*1]添加など，多くの革新的研究が進んだ。また，この間，欧米諸国の数多くの地域紛争や第一次世界大戦などで，多くの戦傷者の治療の必要性から，外科学全般の発展が促された。20世紀初頭には，今日も臨床応用されている区域麻酔法のほとんどが提唱され，臨床応用されている[5]。

◯脊髄くも膜下麻酔

脊髄くも膜下麻酔は1898年，ドイツのキール大学のAugust Bier（1861-1949）が最初の腰椎くも膜下麻酔（脊髄くも膜下麻酔）を行った。この方法は，1895年に同大学内科のHeinrich Quincke（1842-

*1　1901年に，日本の高峰譲吉が初めて単離に成功した。

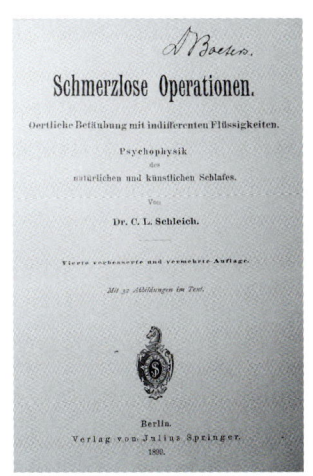

図1 SchleichのSchmerzlose Operationen, 1899
写真は第4版である。

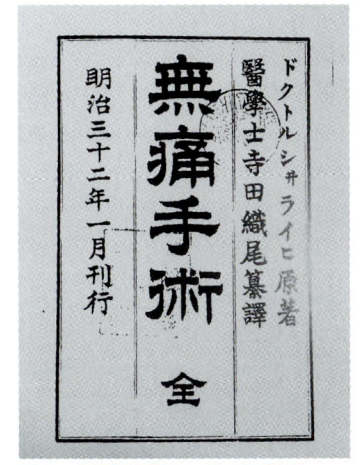

図2 寺田織尾訳の『無痛手術』
(Matsuki A. A new period division for the history of anesthesiology in Japan. In : Matsuki A. A Short History of Anesthesia in Japan. Hirosaki : Hirosaki University Press, 2012 : 12-7 より)

1922)が発表した，くも膜下穿刺術を応用したものである．日本では，1898年に京都の高木が腰椎穿刺法を行った．脊髄くも膜下麻酔の実施は1901年，名古屋の北川と金沢の東が同じ第3回日本外科学会で報告した．北川は，報告した6症例中2例に世界で初めてモルヒネのくも膜下注入を行って，数日間の鎮痛効果を得ている．

その後，脊髄くも膜下麻酔はアドレナリン添加などの改良が試みられたが，1935年以降は，名古屋大学の斉藤眞（1889-1950）が高比重ジブカインを開発し，胸・腰椎領域の麻酔範囲を体位の設定によって調節する方法を発表するに及んで，全国的な普及をみた．

しかし，終戦前後の社会的混乱などにより，斉藤の高比重脊髄くも膜下麻酔法は手技としてのみ普及し，患者の全身管理の原則が尊重されなかったことから，1990年代に麻酔科学的見地からの再検討によって，麻酔患者の安全管理のガイドラインが策定されるまで，不幸な事例が後を絶たなかったことは，ここであらためて明記する．

◎**静脈内区域麻酔**

1908年にBier（前述）により静脈内区域麻酔が発表された．翌1909年には日本で大森，山田らが追試報告を行った．この方法は，血圧の変動が抑えられることから，戦陣外科で評価された．

◎**硬膜外麻酔**

1901年，フランスのCathelinが仙骨角部で抵抗消失法による仙骨硬膜外麻酔を行った．ワイン大国フランスで多発していた膀胱結石の治療として行われる膀胱直達鏡下手術のための麻酔法として開発されたものである．日本では，同年内に東京の田中が，夜尿症，尿失禁，神経因性膀胱などへの治療目的に仙骨硬膜外注入を行った．手術麻酔としては1911年の牧，野口らの報告を嚆矢とする．胸・腰部硬膜外麻酔は，1931年にイタリアのDogliottiが報告した．日本では，数年遅れて京都の並川が，手術麻酔および腰部硬膜外麻酔に応用した．

第二次世界大戦後，英国のMacintosh，米国のBromageらの報告により，硬膜外麻酔は再評価される．日本では1951年に名古屋の服部がプロカインとジブカインの

合剤による硬膜外麻酔を報告した。1950年代以降，西邑，恩地らが追試研究および臨床治験を精力的に積み重ねた。

◉末梢神経ブロック

1894年，米国のHalstedは，腕神経叢を外科的に開放し，直視下に局所麻酔薬を神経束内に注入して神経遮断を確認した。

1911年，ドイツのKulenkampffは，上肢の手術に対し，鎖骨上アプローチによる腕神経叢ブロックを報告した。同年，同じくドイツのHirschelは，腋窩アプローチによる腕神経叢ブロックを報告した。彼のアプローチは事実上，腋窩アプローチによる鎖骨下での腕神経叢ブロックであった。Hirschelの方法は，上肢手術のほか，当時行われていた腋窩郭清を含む広範切除による乳房切断術にも応用できるものだった。

日本では1923年，上村が最初の臨床報告を行っている。また1957年に宇山らが同法の追試報告を行っている。

◉腸骨鼠径神経ブロックなど

1897年，ドイツライプチヒのBraun (1862-1934) は，腸骨鼠径，腸骨下腹，陰部大腿，第12肋間神経などの定型的遮断法を報告し，鼠径ヘルニア手術への応用を紹介した。彼は同年，局所麻酔薬にアドレナリンを添加して持続時間を延長する方法を開発した。日本には，1904年に藤井がこの方法を紹介している。

Braunが当時の区域麻酔法を集大成した教科書[6]は，1905年に上梓され，5年後の1910年には日本で細谷，永野らが抄訳紹介[7]し，次いで翌1911年には三輪が同書第2版を大幅に取り入れた区域麻酔の教科書[8]を出版している。松木[9]によれば，この2冊は明治期に日本で出版された数少ない麻酔科学領域の著作であり，これらによって区域麻酔の概念が日本にも導入され，クロロホルム，エーテルによる全身麻酔に代わって，脊髄くも膜下麻酔を含む区域麻酔が日本の手術麻酔の主流になる基礎を形づくったとしている。

終戦直後に上梓された数少ない麻酔科学の教科書である斉藤眞（前述）の『局所麻痺法及び全身麻酔法』（1949年，学術書院）にも，その概要は紹介されているが，残念ながら神経ブロックに関しては類型的な紹介にとどまり，かつ外科医を対象としていたため，続く第4期以降の麻酔科学領域に影響を及ぼすことはほとんどなかったと考えられる。

■第4期（1950〜2000）：第二次世界大戦後の麻酔科学領域と区域麻酔法

戦後30年間の区域麻酔の主要学会誌上の報告をまとめる（**表2**）[10]。紙面の都合上，第4期前半（1950〜1976年）の代表的文献の紹介にとどめた。

■日本の医用超音波画像の神経ブロックへの応用の小史 [11]

◉誕生と発展の第4期

1950年代に順天堂大学外科の田中，和賀井らは，超音波探傷器の原理を応用して，脳，心臓および肝臓などの体腔臓器の画像診断装置を開発し，さらに超音波断層画像装置へと発展させた。1970年代に入り，日本の超音波機器メーカーは電子スキャンプローブを実用化し，画像の解像度とリアルタイム性を向上させた。体腔臓器の描出には2〜5MHzの円弧状に素子を配列したプローブが用いられ，実質性の臓器のほか，椎骨や大血管が描出できる。この機器を用いて超音波ガイド下の組織生検が行われた。

欧米では1970年代以降，神経刺激装置を用いた神経ブロック法がランドマーク法と並んで事実上の国際標準として定着したが，日本での利用はごく一部に限られ，関連機器の開発も近年まで行われなかった。この日本の遅れは，日本の神経ブロックに

報告者	論文タイトル	掲載誌
調 来助	四肢麻痺法	臨床 1951；4：239.
岩月賢一ほか	新局所麻酔剤キシロカインの使用	外科 1955；17：934.
岩月賢一	上腕神経叢麻酔法について	手術 1956；10：607.
山形恵一ほか	脊椎旁麻酔法に由る疼痛の分析	日消誌 1956；53：313.
宇山理雄ほか	Xylocaine による上腕神経叢遮断	臨外 1957；12：145.
恩地 裕ほか	キシロカインによる伝達麻酔の 1000 例の臨床研究	臨床 1957；12：793.
山本 眞ほか	Xylocaine に由る四肢伝達麻酔	臨外 1959；14：413.
恩地 裕	外科医のための伝達麻酔—1—	外科 1961；23：253.
	外科医のための伝達麻酔—2—	外科 1961；23：349.
	外科医のための伝達麻酔—3—	外科 1961；23：476.
藤岡恒弘ほか	Citanest による Brachial Plexus Block の経験	麻酔 1965；14：166.
西邑信男ほか	疾患別にみた局所麻酔のかけ方—1—	臨外 1966；21：552.
	疾患別にみた局所麻酔のかけ方—2—	臨外 1966；21：700.
	疾患別にみた局所麻酔のかけ方—3—	臨外 1966；21：851.
吉川 清ほか	腋窩上腕神経叢ブロック，肋間神経ブロック及び硬膜外麻酔における Marcaine (LAC-43) の麻酔効果と血中濃度	麻酔 1967；16：489-93.
小坂義弘ほか	腕神経叢の腋窩ブロック	麻酔 1975；24：914-22.

表 2　第 4 期前半の区域麻酔に関する報告
(松木明知. 局所麻酔. In：松木明知編. 日本麻酔科学史資料 第 19 巻. 東京：克誠堂出版, 2002：139-200 より，作成)

対する手技偏重，診療報酬の格差，術中・術後鎮痛における硬膜外麻酔の偏重など，さまざまな要因が考えられるが，今後の検証課題である。

麻酔科学領域では 1987 年に至り，宮崎ら，本田らが相次いで超音波ガイド下腹腔神経叢ブロックを癌性疼痛の治療に応用した。これら先駆的な試みは，当時の超音波機器の画質の限界などから，透視ガイド下法に置き換わるには至らなかった。より表在性の末梢神経組織の描出は，1990 年代以降の高周波数（7.5 MHz 以上）プローブの実用化により可能となった。

1992 年に至り，知念，仲谷らがリニアプローブを用いた腕神経叢ブロック鎖骨上アプローチを報告した。2000 年には大瀧，林らが超音波ガイド下に腕神経叢ブロック鎖骨下アプローチを報告し，鎖骨下動脈周囲に注入した局所麻酔薬の広がりによる「ドーナツサイン」を，わかりやすい成功指標とすることを提唱し，国際的に評価を得た。同法の本格的な普及は，2000 年を契機として，実用化が進んだ超音波画像のフルデジタル処理により，高速画像処理能力とドプラー血流法の検知感度の向上が相まって，画像の雑音成分の除去能力と組織境界の描出能力が向上したことに負うところが大きい。

◎超音波ガイド下神経ブロックは 日本麻酔科学史第 5 期の「申し子」？

日本では，2005 年に麻酔科学領域の全国学会レベルで，超音波ガイド下法の健常者モデルを用いたハンズオンワークショップが始まり，翌年には全国横断的に special interest group が発足して技術指導書の出版が続き，啓発活動と臨床報告の増加により全国的な普及をみた。これらの趨勢を受けて，全国的な学術組織として日本区域麻酔学会が 2014 年を目途に設立される見通しである。今後の学術研究と臨床応用の効果と安全性を幅広い見地から検証し，同法のさらなる普及を推進する母体となることが期待される。この潮流が松木の提唱する

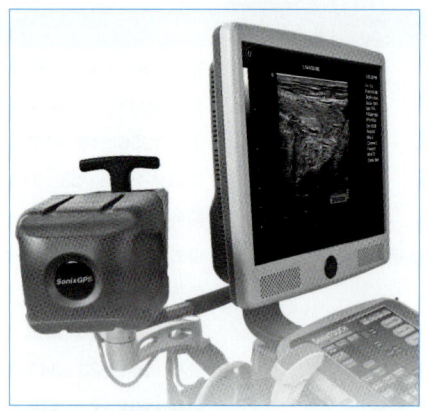

図3　SonixGPS システム
〔Ultrasonix 社より許可を得て掲載〕《http://www.ultrasonix.com》

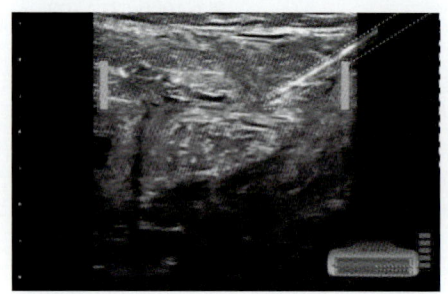

図4　SonixGPS システムを用いた穿刺画像
〔Ultrasonix 社より許可を得て掲載〕《http://www.ultrasonix.com》
平行法での needle navigation 画面．

断層画像の視覚的滑らかさを向上させる，などの手法が採用されてきた．

また，ブロック手技の過程で，画像内で目標まで誘導する必要のあるブロック針の視認性を向上させる種々の加工も試みられてきた[12]．

超音波ガイド下穿刺手技のさらなる発展形式としては，先端技術をより積極的に活用して穿刺針を目標へ的確に誘導できる仕組みの開発が望まれる．

第一の試みとしては，従来の神経同定法の事実上の標準であった神経刺激法を超音波画像と併用する dual guidance technique，第二は，X線透視画像，CT画像，MRI画像などの断層画像を超音波画像と合成，併用して，おのおのの画像診断法の欠点を補完する dual imaging technique などが推奨されている[13]．

そして第三の試みとして，プローブと穿刺針双方に位置センサーを設置し，超音波画像で得られた穿刺目標を含む断層画面に正しく穿刺針を誘導するため，合成画像内で穿刺針を誘導する機構（GPS needle navigation system）が実用化されつつある（図3, 4）．今後の臨床評価が期待される．

● ● ●

第4期に，斯界の先人が栄々として築いてきた諸業績を集約する形で第5期の大きな流れになるか，本領域にかかわる諸賢の研鑽とかったつな交流に注目したい．

■超音波ガイド下神経ブロックのこれから

超音波画像は，プローブから射出される超音波ビームの組織透過性と反射波のエネルギーの多寡を二次元のグレースケールの断層画像として表示するものである．必然的に画像の角度依存性，種々の雑音や虚像の発生などの現象への理解が，得られた画像を正しく解釈するのに必要である．

画像の解像度を改善するために，超音波ビームの周波数上昇，画像処理の高速化による運動物体の追随性の向上，多方向へ射出した超音波ビームを同一画面で合成して

超音波装置と先端画像技術やほかの画像診断法との併用，これらの用途に特化した専用穿刺針などの開発には投資と人材確保が必要であり，超音波ガイド下神経ブロックを臨床の現場で適切に応用していくには，患者および家族の同意，執刀医を含めた主治医側，手術室および病棟スタッフの理解と協力が不可欠である．本稿を終えるにあたり，超音波ガイド下神経ブロックが周術期の麻酔管理のなかで「名誉ある地位」を占め，現行の代表的な周術期鎮痛法である硬膜外鎮痛法に準ずる診療報酬上の評価を受けるに値する，というエビデンスを示す努力を続けることの重要性を強調したい．

（佐藤　裕）

文　献

1. 佐藤 裕．超音波ガイド下区域麻酔法の歴史．In：小松 徹，佐藤 裕，瀬尾憲正ほか編．超音波ガイド下区域麻酔法．東京：克誠堂出版，2007：17-9, 49.
2. Matsuki A. A new period division for the history of anesthesiology in Japan. In : Matsuki A. A Short History of Anesthesia in Japan. Hirosaki : Hirosaki University Press, 2012：12-7.
3. 松木明知．日本麻酔科学史の新研究．東京：克誠堂出版，2010：101-12.
4. 佐藤 進．コカイン将ニ嚼囉仿ニ代ラントス．東京医事新誌 1887；(504)：789-95.
5. 日本麻酔科学会 50 年史編集委員会．日本麻酔科学会 50 年史．麻酔 2004；53（増刊）．
6. Braun H. Die Lokalanaesthesie. Leipzig：Johann Ambrosius Barth, 1905.
7. 細谷雄太，永野重業．近世局所麻酔．東京：半田屋医籍，1910.
8. 三輪徳寛．三輪外科叢書 臨時第 2 編 局所麻酔．東京：吐鳳堂，1911.
9. 松木明知．明治期のドイツ語圏留学と日本麻酔科学の発達．In：松木明知．日本における麻酔科学の受容と発展．東京：真興交易医書出版部，2011：144-54.
10. 松木明知．局所麻酔．In：松木明知編．日本麻酔科学史資料 第 19 巻．東京：克誠堂出版，2002：139-200.
11. 佐藤 裕．医用超音波の歴史．In：小松 徹，佐藤 裕，白神豪太郎ほか編．新超音波ガイド下区域麻酔法．東京：克誠堂出版，2012：16-9.
12. Gibbs V. New technology and recent advances in ultrasound imaging. In : Gibbs V, Cole D, Sassano A. Ultrasound Physics and Technology. Philadelphia : Churchill Livingstone, Elsevier, 2009：111-9.
13. 佐藤 裕．超音波ガイド下ブロックの有用性．In：大瀬戸清茂編．透視下神経ブロック法．東京：医学書院，2009：252-5.

総論 2
超音波ガイド下末梢神経ブロックのコツとピットフォール

安全な実施のための最低限の作法を身につけるために

超音波装置によって神経，血管，穿刺針，局所麻酔薬を確認しながら実施できる超音波ガイド下末梢神経ブロック ultrasound-guided peripheral nerve block（US-PNB）が登場し，従来の神経ブロックの概念が根底から覆るほどの革命が生じた。「安全，安心，確実」のキーワードとともに，US-PNB は飛躍的に普及し，麻酔科医の手技として市民権を得た。

現在では，手術麻酔としてのみならず，術後鎮痛にも従来の硬膜外鎮痛法の代替手段として神経ブロックは広く用いられている。

国内外で，ほぼ同時に普及した US-PNB だが，超音波装置を用いるだけでは必ずしも「安全，安心，確実」とは言えず，より安全な US-PNB を普及させるために，欧米では，すでに技術習得のためのガイドライン[1] が発表されている。日本でも，2011 年から日本超音波区域麻酔研究会のメンバーが中心となって，US-PNB の minimum requirement としてのガイドライン[2] を作成した。

これらを踏まえて，ここでは US-PNB を習得，実践するうえでのコツとピットフォールについて解説する。

■神経の描出のコツは"PART"

欧米の区域麻酔学会による合同ガイドライン[1] には，神経描出の際に重要なプローブ操作のコツとして，"PART"が示されている。PART とは，プローブ操作で重要な「pressure」，「alignment」，「rotation」，「tilting」の頭文字を集めたものである（表1）。

◎ pressure

文字通り，プローブを皮膚に密着させる「圧」を意味する。大きく分けると，超音波画像をよりよく描出するためと，プローブをより固定しやすくするためという二つの目的がある。

安定したブロック手技の実施には，プローブの持ち方や固定は非常に重要である。プローブは，手掌で包み込むように保持し，穿刺の際には脇を締め，手首をしっかりと固定しておく。また，肥満患者などで目的の神経が深部にある際には，プローブを押しつけるように圧着させることで，神経までの距離を短縮させることができる。

P	pressure	プローブによる圧迫・固定
A	alignment	長軸方向へのスライド
R	rotation	短軸，長軸の切替・調整
T	tilting	超音波入射角の調整

表1 超音波ガイド下神経ブロックに必要なプローブ操作法（PART）

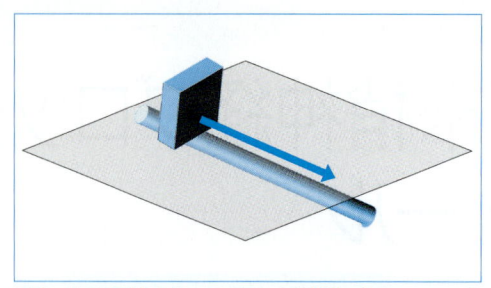

図1 神経長軸方向へのスライド操作（alignment）のイメージ
プローブのスライド操作によって神経の連続性を捉え，神経の同定を行うとともに，最もブロックに適した走査面を決定する。

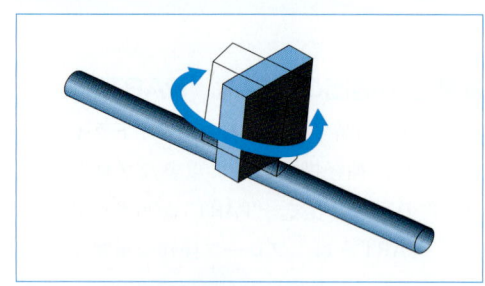

図2 プローブの回旋操作（rotation）のイメージ
プローブの中心を回転軸として回旋させることにより，神経描出時の走査面の補正を行ったり，針先のずれを微調整したりする。

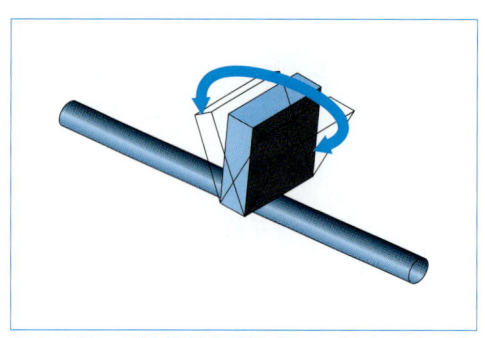

図3 プローブの傾斜角調整（tilting）のイメージ
プローブからの超音波ビームを対象構造に垂直に当てるために入射角度を調節する。

◎ alignment

「配置，配列，連続性」を意味するこの言葉は，プローブをスライドさせることによって，周囲構造との位置関係やその配列変化から，神経の同定や描出を行うことの重要性を示している（図1）。

1点だけの走査では，神経の同定が困難な場合でも，中枢側あるいは末梢側へとプローブをスライドさせることによって，同定が容易になることは多い。US-PNBを実施する際にも，連続走査によって最適な穿刺部位を決定できる。

◎ rotation と tilting

US-PNBでは，1.5～2 mmという非常に幅の狭い超音波ビームの中に針を進めていくことになる。成功のコツの一つは針先の描出であり，ビーム面と針の軸がずれた際には，プローブの中央を軸に回旋させるrotationで軸を修正することが重要になる。rotationの手技は，持続神経ブロック用のカテーテルを挿入する際に，神経の短軸像から長軸像へと切り替えるときにも用いられる（図2）。ただし，針の描出の基本は，プローブからの超音波ビーム面に沿って正しい刺入点から針を進めることであり，rotationを多用することは，決して推奨されない。

また，ターゲットに対して垂直に超音波ビームが当たることによって，鮮明な画像が構築される。目的の神経が皮膚面に対して傾斜している場合，皮膚に垂直にプローブを当てていても，神経は明瞭に描出されず，結果として神経の同定を行えない。このようなときに，神経の走行（傾斜）をイメージして，神経に垂直に超音波が向かうようにプローブを傾ける tilting（図3）によって，目的の神経が鮮明に描出される（図4）。

さらに，針の視認性向上と針先のコントロールのために行う tilting（超音波ビーム面上での tilting と考えてもよい）も存在する。これは，平行法で針を進める際に，針の刺入点と反対側のプローブの端を支点として傾ける操作である（図5）。この操作によって，プローブに対する針の刺入角度が相対的に小さくなるとともに，プローブによる組織および針への圧迫が解除されることから，針先の進行方向の修正が容易になる。

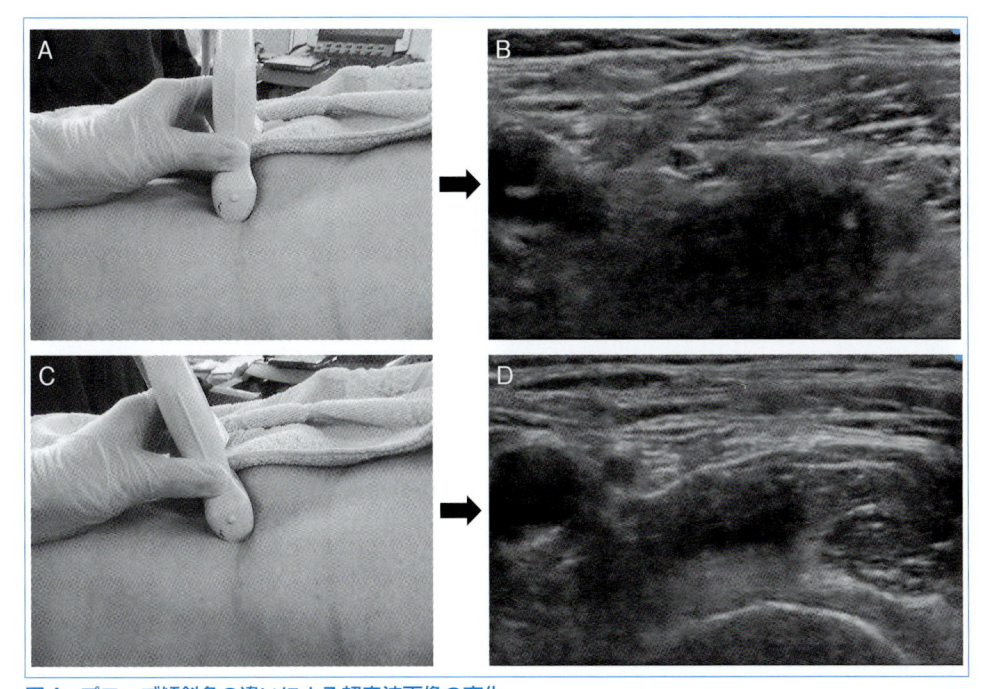

図4 プローブ傾斜角の違いによる超音波画像の変化
大腿神経の描出時，プローブを皮膚に対して垂直に当てても（A），鮮明な画像は得られない（B）。プローブをほんの少し（5〜10°）尾側に傾け，超音波ビームを頭側に向けることで（C），ビームが神経に対してより垂直に当たり，鮮明な超音波画像が得られるようになる（D）。

■神経の描出と穿刺法[3]

US-PNBでの神経の描出法には短軸走査（SAX）と長軸走査（LAX）があり，穿刺法には平行法（IP）と交差法（OOP）がある。したがって，組合せとしては4通りあることになる（図6）。ただし，長軸走査＋交差法（図6D）での穿刺は，神経をターゲットとしたブロックで用いることはまれである[*1]。

以下では，残りの三つの方法について解説する。

◉短軸走査＋平行法（SAX＋IP）（図6A）

US-PNBのゴールが，神経周囲を局所麻酔薬で包み込むドーナツサインの形成とするならば，短軸像を描出し，平行法で針の全長を確認して穿刺することが，安全性，技術習得の両面で有効なのは間違いない（ドーナツが確認できる）。単回注入によるUS-PNBの場合には，原則，この方法で実施すべきである。

また最近では，持続大腿神経ブロックのカテーテルをSAX＋IPにより神経に直交させて留置しても，良好な術後鎮痛が得られるとの報告[4]もある。

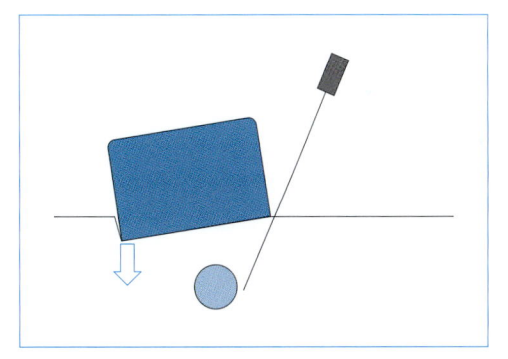

図5 超音波ビーム面上でのtilting（片側プローブ圧迫解除）
針の刺入角度が急峻なときや，プローブによる皮膚圧迫によって針先の刺入角度のコントロールが困難な際に行う。プローブの針の刺入点に近い側の圧迫を緩め，遠位側の圧迫を強めることで，針に垂直に超音波が当たるようにプローブの角度を変える。

[*1] 現状では傍脊椎部での椎間関節ブロックなど，一部で用いられるくらいである。

A 短軸走査＋平行法（SAX＋IP）　　B 短軸走査＋交差法（SAX＋OOP）

C 長軸走査＋平行法（LAX＋IP）　　D 長軸走査＋交差法（LAX＋OOP）

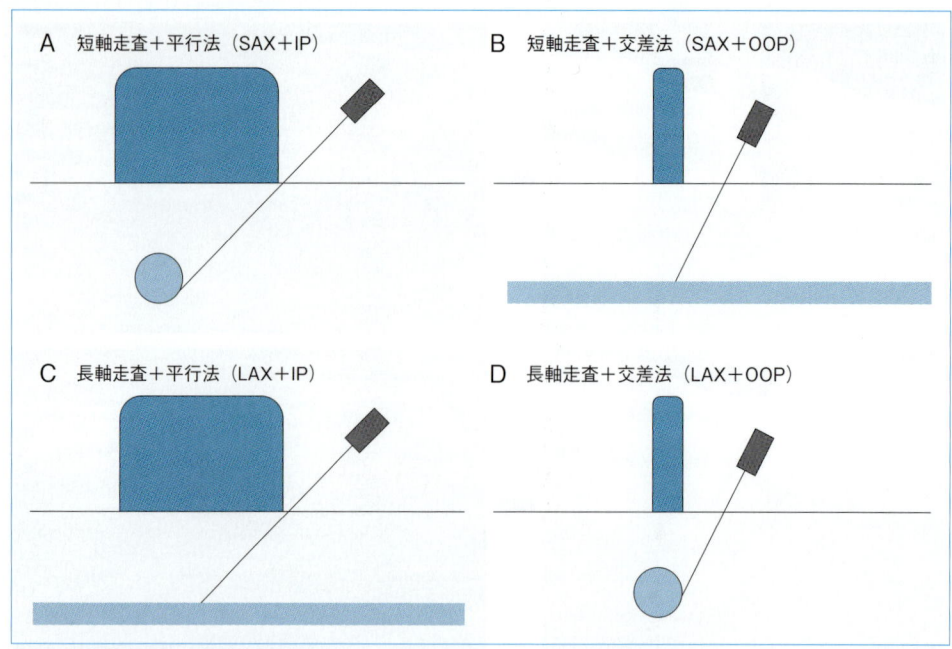

図6　神経描出および穿刺法の組合せ

針先のみならず，カテーテルの先端位置とカテーテルからの薬液の広がりも視認できることから，持続神経ブロック全般で主流の穿刺法になっていくと思われる。

◎**短軸走査＋交差法（SAX＋OOP）**（図6B）
持続神経ブロックのために，神経に沿ってカテーテルを挿入したい場合，この方法であれば，神経の走行と針先の位置関係を確認しながら針を進めることが可能である。

問題点としては，交差法による穿刺なので針の全長は描出されず，針先の同定にややコツがいることや，針を通じて挿入したカテーテル先端を確認しづらいことが挙げられる。

◎**長軸走査＋平行法（LAX＋IP）**（図6C）
針やカテーテルの描出を良好にしたうえで，持続神経ブロックを実施する場合や，神経の走行に沿った薬液の広がりを確認しながら，針先の位置を調整する場合に選択する方法である[5]。針先の位置確認が容易である反面，神経の描出可能なウインドーが狭いため，確実なプローブ固定と，的確に

ビーム面に針を進めていく穿刺技術がより求められる。

また，最初からLAXで神経を描出することは案外難しいため，まずSAXで神経の同定・描出を行い，rotationをして，LAXに切り替えるとよいだろう。

SAX＋OOPで，カテーテル挿入後にプローブをrotationしてLAXへ切り替え，カテーテルの走行や先端位置を確認することも可能である。

■**解剖学的破格の理解**

US-PNBを安全に実施するためには，それぞれのブロックで対象とする部位の解剖に精通することはもちろんのこと，対応する超音波解剖（sonoanatomy）についても十分に理解していることが大切である。教科書には，標準的な解剖構造については記されているが，実際の神経や血管の走行には，これらとは異なる，いわゆる解剖学的破格が存在する（図7）。時として，この破格を見落として，合併症をまねいたり，ブロック効果が不十分になったりする。

血管走行の破格は，US-PNBの際の予

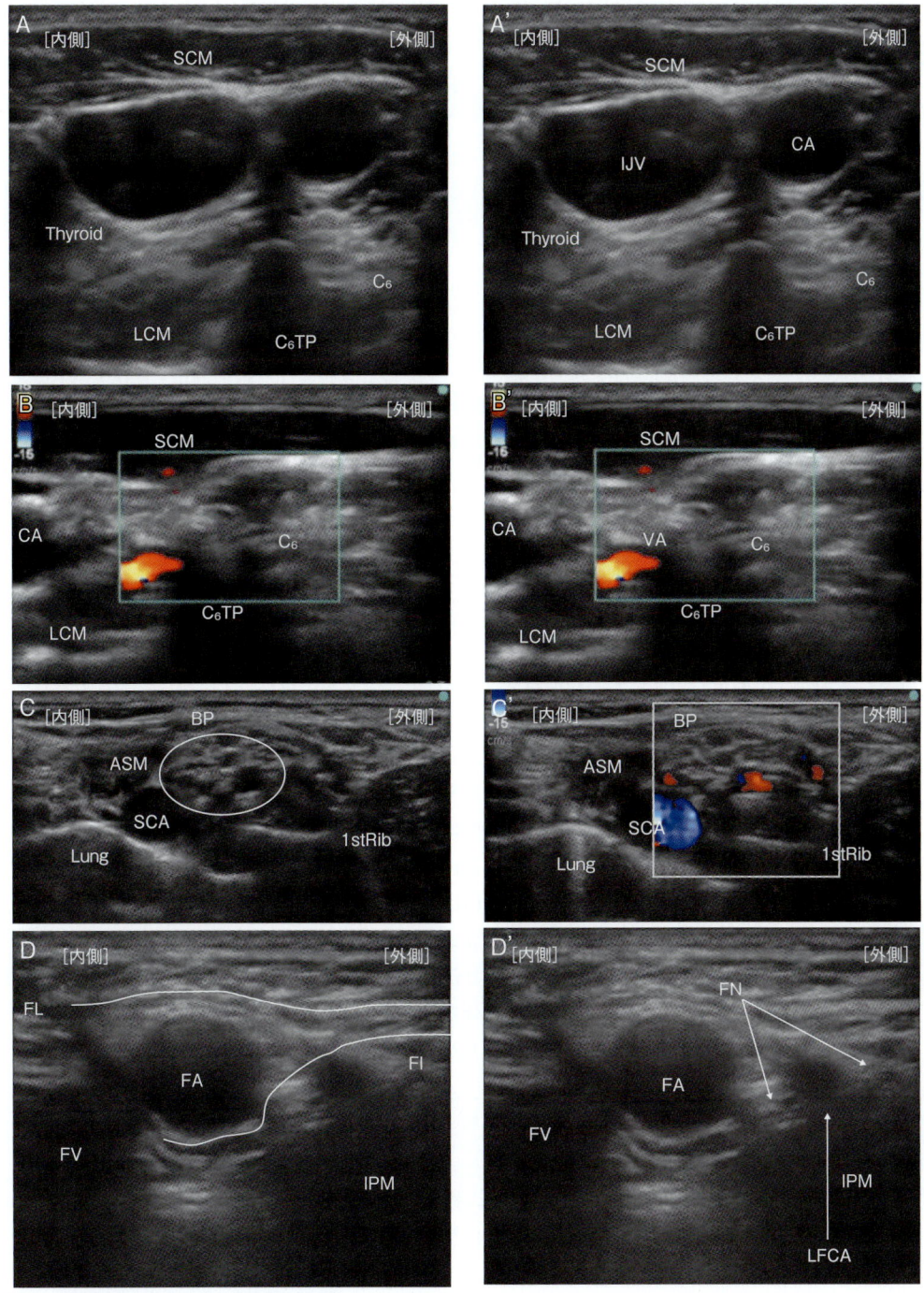

図7 超音波画像で認めた解剖学的破格
A〜Dの画像には，それぞれ解剖学的破格がある．わかりやすく示したものが，A'〜D'である．
A，A'：頸動脈の蛇行によって，内頸静脈と頸動脈の位置が逆転している．ランドマーク法での星状神経節ブロックでは内頸静脈穿刺のリスクが高い．
B，B'：第6頸椎レベルでは，通常，椎骨動脈は横突孔内を走行するが，本症例では横突起前面を走行している．
C，C'：カラードプラーの使用で，腕神経叢の中を下行肩甲動脈あるいは肩甲上動脈と思われる動脈の走行を確認した．
D，D'：大腿神経とともに，通常よりも中枢で分枝した外側大腿回旋動脈の走行を認める．
1stRib：第1肋骨，ASM：前斜角筋，BP：腕神経叢，C₆：第6頸神経根，C₆TP：第6頸椎横突起，CA：頸動脈，FA：大腿動脈，FN：大腿神経，FV：大腿静脈，IJV：内頸静脈，IPM：腸腰筋，LCM：頸長筋，LFCA：外側大腿回旋動脈，Lung：胸膜および肺，SCA：鎖骨下動脈，SCM：胸鎖乳突筋，Thyroid：甲状腺，VA：椎骨動脈

> **コラム**
>
> **ブロックの達人**
>
> ある年の大相撲3月場所中に，某関取の腰痛治療を依頼された。腰椎椎間板ヘルニアによる坐骨神経痛であったが，両国では仙骨硬膜外ブロックを定期的に受けていたとのこと。
>
> 患者の体格からして，どう考えても仙骨角を触知できないだろうと思いつつ触診…まったく触れない（当り前か）。
>
> そこで取り出したのが，超音波装置とリニアプローブ。慎重に走査を行うと，画面の奥に仙骨角が描出されたが，なんと，深さは5.5 cm。コンベックスプローブに持ち替え，交差法で無事に仙骨硬膜外ブロックを実施することができた。
>
> 超音波ガイドがなくては，不可能な症例と痛感した。この関取に普段ブロックしているという両国の整形外科医には脱帽である。

期せぬ血管穿刺や血腫形成，血管内注入による局所麻酔薬中毒を引き起こす原因となる[6]。安全なUS-PNBのためには，常に解剖学的破格の可能性を念頭におき，必要に応じて適宜カラードプラーを用いたり，プローブ圧迫（PARTの「P」）により，血管内腔の虚脱を確認することが重要である。

神経の走行に関しても，梨状筋症候群における坐骨神経走行の破格以外に，腕神経叢での破格の存在が知られている。破格によってターゲットの神経が走行するコンパートメントが異なると，薬液の広がりが十分に得られず，結果としてブロック効果のない"ブロックの抜け"が生じることがあるので，注意が必要である。

■針先の確認

安全なUS-PNB施行のコツは，針先の描出に尽きる。事実，初心者がUS-PNBを失敗する要因の約40％が，針先の確認が不十分であることによる[7]とされている。

実際には，超音波の特性上，平行法の場合に刺入角度が急峻になると，針先の描出は不鮮明となる。また，コンベックスプローブの場合には，浅い部位での描出が悪い傾向にある。肥満患者や深部では，超音波の減衰によって，画像そのものが見にくくなることもある。このようなことを考えると一概にはいえないが，原則として，針先が確認できないまま針を進めることは，さまざまな合併症をもたらす危険性を有するため，避けるべきである。

◎針先の視認性

針の視認性は，針が超音波ビームと直交するときが最良で，刺入角度が30°を超えると低下する[8]。したがって，深部の神経ブロック時には，刺入点から神経までの距離は長くなるが，刺入角度を小さく抑えるために，プローブから少し離れたところを刺入点とすることも有効な場合がある。

また，超音波装置によっては，通常の超音波ビームの照射に，傾きをつけたビームを加えることで，針先の視認性を向上させるシステムを備えているものもある（図8）。

さらに，複数のメーカーから，針先に加工を施すことで超音波の反射をよくした穿刺針が出ている。また神経ブロック専用の針ではないが，Tuohy針は，先端が曲面になっているために，プローブ側にベベルを向けると，同様にビームの返りがよくなり，視認性が良好である（図9）。

◎視認性が悪い場合

さまざまな条件により，針先の視認性が悪い場合，間接的に針先の位置を推測する方法がある。一つは，針が組織を進む際に生じる組織の波打ちや筋膜などの沈み込み（tenting）を指標とする方法。二つ目は少量（0.5〜1 mL）の薬液を注入し，生じる無エコー性の空間を確認する方法である。薬液によって生じる空間内では，コントラストがより鮮明になり，針先の視認性も向上する。

欧米で主流の神経刺激による確認法も，深部の神経ブロックでは，非常に有用である。1〜1.5 mA, 2 Hz, 100 μsecの刺激で神経に対応する筋収縮を探し，徐々に刺激強度を下げながら針先位置を修正する。

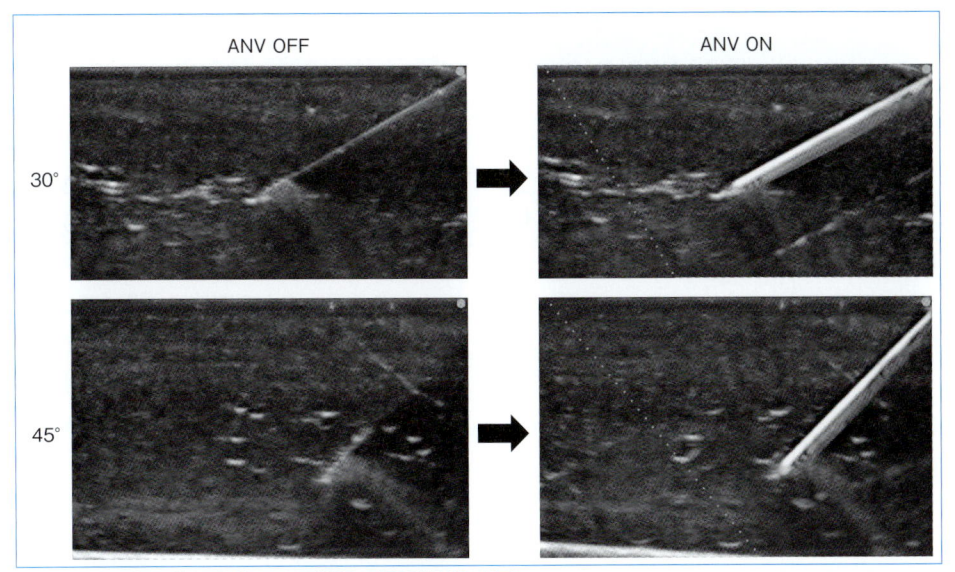

図8 針先の視認性を向上させる機器の視認性増強効果
Advanced Needle Visualization® (ANV) を使用し，刺入角度を変更してブロック針の視認性を確かめた。
上段：刺入角度 30°，下段：刺入角度 45°。通常では良好な視認性が得られない角度でも，針の全長にわたるきわめて良好なイメージが得られる。

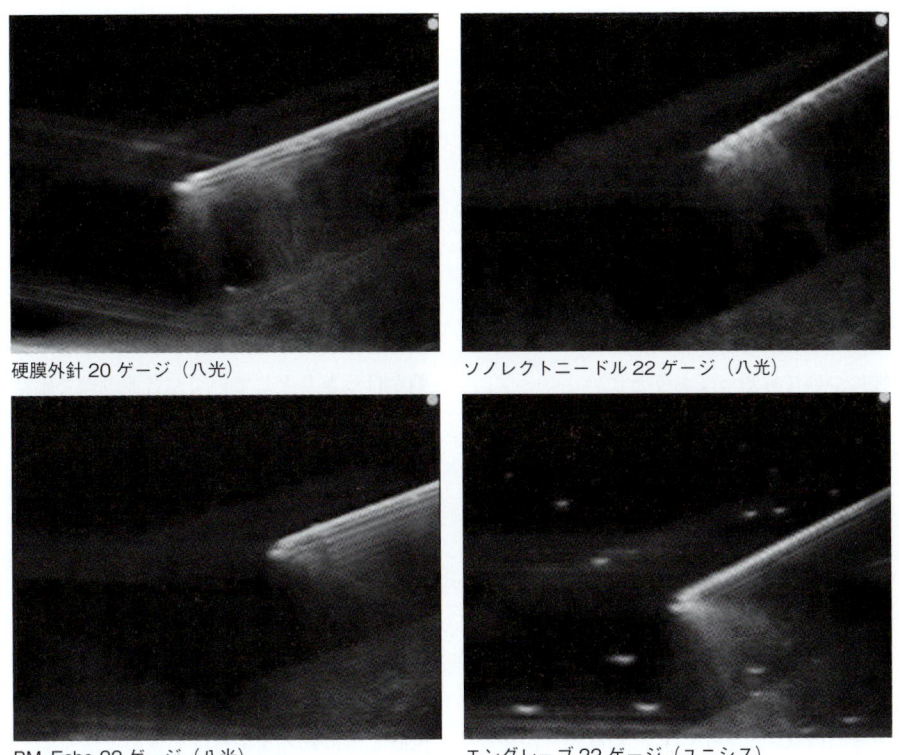

硬膜外針 20 ゲージ（八光）　　ソノレクトニードル 22 ゲージ（八光）

PM-Echo 22 ゲージ（八光）　　エングレーブ 22 ゲージ（ユニシス）

図9 Tuohy 針および各種超音波反射加工ブロック針のファントムでの視認性の比較
それぞれに強反射する部位の違いがあるものの，いずれも良好なイメージが得られている。

レベル1 basic	レベル2 intermediate	レベル3 advanced
浅頸神経叢ブロック 腕神経叢ブロック（斜角筋間アプローチ） 腕神経叢末梢枝ブロック 大腿神経ブロック 伏在神経ブロック 閉鎖神経ブロック 腸骨鼠径・腸骨下腹神経ブロック 腹直筋鞘ブロック 腹横筋膜面ブロック 仙骨硬膜外ブロック	腕神経叢ブロック（鎖骨上・鎖骨下・腋窩アプローチ） 坐骨神経ブロック（臀下部・前方アプローチ） 肋間神経ブロック	坐骨神経ブロック（傍仙骨アプローチ） 腰神経叢ブロック（後方アプローチ） 胸部傍脊椎神経ブロック

表2　各種超音波ガイド下神経ブロックの難易度別分類
(Sites BD, et al. The American Society of Regional Anesthesia and Pain Medicine and the European Society of Regional Anaesthesia and Pain Therapy Joint Committee recommendations for education and training in ultrasound-guided regional anesthesia. Reg Anesth Pain Med 2009 ; 34 : 40-6 より, 改変)

*2 Needle Tracking システム（GE Healthcare 社）など。

0.5 mA 以下の刺激で筋収縮が得られれば，針先は十分に神経近傍にあると考えてよい[9]とされる。

最近では，一部の超音波装置で，手術の際に使用するナビゲーションシステムを応用し，針先を表示するシステムを組み込んだもの[*2]も登場してきた。

■薬液の注入法

US-PNB の質が良好になったのは，薬液の広がりを直接確認できるようになったからである。安全なブロック実施のためには，注入法や組織間を液性剥離することの重要性についても知っておくとよい

神経ブロック時には，神経近傍に針先を近づける必要があるが，針先による直接的な神経障害は避けなければならない。液性剥離とは，薬液注入によって神経と周囲組織の間を剥離する操作である。注入した薬液によって，針先の描出がより鮮明になるだけでなく，神経周囲の剥離された部分との境界も視認しやすくなり，針先と神経の直接的接触を最小限にした薬液注入が可能となる。

基本的には，針先をブロックする神経の神経上膜外縁へと誘導して，最初は少量（3 mL 以内）の薬液を注入する。そして，広がりを確認しながら針先を修正し，神経を包み込むように薬液を分割投与していく。

■初心者にお勧めのブロック

どの神経ブロックであれ，これまでに述べてきたポイントに留意して実施すべきであるが，比較的経験の少ないうちは，安心して実施できて，今後の手技のレベルアップにつながるものから開始すべきである。

また，深部にある神経のブロックや重篤な合併症が生じ得るブロックは避けるのが賢明である。これらを踏まえて，各種ブロックを難易度別にまとめた（**表2**）。

とりわけ腹横筋膜面ブロックと腹直筋鞘ブロックは，プローブが少しずれたとしても問題はなく，筋膜に対する超音波プローブの調整やプローブの固定など，PART の手技のみならず，針を超音波ビーム面に進めるトレーニングや，薬液注入による液性剥離など，すべての基本として実施可能である。奥に腹膜が存在するので，針が深く進んでしまって腹膜穿刺するリスクはあるものの，重篤な合併症は比較的生じにくく，全身麻酔下に実施することが可能なので，指導も受けやすい。

四肢のブロックでは，やはり大腿神経ブロックが初心者には適しているだろう。周囲の血管が少なく，ランドマークとなる筋膜がはっきりとしていて超音波画像で確認しやすく，比較的浅い部位に神経が存在するからである。

● ● ●

神経をはじめ，血管や臓器の偶発的な損傷を防ぐ意味でも，本稿で紹介した手技やポイントを踏まえて実施してほしい。事前に超音波走査（プレスキャン）を行い，安全な針の刺入経路を計画したうえで，針先の位置を常に捉えながら針を進めてゆくことが肝要である[10]。

これらは，すべての症例に共通する，安全な US-PNB 実施のための最低限の作法であると理解していただきたい。

（中本 達夫）

文 献

1. Sites BD, Chan VW, Neal JM, et al. The American Society of Regional Anesthesia and Pain Medicine and the European Society of Regional Anaesthesia and Pain Therapy Joint Committee recommendations for education and training in ultrasound-guided regional anesthesia. Reg Anesth Pain Med 2009 ; 34 : 40-6.
2. 伊藤 洋, 北山眞任, 小松 徹ほか. 超音波ガイド下神経ブロックを安全に実施するためのJSURAガイドライン2011. In：小松 徹, 佐藤 裕, 白神豪太郎ほか編. 新超音波ガイド下区域麻酔法. 東京：克誠堂出版；2012：7-12.
3. 中本達夫. 超音波診断装置, 神経刺激装置, 穿刺方法. 麻酔科学レクチャー 2010；2：425-32.
4. Wang AZ, Gu L, Zhou QH, et al. Ultrasound-guided continuous femoral nerve block for analgesia after total knee arthroplasty : catheter perpendicular to the nerve versus catheter parallel to the nerve. Reg Anesth Pain Med 2010 ; 35 : 127-31.
5. Koscielniak-Nielsen ZJ, Rasmussen H, Hesselbjerg L. Long-axis ultrasound imaging of the nerves and advancement of perineural catheters under direct vision : a preliminary report of four cases. Reg Anesth Pain Med 2008 ; 33 : 477-82.
6. Gleeton D, Levesque S, Trepanier CA, et al. Symptomatic axillary hematoma after ultrasound-guided infraclavicular block in a patient with undiagnosed upper extremity mycotic aneurysms. Anesth Analg 2010 ; 111 : 1069-71.
7. Sites BD, Spence BC, Gallagher JD, et al. Characterizing novice behavior associated with learning ultrasound-guided peripheral regional anesthesia. Reg Anesth Pain Med 2007 ; 32 : 107-15.
8. Schafhalter-Zoppoth I, McCulloch CE, Gray AT. Ultrasound visibility of needles used for regional nerve block : An in vitro study. Reg Anesth Pain Med 2004 ; 29 : 480-8.
9. Hadzic A, Vloka JD. Peripheral nerve stimulators and nerve stimulation. In : Hadzic A, Vloka JD. Peripheral Nerve Blocks : Principles and Practice. New York : McGraw Hill, 2004 : 43-50.
10. Manickam BP, Perlas A, Chan VW, et al. The role of a preprocedure systematic sonographic survey in ultrasound-guided regional anesthesia. Reg Anesth Pain Med 2008 ; 33 : 566-70.

総論 3

周術期に押さえておくべきポイント

術前評価，インフォームドコンセント，そして術後管理

超音波ガイド下末梢神経ブロック ultrasound-guided peripheral nerve block（US-PNB）を行ううえで重要なことは，神経や針の正確な描出だけではない。患者の状態や術式を事前に把握し，患者に正しい説明を行い，適切な術後管理を行うことも重要である。安全でスマートな術後管理は，鎮痛やリハビリテーションに大きく寄与する。ここでは，US-PNB の手技や戦略とは別の視点から，安全かつ効果的な末梢神経ブロック（PNB）を行うための組織作りと，術後のフォローアップについて説明する。

■手術前のチェックポイント

PNB を施行する患者に対して麻酔科医が得るべき情報は，全身麻酔など，ほかの麻酔法で手術を受ける患者で得るべき内容と変わらない。意識，気道，呼吸，循環の術前状態を把握しておく。ここでは，これらのほかに，PNB 特有のチェックしておくべきポイントについて述べる（表1）。

◎局所麻酔薬に対するアレルギー

局所麻酔薬に対するアレルギーやアナフィラキシーショックの既往を確認する。また，それが本当に正しい情報なのかを評価する。過去の歯科治療における局所麻酔薬使用時のバイタルサインの変化のなかには，アレルギーではなく，迷走神経反射による低血圧症など，別の理由が隠れていることがある。現在 PNB で頻用されているアミド型局所麻酔薬に対するアレルギーをもっているケースは少ない。時間が許されるなら，アレルギー皮膚テストを受けてもらうことも有用である。アレルギーが認められる場合は，別の手段で疼痛管理を行う。

◎抗凝固薬の使用，凝固機能異常，血小板数減少

凝固機能が正常ではない場合，硬膜外麻酔や脊髄くも膜下麻酔と同様に，PNB も施行に十分注意する。血小板数，プロトロン

1. 基本所見			
a. 意識	特記事項なし	あり（	）
b. 気道	特記事項なし	あり（	）
c. 呼吸	特記事項なし	あり（	）
d. 循環	特記事項なし	あり（	）
2. 局所麻酔薬使用時の副作用の既往			
a. 局所麻酔薬使用後の気分不良	特記事項なし	あり（	）
b. 局所麻酔薬アレルギー	特記事項なし	あり（	）
c. 局所麻酔薬以外のアレルギー	特記事項なし	あり（	）
3. 抗凝固薬・凝固機能異常			
a. 抗凝固薬使用	なし	あり（	）
b. 抗凝固薬使用ありの場合			
1）抗凝固薬の継続	なし	あり（	）
2）ヘパリン置換	なし	あり（	）単位 / 日
ヘパリン置換ありの場合	ⅰ）手術 6 時間前に中断	ⅱ）中断せず⇒PNB 施行は特に注意	
c. 術後抗凝固療法の予定	なし	あり（	）
d. 出血傾向・凝固機能異常	なし	あり（	）
異常ありの場合	ⅰ）PT-INR（　　　）	ⅱ）Plt（　　　）	5 万未満⇒PNB 禁止
4. 神経障害			
a. 末梢神経障害	なし	あり（	）
b. 糖尿病合併	なし	あり（	）
c. 脱髄疾患（多発性硬化症など）	なし	あり（	）⇒PNB 禁止
5. 感染			
a. 感染性疾患	なし	あり（	）⇒カテ留置注意
b. 穿刺部位感染	なし	あり（	）⇒PNB 禁止
6. 持続カテーテル			
a. 適応症例	なし⇒カテ留置不要	あり〔腱板修復, TKA, TAA, TEA, その他（　　　　）〕	
b. 患者・主治医希望	なし⇒カテ留置不要	あり	
c. 麻酔科判断	なし⇒カテ留置不要	あり（理由：　　　　）	

表 1　末梢神経ブロックを行う患者へのチェックシート
TKA：人工膝関節置換術, TAA：人工足関節置換術, TEA：人工肘関節置換術

ビン時間国際標準比（PT-INR）を評価して，正常値から極端にかけ離れている場合は施行を取りやめる。ワルファリンの内服からヘパリンに切り替えられ，術前 6 時間以上前に中断されている場合は，安全に施行できるとされている[1]ので，中断時間を確認する必要がある。大腿神経ブロック femoral nerve block（FNB）や腕神経叢ブロックなど，比較的浅部のブロックの場合，止血処置が取りやすいため重篤な合併症を起こすリスクは低いが，腰神経叢ブロックや傍脊椎ブロックなどの深部のブロックの場合は，硬膜外麻酔に準じるか，患者や執刀医とリスクについて十分相談したうえで行う[2]。

◎肝機能異常

アミド型局所麻酔薬は肝代謝であり，肝機能異常がある場合は，代謝スピードの低下により，ブロック効果が遷延することがあ

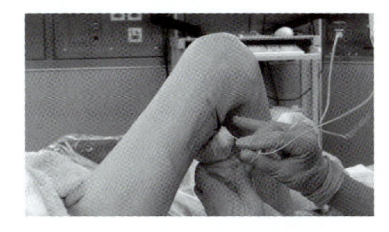

るので，投与量に十分配慮する．肝機能障害に伴う凝固機能低下をきたしている症例の場合，前述のごとく注意が必要である．

◎**穿刺部位の感染，感染徴候，皮膚疾患**
穿刺を予定している部位が感染性疾患を伴っている場合，PNBは禁忌である．刺入部位以外に感染徴候がある場合は，施行する際に清潔操作を徹底する．穿刺部位の皮膚に病変がある場合は，可能なかぎり病変部への穿刺は避ける．術前の患者説明の際に，穿刺部位を目視で確認するとよい．

◎**末梢神経障害**
糖尿病に伴う末梢神経障害がある場合，術後の神経障害のリスクが高まる可能性があるので，患者に説明する．多発性硬化症などの脱髄疾患がある場合は，PNBにより永続的な神経障害を引き起こすことがあり得るため，施行はやめたほうがよい[3]．

■どのように患者に説明するか

PNBについて正しい説明をわかりやすく行うことは，患者の不安感を低減し，麻酔科医との信頼関係を構築できるチャンスである．ここでは，どのようにPNBについて説明するかを述べる．

◎**PNBを行う意義の説明**
世の中にはたくさんの鎮痛手段がある．わざわざPNBを選択するのはなぜなのか，を説明する必要がある．PNBの強力かつすみやかに得られる鎮痛効果は，ほかの選択肢より有用であり，患者に対する利益も多い．PNBを行う正当性を麻酔科医自身が理解し，伝えることは，PNBの適応を評価するうえで重要なことである．

◎**手技についての説明**
患者は，解剖のこともPNBの手技のこともわからないのが普通である．術前説明で，簡潔にPNBの手技についても説明してお

図1 大阪大学医学部附属病院における患者説明文書
人工膝関節置換術や，そのほかの膝手術，足関節・足趾手術などに共通で用いている．

く．ブロック時に体位変換が必要な場合は，そのことも説明する．穿刺部位を指定しておくと，当日に驚かれることはない．患者は穿刺時の疼痛に不安を感じていることがある．覚醒下でPNBを行う場合は，皮膚の局所麻酔を行うことや，別の鎮痛・鎮静薬を用いて苦痛を最小限にすることを説明する（図1）と，患者は安心感を得る．

◎**術後の感覚異常について**
PNBは，長時間作用型局所麻酔薬を用いることで，術後10時間以上の鎮痛が得られることが多い．その一方，施行後に必ず感覚異常を引き起こすので，そのことも説明しておく．局所麻酔薬の効果が減弱するに従い，もとに戻ってくることを説明する

（図1）。

◎術後の筋力低下について

PNBには，運動神経ブロックによる一時的な運動機能低下が伴う。運動機能低下が，術後の予期せぬ合併症を引き起こすこともある。下肢PNBの場合，筋力が低下した状態で立位になると，転倒する危険性がある（後述）。術前に運動機能が一時的に低下することを説明する（図1）。

◎効果不良について

PNBの手技を確実に実行できても，手術を施行するには鎮痛効果が足りない場合はある。その場合には，PNBのみに頼らず，ほかの鎮痛手段を併用することも必要である。PNB単独で手術に臨む予定の場合でも，効果不良のために全身麻酔を併用する可能性があることは一言申し添えておく[*1]。

◎副作用・合併症について

PNBにおける合併症は，超音波ガイド下に行うことで減ずることができる。血管や神経の誤穿刺減少，針の過剰な刺入による胸腔・腹腔内への誤刺入の予防など，リアルタイムに状況を視認できることのメリットは大きい。しかし，術者が十分な注意を払わなければ（いや，たとえ十分に払ったとしても），合併症を起こす可能性をゼロにすることはできない。超音波ガイド下にPNBを施行しても，神経損傷を完全に避けることはできない[4]。合併症については話しにくいが，患者には正しく理解してもらうべきことである。超音波や神経刺激など，さまざまなガイド手技を用いて，安全な手技を目指すことを説明する。

◎術後の痛みについて

PNBの効果は時間経過とともに消失し，多少なりとも患者が痛みを感じることは避けられない。これについては「痛くなります」と言うよりも，「ブロックの効果は一時的で，それ以外の鎮痛薬も積極的に使用します」と説明する。痛みを感じるようになってきても，ほかの対策があることを知っていれば，患者の不安増強は避けられる。持続PNBを施行する場合は，挿入するカテーテルについても説明しておく（実物を見せるとわかりやすい）。

■術後管理の注意点を関係スタッフへどう伝えるか

手術室で麻酔と疼痛管理を行うだけが麻酔科医の仕事ではない。外科主治医や病棟看護師，リハビリテーションスタッフなどの関係スタッフとともにタッグを組み，手術アウトカムの向上につながるよう，よりよい術後鎮痛を志向してこそ，これからの時代の麻酔科医である。レスキュー鎮痛薬に頼らざるを得なかった時代は終わりを告げた。PNBによって患者の痛みは減少し，結果として患者の満足度向上だけでなく，関係スタッフの業務削減にもつながる，PNBはそんな可能性も秘めている。ここでは，PNBによる術後鎮痛を，いかにして関係スタッフに伝えてゆくかを述べる。

◎新しいものへの不安の芽を摘む

新しいものを取り入れることは，誰しも抵抗を感じる。関係スタッフは，術後に経過観察をし，退院まで見守る立場として，目新しい手技に対してどうすればよいのか，わからないことに不安を感じている。

最初は，外科主治医に対してはエビデンスを提示しながら，より安全で，より効果のある鎮痛法としてPNBを示すことから始める。従来の鎮痛法では対応できない症例のときに，試験的に施行するとよい。初めて行うときは，PNBが今後定着するか否かを左右する重大なタイミングであり，失敗は許されない。

その後も症例一例一例を経験するたびに，麻酔科医自身が病棟に赴き，関係スタッフの不安を払拭する。感覚異常や運動機能の

[*1] そもそもPNBに不慣れな段階で，ブロック単独で手術に臨むことは避けたほうがよい。

一時的な低下は，関係スタッフにとっては不安の要素である．足しげく病棟に通い，経過を十分に観察し，フォローアップを欠かさないことが重要である．

◎ PNBを理解してもらう

PNBがほかの鎮痛手段と比較して，安全かつ効果的であることを粘り強く説明することが重要である．術後鎮痛に麻酔科医側から積極的に関与していくことで，外科主治医に受け入れられるようになっていく．

病棟看護師やリハビリテーションスタッフなどのコメディカルスタッフは，医師とはまったく違う視点をもっている．新しいものに対する不安が起こるのは，それがどんなものかを知らないからである．クリニカルパスを逸脱する可能性にも不安を感じている．

これを解決するには，教育が効果的である．5〜10例ほど症例を重ねた段階で，コメディカルスタッフに対する勉強会を開催し，彼らの疑問に対応する．積極的に病棟に赴き，PNBの説明を丁寧に行えば，信頼できる麻酔科医，相談しやすい麻酔科医というイメージとともに，PNBの必要性も理解される．コメディカルスタッフを味方につければ，新しいものを取り入れる際にも力になってくれる．

コラム

主治医や病棟スタッフからの提案で管理手法が変わった例

■整形外科手術後ブロックの採用

肘，膝，手指，足趾の手術のうち，神経損傷を起こすリスクがある手術（特に人工肘関節置換術，肘関節鏡手術）は，術後の運動機能低下が，PNBの影響なのか，術中の神経障害を疑わせる所見なのかがわからず問題になっていた．

しかし，術後鎮痛に対するPNBの効果はすでに高く評価されていたため，一部の症例に限り，術直後に運動機能評価を行い，術中の神経障害がないことを確認したうえでPNBを行うことで，術後長期にわたり鎮痛を得られるようにした．ただし，この手法を用いるには，術中に十分量の鎮痛薬を投与し，覚醒時に疼痛の自覚が少ない状態にしておくことが必要である．

■カテーテルの固定

人工膝関節置換術（TKA）へのFNBや，肩腱板修復術への腕神経叢ブロックには，積極的にカテーテルを挿入し，術後数日間のリハビリテーションに役立てている．しかし，適切な固定をしなければ，カテーテルの自然逸脱，刺入部からの薬液漏れ，カテーテル先端位置異常を引き起こし，持続PNBの効果不良につながる．病棟看護師から提案され，さまざまな手法を試みたが，最も安定性が高く，評価も高かったのは，カテーテルと皮膚を絹糸で固定することであった．結紮による固定を行ってからは，薬液漏れやカテーテル自然逸脱は経験していない．さらに，最近は瞬間接着剤（ダーマボンド®，アロンアルフア®など）を用いた固定を採用しているが，同様に評価が高く，有害事象も起こっていない．

■下肢手術後の転倒予防対策

TKAなど下肢手術の術後鎮痛にCFNBを採用した後，術後のベッドサイドからの離床の際に，膝崩れを起こして転倒する事例が頻発した．病棟看護師からの提案により，①医師，看護師双方からの患者指導（術後早期の立位・歩行運動は看護下のみ許可），②局所麻酔薬濃度の調整〔投与量の見直しや患者自己調節局所鎮痛（PCRA）による下肢運動機能温存の考慮〕，③高齢者（80歳以上）の尿道カテーテル留置期間の延長（若年者は早期抜去），などを行い，転倒事故予防に努めた．その後，転倒事例はほとんどない．

■持続PNB施行の見きわめ（整形外科手術）

単回注入のPNBが円滑に浸透してくると，持続PNBを広めたくなる．持続PNBは，術後鎮痛に有用であり，単回注入では得られない長期間にわたる鎮痛を提供してくれる．

しかし，カテーテルを挿入されるため，病棟看護師の管理は煩雑となる．1日を通して患者の術後を細かく観察している看護師からの提案で，翌日以降の疼痛が強くなく，内服薬のみでも十分対処できる症例について検討し，持続PNBの対象を限定していった．

現在では，肩腱板修復術，TKA，人工肘・足関節置換術のみ持続PNBを行い，それ以外の手術は単回注入のみとしている．カテーテルは，麻酔科医が必要と判断したときや主治医からの要望があるときを除いて，挿入していない．

この患者さんは持続神経ブロックで疼痛管理を行っています。

① 足が少し動きにくくなります
大腿神経、坐骨神経をブロックしているので、手術終了後 12 時間程度、少し足首が曲げにくくなります。

② 足がしびれます
ブロックを行っているので、術側の足はしびれます。腓骨神経麻痺や褥瘡を発生させないように、術側の足はときどき観察してください。

③ カテーテルの挿入
持続大腿神経ブロックカテーテルを術側の足の付け根に挿入しています。穿刺部位から薬液が漏れてくることがあります。漏れがひどいときは一時的に注入をストップしてください。
患者さんがしびれ感に強い不快感を感じられるときもストップしてください。

④ カテーテル挿入中の筋力低下
カテーテルが入っている間は一時的に太ももの筋力が低下し、力が入りにくくなります。膝くずれを起こす可能性があるので、カテーテルが入っている間および抜いた日は、一人では立位させず、必ず病棟スタッフがそばについてください。

⑤ 局所麻酔薬中毒
局所麻酔薬の持続注入を行っていると血中濃度が上昇して局所麻酔薬中毒(呼吸困難、けいれん)を起こすことがあります。このときは即座に注入をストップし、担当医、夜間の場合には当直医、ICU もしくは救命救急センターに連絡してください。(極めてまれです)

⑥ ブロック終了予定日

＿＿＿＿月＿＿＿＿日(抜去を主治医に依頼/麻酔科医抜去)

ブロックについてのご相談・ご質問: 麻酔科 酒井
休日夜間緊急時 090-△△△△-□□□□

図 2 整形外科スタッフ，病棟看護師への指示書
大阪大学医学部附属病院では，入院時の術前診察の際に患者カルテに添付する。

筆者は，コメディカルスタッフから，PNB 後の患者の管理や，カテーテルの管理について提案を受け，それらを PNB の術後管理に反映させてきた。彼らの視点から新たに発見することがある（**コラム**）。

◎情報を共有する

PNB による術後鎮痛を継続するには，まず手技を確実に行い，安定した鎮痛効果を示すことが重要である。その後，関係スタッフと，各患者に対する PNB の情報を共有すると効果的である。

単回 PNB の場合，感覚変化や運動障害が発生するため，外科主治医やコメディカルスタッフに観察してもらう。持続 PNB の場合，術者が確実な固定を行うほか，刺入部からの薬液漏れや出血などの確認も依頼する。薬液漏れが頻発すると，早期にカテーテルを抜去されてしまう。感覚・運動障害が遷延するときは，疼痛がコントロールできていれば，持続投与量を減らす，中断するなどの調整を関係スタッフに依頼する。

トラブルの発生時に関係スタッフが対処できるよう，持続 PNB を行っている患者には，指示書（**図 2**）を作成するとよい。持続投与の局所麻酔薬の終了時間，カテーテル抜去タイミングの指示を記載しておく。麻酔科医は術後診察時に得られた所見を，わかりやすく診療記録に残す。痛みの訴えだけでなく，運動機能，感覚の変化も経時的に記録する。情報を常に共有できる環境を作ることで，PNB に対する「心の垣根」はどんどん下がる。

■具体例：人工膝関節置換術

持続 PNB が術後鎮痛に効果的な手術として，人工膝関節置換術 total knee arthroplasty（TKA）に対する持続大腿神経ブロック continuous femoral nerve block（CFNB）が挙げられる。硬膜外麻酔やオピオイドの静脈内患者自己調節鎮痛（IV-PCA）に比べて効果的な鎮痛を得られる[5]だけでなく，リハビリテーションにも有効であることが示されている[6]。しかし，CFNB が大腿四頭筋の筋力を低下させ，術後の立位や歩行に支障をきたすことがある[7]。ここでは，TKA に対する CFNB を題材にして，患者や外科主治医，病棟看護師に説明するポイント，ならびに術後管理のポイントを提示する。

◎ PNB のみにこだわらない multimodal analgesia

TKA の術後は非常に疼痛が激しい。手術操作による損傷，剝離，炎症の波及が伴う TKA において，CFNB のみで術後鎮痛を達成するのは無理がある。非ステロイド性抗炎症薬（NSAIDs）や，オピオイドの IV-PCA，アセトアミノフェンなど，各種

鎮痛薬を併用し，圧迫や冷却などの理学療法を活用する．

CFNB 中でも，定期内服の鎮痛薬を早期から服用させるようにクリニカルパスに盛り込む．疼痛が著しいときは，レスキュー鎮痛薬を躊躇なく用い，持続投与量を増量するか，患者自己調節局所鎮痛 patient controlled regional analgesia（PCRA）が使用できるようにする．また，CFNB だけでは，痛みは完全には抑えきれないことを関係スタッフに周知しておくことが必要である．患者に対しても，CFNB のみでは完全な除痛は得られないこと，痛みを我慢する必要はないことを説明しておく．

◎術後の大腿四頭筋筋力低下を認識する

TKA の術後は大腿四頭筋筋力が低下する．術中の侵襲，ターニケットによる加圧，術後痛などは，すべて大腿四頭筋筋力を低下させる要因であるが，CFNB も原因の一つである．大腿四頭筋筋力は，立ち上がり運動，歩行時姿勢安定に重要であるため，筋力低下はリハビリテーションに影響を及ぼす．腰神経叢ブロックを行った場合，局所麻酔薬の濃度に関係なく，時間当たりの用量が同じであれば，大腿四頭筋筋力低下の度合いも同じで，その低下率は 70% に及ぶ[8]．

TKA の術後には，一定数の転倒事例があることが示されている．歩行訓練に際して膝筋力をサポートする装具や歩行器の使用を推奨するとともに，患者，外科主治医，病棟看護師，リハビリテーションスタッフに，大腿四頭筋筋力の低下に伴う歩行・姿勢安定性の低下を認識させ，繰り返し教育する[7]．

転倒予防のために，関係スタッフに対する指示書を作成し，起こり得る副作用について記載する．CFNB 継続中は，立位になるときは必ず関係スタッフが看視するようにシステム作りをする．術後診察の際に，麻酔科医が下肢筋力を評価し，局所麻酔薬

膝の手術を受けられた患者様
（神経ブロックによる痛み止め）への**お願い**

痛み止めの細い管（神経ブロックの管）が足の付け根に入っている間は，足の力が少し入りにくくなるので，
一人で立ち上がることは出来ません．
立ち上がろうとすると，転倒される可能性があり，
大変危険です．
主治医の許可，看護師の指示があるまで，
勝手に一人で立ち上がらないでください．
（お手伝いがあれば立ち上がれますのでご安心下さい）
必要な時には，遠慮なく病棟スタッフに声をおかけください．
安全な入院生活を送っていただくためにも，
何卒ご協力をお願いします．

ご不明な点があれば，主治医，担当看護師，担当麻酔医にお声かけください．

図3　TKA術後の転倒予防周知ポスター
高齢者が多いため，大阪大学医学部附属病院では，A3 サイズに拡大し，持続大腿神経ブロック用カテーテルの抜去翌日までベッドサイドに掲示している．

の投与量を調節するとよい．

患者教育も重要である．TKA を受ける患者は高齢者が中心であり，視覚・聴覚機能の低下や，記憶力・認知力の低下がみられる．疼痛が軽減されていると，筋力が低下していることを忘れて立位になってしまうこともある[9]．術前説明の時から，筋力低下，立位時の姿勢安定性低下，転倒リスクの増大について説明し，関係スタッフの看視下でのみ立位になってよいことを説明する．大きな文字で読みやすい注意書きのポスター（図3）をベッドサイドに掲示すると効果的である．術後診察の際にも注意喚起する．付き添いの家族がいれば，同様に説明しておく．

◎積極的なリハビリテーションへの参画

効果的な CFNB が施行されていると，本当に TKA の手術をした直後なのかと思う

> **メモ**
> **術後診察のポイント**
>
> TKAに対してCFNB＋坐骨神経ブロック（SNB）を施行した場合の術後診察のポイントを示す。
> ①疼痛のレベルの確認
> ②カテーテルの状況確認，特に，薬液漏れや刺入部出血の有無確認
> ③運動機能の確認
> ・足関節と足趾の運動：SNBやターニケットによる術中駆血・加圧の影響，術中神経損傷の有無を検知
> ・膝の屈曲や伸展の程度：屈曲や伸展は，疼痛および筋力にある程度依存する
> ・下垂状態からの軽度膝伸展（ベッドサイドに足を降ろせる場合）：大腿四頭筋筋力の評価。下垂状態からの伸展が重力に抗してできない場合（徒手筋力テスト2以下）は，CFNBの一時的中断も考慮
> ④膝周囲腫脹の確認：腫脹が強い場合は軽度冷却を提案

ほど患者の疼痛レベルが低く，積極的に膝屈曲ができる。しかし，術直後からの過度な膝屈曲は，膝蓋腱の断裂や組織損傷をきたす可能性があるので，膝深屈曲は確認程度にとどめる。手術の内容により異なるが，定型的なTKA手術であれば，膝屈曲90°程度は術翌日でもほぼ問題ない。歩行トレーニングも，下肢筋力が温存されている患者は，看視下であれば行える。麻酔科医が，関係スタッフとともにリハビリテーションへのフォローアップを行うと，術後痛への対策を立てやすく，より効果的である（メモ）。患者の疼痛レベルによっても，リハビリテーションの進み具合には変化がみられるので，無理のない範囲で，患者一人一人に合ったリハビリテーションを進めて行くことで，患者の満足度向上と信頼を得ることができる。

■一手間加えてよりよい術後鎮痛を

PNBは，患者に質の高い鎮痛を提供できる，価値ある手段である。痛みを取るだけでなく，手術アウトカムを向上させ，副作用や事故を減少させ，リハビリテーションを促進させ得る手段であってほしい。ちょっとした一手間で，より良質な術後管理になる。

「低級な人は低級な味を好み，低級な料理と交わって安堵し，また低級な料理をつくる」と芸術家 北大路魯山人は言った[10]。是非とも高級な麻酔科医となって，高級な術後管理を目指されたい。

（酒井 規広）

文 献

1. 肺血栓塞栓症/深部静脈血栓症（静脈血栓塞栓症）予防ガイドライン作成委員会．肺血栓塞栓症/深部静脈血栓症（静脈血栓塞栓症）予防ガイドライン 2009年度改訂版．
2. Horlocker TT, Wedel DJ, Rowlingson JC, et al. Regional anesthesia in the patient receiving antithrombotic or thrombolytic therapy : American Society of Regional Anesthesia and Pain Medicine Evidence-Based Guidelines (Third Edition) . Reg Anesth Pain Med 2010 ; 35 : 64-101.
3. Barrington MJ, Snyder GL. Neurologic complications of regional anesthesia. Curr Opin Anaesthesiol 2011 ; 24 : 554-60.
4. Barrington MJ, Watts SA, Gledhill SR, et al. Preliminary results of the Australasian Regional Anaesthesia Collaboration : a prospective audit of more than 7000 peripheral nerve and plexus blocks for neurologic and other complications. Reg Anesth Pain Med 2009 ; 34 : 534-41.
5. Capdevila X, Barthelet Y, Biboulet P, et al. Effects of perioperative analgesic technique on the surgical outcome and duration of rehabilitation after major knee surgery. Anesthesiology 1999 ; 91 : 8-15.
6. Singelyn FJ, Deyaert M, Joris D, et al. Effects of intravenous patient-controlled analgesia with morphine, continuous epidural analgesia, and continuous three-in-one block on postoperative pain and knee rehabilitation after unilateral total knee arthroplasty. Anesth Analg 1998 ; 87 : 88-92.
7. Ilfeld BM, Duke KB, Donohue MC. The association between lower extremity continuous peripheral nerve blocks and patient falls after knee and hip arthroplasty. Anesth Analg 2010 ; 111 : 1552-4.
8. Ilfeld BM, Moeller LK, Mariano ER, et al. Continuous peripheral nerve blocks : is local anesthetic dose the only factor, or do concentration and volume influence infusion effects as well? Anesthesiology 2010 ; 112 : 347-54.
9. Kandasami M, Kinninmonth AW, Sarungi M, et al. Femoral nerve block for total knee replacement - a word of caution. Knee 2009 ; 16 : 98-100.
10. 北大路魯山人．味覚馬鹿．In：北大路魯山人，平野雅章．料理論集．東京：五月書房，1993．

総論 4
特徴や力価を考えた局所麻酔薬の使い方

鎮痛と運動機能のバランスが大切

末梢神経ブロック peripheral nerve block（PNB）で用いる局所麻酔薬には，効果発現時間や効果持続濃度，そして毒性などの面でそれぞれに特徴がある．PNB を効果的に施行するには，この局所麻酔薬の特徴を理解するとともに，手術の内容も理解していなければならない．特に上下肢手術では，運動機能を温存しつつ良質な鎮痛を得ることができ，患者満足やリハビリテーションの面で有用である．

ここでは，長時間・短時間作用型局所麻酔薬の特性と添加物の有用性について解説するとともに，上下肢と体幹の各手術に応じた局所麻酔薬の使い方を概説する．

■薬理特性

◎短時間作用型

PNB に活用されているのは，主にリドカイン[*1]（キシロカイン®），メピバカイン（カルボカイン®）である．リドカインは 80〜120 分程度効果が持続するが，メピバカインのほうが若干，作用時間は長く，90〜140 分程度である．

短時間作用型局所麻酔薬のタンパク結合率は，長時間作用型局所麻酔薬に比べて低く，分配係数も大きな違いがある（表1）．脂溶性も（レボ）ブピバカインに比べて低い．

リドカインやメピバカインは，感覚神経遮断のみを得ようとする場合は 0.5〜1％ を，運動神経遮断まで必要な場合は 2％ を使用する．メピバカインは，胎盤通過作用がリドカインより大きいという特徴がある．

[*1] リドカインは，局所麻酔薬のほかに Class Ib の抗不整脈薬としても使用される．

	短時間作用型		長時間作用型		
	リドカイン	メピバカイン	ブピバカイン	ロピバカイン	レボブピバカイン
分子量	234	283	288	274	288
酸解離定数（pK_a）	7.7	7.6	8.1	8.1	8.1
脂溶性	2.9	1.0	30	2.8	30
分配係数（n-heptane/pH 7.4 buffer）	2.9	0.8	28	9	28
タンパク結合率（％）	64	77	95	94	95

表1 局所麻酔薬の薬理特性

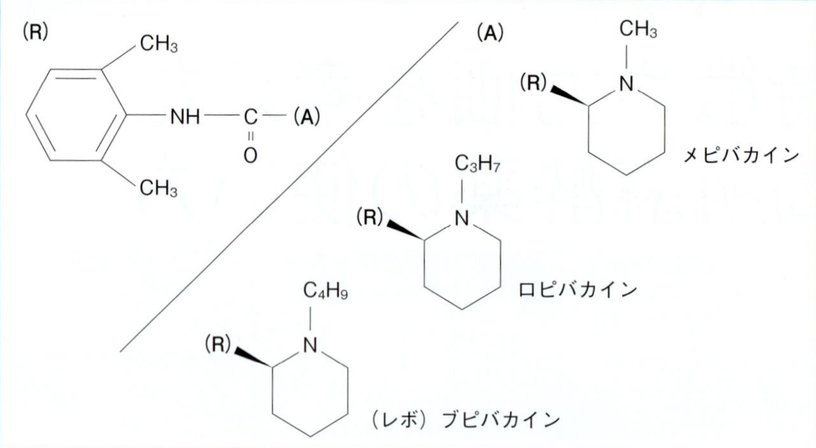

図1 メピバカイン，ロピバカイン，（レボ）ブピバカインの化学構造

リドカイン，メピバカインとも，極量は4～5 mg/kgである。1回当たりの使用量は200 mgを超えないようにする。アドレナリンを添加することで吸収スピードが低下し，さらに増量できる可能性はあるが，局所麻酔薬中毒に注意が必要である（添加物については後述）。

◎長時間作用型

ブピバカイン（マーカイン®）は現在，脊髄くも膜下麻酔に広く使用されているが，PNBへの使用頻度は減少している。

ブピバカインとレボブピバカイン（ポプスカイン®）は光学異性体なので，その特徴はきわめて類似し，化学的特徴は，ほぼ同じと考えてよい。ロピバカイン（アナペイン®）とレボブピバカインの化学的特徴も類似している（図1）。ロピバカインは，分子量，酸解離定数 pK_a，タンパク結合率も，きわめてブピバカイン，レボブピバカインと近似している[1]（表1）。しかし，動物実験のデータで，ロピバカインとレボブピバカインは，ブピバカインに比べて，中枢神経毒性や心血管毒性が低いことが示されている[2]。過量投与による中枢神経毒性や蘇生抵抗性の心血管毒性を考慮すれば，より中毒性の低いロピバカインやレボブピバカインを選択するべきである。

■局所麻酔薬への薬物添加

局所麻酔薬にアドレナリン，アルカリ化剤（重炭酸など），クロニジン，ブプレノルフィンなどを添加することによって，ブロック効果発現時間を短縮したり，効果持続時間を延長したりすることができる。

◎アドレナリン

血管収縮薬であるアドレナリンを局所麻酔薬に少量添加すると，効果発現時間の短縮と効果持続時間の延長を認める[*2]。5μg/mL（1：200000）の添加によって，血管内への吸収を抑え，神経周囲における局所麻酔薬の濃度を上昇させる。

メピバカインやブピバカインでも同様の現象を認めるが，メピバカインにおいてはあまり強くは発現しない[3]とされる。高濃度のアドレナリン添加は組織血流の減少をきたすため，潜在的な神経障害につながる恐れがある。持続PNBをする際は，局所麻酔薬にアドレナリン添加薬の使用は避ける[4]。

◎アルカリ化剤

既製品の局所麻酔薬のpHは，3～6.5に調整されている。一方，局所麻酔薬の pK_a は7～8程度である（表1）。炭酸水素ナトリウムなどのアルカリ化剤をリドカイン，

*2 リドカインにアドレナリンを添加した薬物が販売されている。

メピバカインなどに添加することで，局所麻酔薬のイオン化が進み，効果発現時間を短縮することができるため，短時間手術における単回PNBには有用である。この効果は，ブピバカインやロピバカインなど，長時間作用型局所麻酔薬では臨床的にほとんど認められない[4]。なお，pHを安定して保てる保証がないこと，臨床データが少ないことから，持続PNBの際には局所麻酔薬への付加は推奨しない。

○クロニジン

クロニジンを局所麻酔薬に添加することで，効果発現時間を短縮し，効果持続時間の延長が得られることが知られている。添加する量は$1\mu g/mL$で十分である[4]。持続腕神経叢ブロックにクロニジンを添加することで，術後に必要な局所麻酔薬のレスキュー投与の頻度が減ったが，ほかのアウトカムに差は認めない[5]。持続大腿神経ブロック（CFNB）にクロニジン添加をすると，運動機能の低下が遷延する可能性が示唆されており，運動機能の温存を考慮すれば添加するべきではない[6]。

○ブプレノルフィン

局所麻酔薬にブプレノルフィンを添加することで，鎮痛効果の増強と，効果持続時間の延長を認める。メピバカインにブプレノルフィン0.3 mgを追加して腕神経叢ブロック腋窩アプローチを行った場合，術後鎮痛効果が得られた時間が，添加しなかった場合に比べて3倍に延長された[7]。ブピバカインに添加して坐骨神経ブロック（SNB）を行った場合も，足部手術の術後鎮痛効果が増強されるが，メピバカインほどの効果は得られていない[8]。

○オピオイド

硬膜外麻酔や脊髄くも膜下麻酔にオピオイドを添加すると，より良好な鎮痛が得られる。これはPNBにおいても同様で，オピオイドの受容体が末梢神経にも存在するためである[4]。少量のオピオイド添加は，効果発現時間の短縮，効果持続時間の延長などを認める。持続PNBの際には，局所麻酔薬に対してフェンタニル（$1\sim2\mu g/mL$），モルヒネ（0.03 mg/mL）の添加が報告されているが，臨床的な有意差は認められない。トラマドールの添加も効果があるとされているが，臨床的な効果は不明である[4]。

■短時間作用型と長時間作用型局所麻酔薬の混合投与

短時間作用型のリドカインやメピバカインと，長時間作用型のブピバカイン，レボブピバカイン，ロピバカインを混合することで，短時間作用型の特質である効果発現までの時間短縮と，長時間作用型の特質である効果持続時間の延長が期待できるとされている。しかし，混合した局所麻酔薬は，効果発現時間は短時間作用型単独に比べて遅くなり，効果持続時間は長時間作用型単独に比べると短くなる。したがって，混合することに，大きなメリットはない[9,10]。

　局所麻酔薬の性質は，種類が異なったとしても相加的であるとされ，作用時間の異なる2種類の局所麻酔薬を，同量混合して投与した場合，1種類の局所麻酔薬を倍量投与した場合と比べて，局所麻酔薬中毒の発生頻度は変わらない。長時間作用型局所麻酔薬の血中濃度を上昇させないようにするために，短時間作用型を適宜混合したとしても，血漿タンパク質に結合しないフリーの局所麻酔薬分子濃度が血中で上昇し，局所麻酔薬中毒のリスクは同様に高まる。

　効果発現時間の短縮を期待するのであれば，短時間作用型局所麻酔薬を使うべきである。長時間のブロック効果を期待するなら，カテーテルを挿入し，術中に長時間作用型局所麻酔薬を追加するか持続投与する。もしくは，術後にもう一度，神経ブロックを行うほうが有意義である。

　長時間作用型局所麻酔薬の単回注入で，

参照論文	ブロック部位	薬液（濃度）	投与量	n	効果発現時間	成功率	効果持続時間
Casati A, et al. 1999 [15]	腕神経叢ブロック 斜角筋間アプローチ	ロピバカイン（0.5%）	20 mL	15	22±8 分	記載なし	11.0±5 時間
		ブピバカイン（0.5%）		15	28±15 分		10.9±4 時間
Casati A, et al. 2003 [16]	腕神経叢ブロック 斜角筋間アプローチ	レボブピバカイン（0.5%）	30 mL	25	20（15〜45）分	92%	運動機能回復はほとんど変わりなし
		ロピバカイン（0.5%）		25	20（10〜40）分	96%	
Cox CR, et al. 1998 [17]	腕神経叢ブロック 鎖骨上アプローチ	レボブピバカイン（0.5%）	0.4 mL/kg	25	7±6 分	100%	892±250 分
		レボブピバカイン（0.25%）		26	6±5 分	92%	1039±317 分
		ブピバカイン（0.5%）		23	8±8 分	91%	896±284 分
Vaghadia H, et al. 1999 [18]	腕神経叢ブロック 鎖骨上アプローチ	ロピバカイン（0.75%）	30 mL	49	有意差なし	71%	11.3〜14.3 時間
		ブピバカイン（0.5%）		49		61%	10.3〜17.1 時間
Bertini L, et al. 1999 [19]	腕神経叢ブロック 腋窩アプローチ	ロピバカイン（0.5%）	30 mL	30	16±4 分	100%	654±224 分
		ロピバカイン（0.75%）		30	14±3 分	100%	666±174 分
		ブピバカイン（0.5%）		30	22±8 分	100%	666±210 分
Liisanantti O, et al. 2004 [20]	腕神経叢ブロック 腋窩アプローチ	ロピバカイン（0.5%）	45 mL	30	有意差なし	83%	15.3±5.0 時間
		ブピバカイン（0.5%）		30		77%	17.8±7.0 時間
		レボブピバカイン（0.5%）		30		57%	17.1±6.5 時間
Urbanek B, et al. 2003 [21]	大腿神経ブロック	ブピバカイン（0.5%）	20 mL	20	27（20〜33）分	記載なし	17.5（13.3〜21.7）時間
		レボブピバカイン（0.5%）		20	24（18〜30）分		16.6（14.0〜19.3）時間
		レボブピバカイン（0.25%）		20	30（23〜36）分		11.7（9.1〜14.4）時間
Casati A, et al. 2002 [22]	坐骨神経ブロック	レボブピバカイン（0.5%）	20 mL	25	30（5〜60）分	92%	16（8〜24）時間
		ロピバカイン（0.5%）		25	15（5〜60）分	96%	16（8〜24）時間
Fanelli G, et al. 1998 [23]	大腿・坐骨神経ブロック	ロピバカイン（0.75%）	合計 30 mL	15	14±17 分	100%	670±220 分
		ブピバカイン（0.5%）		15	37±27 分	100%	880±312 分

表2 各長時間作用型局所麻酔薬のPNBにおける臨床的特徴

早急な効果発現を期待するには，高濃度の局所麻酔薬（0.75％ロピバカインなど）投与が必要になる．低濃度の局所麻酔薬を使用すると，手術に必要な感覚遮断効果が得られるまでに時間がかかる．全身麻酔併用の場合は，はじめから長時間作用型局所麻酔薬を使用すればよい．

■硬膜外麻酔におけるロピバカインとレボブピバカインの違い

ロピバカイン，レボブピバカインの違いについては，硬膜外麻酔でのデータが多くある。

下肢手術において，0.75%ロピバカインと0.5%レボブピバカインをそれぞれ15 mLずつ使用したところ，ほぼ同等の鎮痛効果を示した[11]。下肢手術に対して0.5%のブピバカイン，ロピバカイン，レボブピバカインを，それぞれ15 mLずつ使用した研究[12]では，効果発現時間，感覚遮断効果ともに違いはなかった。持続投与においても，0.125%ブピバカイン，0.125%レボブピバカインおよび0.2%ロピバカインは，同等の鎮痛効果と筋力低下を示した。

硬膜外麻酔での臨床効果は，レボブピバカインはロピバカインに比べ，より低濃度で感覚遮断効果を発揮する。局所麻酔薬としての力価は，おおよそレボブピバカイン：ロピバカイン＝3：2と考えられる。なお，同濃度の場合，ブピバカインとレボブピバカインでは同等の感覚遮断効果を示し，またレボブピバカインは濃度依存性に感覚・運動神経遮断を示す。

■ブロックの宿命：鎮痛と運動機能のバランス

PNBにおける長時間作用型局所麻酔薬の使用は，単回注入でも長時間の鎮痛効果が得られるところに利点がある。一方で，長時間にわたり運動機能もブロックしてしまう。ロピバカインも，レボブピバカインも，運動機能の低下を起こすことなく鎮痛を得ることは難しい。局所麻酔薬の使用量や濃度を調整することで，鎮痛効果と運動機能のバランスを取るのが重要である。

持続PNBを行う際も，運動機能については注意すべきである。外反母趾手術に対して持続SNBとして，0.2%ロピバカイン，0.2%および0.125%レボブピバカインの

ブロックの種類	用量	ロピバカイン濃度	レボブピバカイン濃度
腕神経叢ブロック 斜角筋間アプローチ	20 mL	0.375%	0.25%
〃（持続）	4〜6 mL/hr	0.15%	0.125%
腕神経叢ブロック 鎖骨上・鎖骨下アプローチ	20〜25 mL	0.375%	0.25%
〃（持続）	4〜6 mL/hr	0.15%	0.125%
大腿神経ブロック	15〜20 mL	0.3%	0.25%
〃（持続）	4 mL/hr	0.1〜0.15%	0.05〜0.1%
坐骨神経ブロック	10〜15 mL	0.3%	0.25%
〃（持続）	4 mL/hr	0.15%	0.1%
腹直筋鞘・腹横筋膜面ブロック	20〜40 mL	0.25〜0.375%	0.125〜0.25%

表3 大阪大学医学部附属病院における各PNBに用いる局所麻酔薬濃度と量
全身麻酔併用を前提としている。

いずれかを持続投与した場合，いずれも良好な術後鎮痛を得られたが，0.2%レボブピバカインだけは，運動機能低下の持続時間がほかの二つに比べて長かった[13]。過度に高濃度の局所麻酔薬を投与することは，術後の運動機能低下をまねく結果となり，望ましくない。局所麻酔薬の力価は，硬膜外麻酔と同様，レボブピバカイン：ロピバカイン＝3：2の関係がほぼ当てはまる[14]。各部位でのPNBにおける各長時間作用型局所麻酔薬の効果についてのレビューをまとめた（表2）。

体壁のPNB（腹横筋膜面ブロック，腹直筋鞘ブロック，傍脊椎ブロック）の場合，運動機能低下の心配をする必要はない。しかし，血流の豊富な腹壁に局所麻酔薬を比較的高用量投与する腹壁ブロックでは，局所麻酔薬中毒に留意する必要がある。

■上下肢手術での使用法

高濃度の局所麻酔薬は効果発現時間を短縮し，効果持続時間が長くなるメリットはあるが，長時間の運動機能低下が持続することは望ましくない。局所麻酔薬中毒のリスクも上昇するため，症例に応じて希釈する。

日帰り手術や侵襲の小さい手術の場合，ブロック効果のすみやかな発現が求められるため，短時間作用型局所麻酔薬を使用する。アドレナリン添加リドカインの場合，3時間程度は手術侵襲に耐えられるだけの鎮痛が得られる。

術後鎮痛には，PNBだけでなく，非ステロイド性抗炎症薬（NSAIDs）や大手術の場合は，オピオイドの静注など，さまざまな手法を組み合わせる multimodal analgesia を意識する。

大阪大学医学部附属病院における局所麻酔薬の使用濃度と量を示す（表3）。PNBの役割は，麻酔 anesthesia ではなく鎮痛 analgesia に主眼をおくようにし，全身麻酔併用を前提としている。

◎肩手術

肩手術は，創が小さくても術中術後の疼痛が著しい。腕神経叢ブロック斜角筋間アプローチにより，強力な鎮痛が得られる。第4頸神経（C_4）～第6頸神経（C_6）領域のブロック効果を得ることが必要である[24]。目標とする神経周囲に局所麻酔薬を20～25 mL程度注入する。もしくはカテーテルを留置し，低濃度の局所麻酔薬を少量ずつ投与することで，術直後から手指運動が確認できる。術後の持続投与量には4～6 mL/hrが必要である[25]。持続腕神経叢ブロック下で，0.2％ロピバカインと0.15％ブピバカインを比べると，鎮痛効果，術中の麻酔薬・鎮痛薬の使用量に差はないが，0.2％ロピバカインは運動機能の維持に優れる[26]。

◎肘～手指手術

肘から手指にかけての骨折に対する手術の場合，単回の腕神経叢ブロックで十分である。人工肘関節置換術 total elbow arthroplasty（TEA）や，肘関節拘縮に対する拘縮解離術には，カテーテルの留置による持続PNBが効果的である[27]。これらの手術は，術中の神経障害（特に尺骨神経）が起こる可能性がある。術後に運動機能を確認をしてから，0.3％ロピバカイン，0.25％レボブピバカインを15～20 mL注入し，カテーテルを留置することもある。

横隔神経麻痺が起こりにくい腕神経叢ブロック腋窩アプローチは，手関節から遠位の手術によい適応となる。腋窩アプローチにおける0.33％レボブピバカインに対し，0.5％ロピバカインは効果発現こそ有意に早いが，効果持続時間は逆にレボブピバカインのほうが長かった[28]。

◎股関節・大腿部手術

人工股関節置換術 total hip arthroplasty（THA）は，近年，低侵襲手術が広まっているが，股関節の寛骨臼回転骨切り術，大腿部の腫瘍，骨折に対する創外固定などは痛みが激しい。大腿神経・外側大腿皮神経ブロックもしくは腰神経叢ブロック（神経刺激法併用）を行う。また，SNB 傍仙骨アプローチを併用すると良好な鎮痛が得られるが，やや難易度が高い。

ブロックを原因とする下肢筋力の低下が，術後の離床に影響を与える可能性があり，全身麻酔を併用するなら，局所麻酔薬は高濃度にしない。0.3％レボブピバカイン，0.45％ロピバカイン，0.3％ブピバカインをおのおの50 mLずつ，腰神経叢ブロック，SNBで使用したTHAの術後鎮痛の研究[29]では，ほぼ同等の疼痛スコア，運動機能を認めている。実際にはもっと低濃度でも管理できる[*3]。

◎膝関節手術

膝関節手術は，関節鏡下手術（靱帯再建を含む）と，人工膝関節置換術 total knee arthroplasty（TKA）に大別される。関節鏡下前十字靱帯再建術の術後鎮痛では，大腿神経ブロック（FNB）で良好な鎮痛が得られる[30]。ただし，靱帯再建術は若年者が多く，CFNBだけでは鎮痛が不十分な

[*3] 筆者は0.25％レボブピバカインまたは0.375％ロピバカインを使用している。

ことがあるため，麻薬の持続静注も考慮する。前十字靱帯損傷をきたしている患者の大腿四頭筋筋力は，術前の段階で低下していることが示されている[31]。したがって，CFNBを行う場合は，低濃度の局所麻酔薬の持続投与で経過観察して，筋力の評価を行う。

TKAは術後に激しい疼痛を認める。FNBは，TKAに対する術後鎮痛のゴールドスタンダードであり[32]，PNBによる積極的な鎮痛が有用である。単回FNBとして，0.3～0.375％ロピバカインもしくは0.25％レボブピバカインを15～20 mL注入する。持続投与は，FNBのみでよい。0.15％ロピバカインまたは0.1％レボブピバカインを4～5 mL/hr投与することで良好な鎮痛が得られるが，患者自己調節鎮痛（PCA）装置を併用すると，よりよい鎮痛が得られる。高濃度になると，膝崩れなど，大腿四頭筋筋力の低下によってリハビリテーションの妨げとなるので，注意が必要である[33]。

SNBは，関節鏡下手術では不要なことが多いが，TKAでは加えることで，膝窩部の疼痛や違和感を減少させることができる[34]。0.3％ロピバカインもしくは0.25％レボブピバカイン15 mLで，十分に効果を発揮する。

◎足関節・足趾手術

足関節・足趾手術は，SNBの単回注入が効果を発揮する。人工足関節置換術total ankle arthroplasty（TAA）や脛骨矯正骨切り術など，侵襲の大きい手術には，持続SNBを考慮する。アプローチは坐骨神経の描出が良好にできれば，膝窩，大腿中間部，臀下部のいずれでもよい。0.375％ロピバカインまたは0.25％レボブピバカイン15～20 mLで良好な鎮痛が得られる。

足趾・踵部手術におけるSNBに対して0.5％レボブピバカイン20 mLは，0.5％ロピバカイン20 mLに比べると，効果発現時間は変わらないものの，患者が術後の鎮痛補助薬を要求するまでの時間が10時間ほど遅くなった[35]。

◎腹部手術での使用法

腹部手術に対する腹壁ブロックには，薬液の十分な広がりが必要であり，局所麻酔薬の使用量が多くなる。単回注入後の局所麻酔薬の血中濃度は，術後30分頃にピークを迎える[36]。局所麻酔薬中毒に対する準備と，予防策としての局所麻酔薬使用量の確認が必要である。

腹壁の神経ブロックは，手術創に合わせて局所麻酔薬のコンパートメントへの広がりを作ることが必要である。複数の腹壁ブロックを行う場合は，局所麻酔薬を確実に投与することを優先し，希釈することが重要である。

ロピバカインやレボブピバカインの場合，体重×3 mgが1回注入のおおよその極量である。持続投与の場合も，濃度より流量を確保し，コンパートメントに薬液を確実に広げるほうが重要である[37,38]。カテーテル留置のみ行い，持続投与を行わずにカテーテルからの単回注入を繰り返してもよい。

■力価を考えて使用しよう

長時間作用型局所麻酔薬であるロピバカイン，レボブピバカインは，いずれもブピバカインに比べて心血管毒性が低く，いずれも十分な，長時間の術後鎮痛効果が得られる。ただし，ロピバカインとレボブピバカインは，同用量・同濃度を使用した場合，運動機能低下の持続時間がレボブピバカインのほうが長い。レボブピバカインを希釈すると，ロピバカインとほぼ同等の鎮痛効果および運動機能低下を認めることから，前述の通り，ロピバカインとレボブピバカインは力価が異なると認識する。

一方，短時間作用型局所麻酔薬も，手術の内容によっては大変に役立つ。短時間で作用が発現し，短時間でブロックによる運

動・感覚変化が回復することは，術後観察の面で有用である．カテーテルを留置する全身麻酔併用手術の際に，短時間作用型局所麻酔薬を利用して，一度その威力を経験してみてほしい．カテーテルからの持続投与によって，レスキュー術後鎮痛の選択肢がさらに増える．

短時間作用型・長時間作用型局所麻酔薬のそれぞれの特徴や力価を考慮し，局所麻酔薬中毒，運動機能低下の遷延を予防し，よりよい術後鎮痛を実現されたい．

（酒井 規広）

文 献

1. Casati A, Putzu M. Bupivacaine, levobupivacaine and ropivacaine : are they clinically different? Best Pract Res Clin Anaesthesiol 2005 ; 19 : 247-68.
2. Groban L. Central nervous system and cardiac effects from long-acting amide local anesthetic toxicity in the intact animal model. Reg Anesth Pain Med 2003 ; 28 : 3-11.
3. Cousins MJ, Bromage P. Epidural nerve block. In : Cousins MJ, Bridenbaugh PO. Neural Blockade in Clinical Anesthesia and Management of Pain. Philadelphia : Lippincott Williams & Wilkins, 1988.
4. Putzu M, Casati A. Local anesthetic solutions for continuous nerve blocks. In : Hadzic A. Textbook of Regional Anesthesia and Acute Pain Management. New York : McGraw-Hill Professional, 2007.
5. Ilfeld BM, Morey TE, Enneking FK. Continuous infraclavicular perineural infusion with clonidine and ropivacaine compared with ropivacaine alone : a randomized, double-blinded, controlled study. Anesth Analg 2003 ; 97 : 706-12.
6. Kandasami M, Kinninmonth AW, Sarungi M, et al. Femoral nerve block for total knee replacement — a word of caution. Knee 2009 ; 16 : 98-100.
7. Candido KD, Winnie AP, Ghaleb AH, et al. Buprenorphine added to the local anesthetic for axillary brachial plexus block prolongs postoperative analgesia. Reg Anesth Pain Med 2002 ; 27 : 162-7.
8. Candido KD, Hennes J, Gonzalez S, et al. Buprenorphine enhances and prolongs the postoperative analgesic effect of bupivacaine in patients receiving infragluteal sciatic nerve block. Anesthesiology 2010 ; 113 : 1419-26.
9. Cuvillon P, Nouvellon E, Ripart J, et al. A comparison of the pharmacodynamics and pharmacokinetics of bupivacaine, ropivacaine (with epinephrine) and their equal volume mixtures with lidocaine used for femoral and sciatic nerve blocks : a double-blind randomized study. Anesth Analg 2009 ; 108 : 641-9.
10. Laur JJ, Bayman EO, Foldes PJ, et al. Triple-blind randomized clinical trial of time until sensory change using 1.5% mepivacaine with epinephrine, 0.5% bupivacaine, or an equal mixture of both for infraclavicular block. Reg Anesth Pain Med 2012 ; 37 : 28-33.
11. Peduto VA, Baroncini S, Montanini S, et al. A prospective, randomized, double-blind comparison of epidural levobupivacaine 0.5% with epidural ropivacaine 0.75% for lower limb procedures. Eur J Anaesthesiol 2003 ; 20 : 979-83.
12. Casati A, Santorsola R, Aldegheri G, et al. Intraoperative epidural anesthesia and postoperative analgesia with levobupivacaine for major orthopedic surgery : a double-blind, randomized comparison of racemic bupivacaine and ropivacaine. J Clin Anesth 2003 ; 15 : 126-31.
13. Casati A, Vinciguerra F, Cappelleri G, et al. Levobupivacaine 0.2% or 0.125% for continuous sciatic nerve block : a prospective, randomized, double-blind comparison with 0.2% ropivacaine. Anesth Analg 2004 ; 99 : 919-23.
14. Leone S, Di Cianni S, Casati A, et al. Pharmacology, toxicology, and clinical use of new long acting local anesthetics, ropivacaine and levobupivacaine. Acta Biomed 2008 ; 79 : 92-105.
15. Casati A, Fanelli G, Cappelleri G, et al. A clinical comparison of ropivacaine 0.75%, ropivacaine 1% or bupivacaine 0.5% for interscalene brachial plexus anaesthesia. Eur J Anaesthesiol 1999 ; 16 : 784-9.
16. Casati A, Borghi B, Fanelli G, et al. Interscalene brachial plexus anesthesia and analgesia for open shoulder surgery : a randomized, double-blinded comparison between levobupivacaine and ropivacaine. Anesth Analg 2003 ; 96 : 253-9.
17. Cox CR, Checketts MR, Mackenzie N, et al. Comparison of S (−) −bupivacaine with racemic (RS) −bupivacaine in supraclavicular brachial plexus block. Br J Anaesth 1998 ; 80 : 594-8.
18. Vaghadia H, Chan V, Ganapathy S, et al. A multicentre trial of ropivacaine 7.5 mg・ml^{-1} vs bupivacaine 5 mg・ml^{-1} for supra clavicular brachial plexus anesthesia. Can J Anaesth 1999 ; 46 : 946-51.
19. Bertini L, Tagariello V, Mancini S, et al. 0.75% and 0.5% ropivacaine for axillary brachial plexus block : a clinical comparison with 0.5% bupivacaine. Reg Anesth Pain Med 1999 ; 24 : 514-8.
20. Liisanantti O, Luukkonen J, Rosenberg PH. High-dose bupivacaine, levobupivacaine and ropivacaine in axillary brachial plexus block. Acta Anaesthesiol Scand 2004 ; 48 : 601-6.
21. Urbanek B, Duma A, Kimberger O, et al. Onset time, quality of blockade, and duration of three-in-one blocks with levobupivacaine and bupivacaine. Anesth Analg 2003 ; 97 : 888-92.
22. Casati A, Borghi B, Fanelli G, et al. A double-blinded, randomized comparison of either 0.5% levobupivacaine or 0.5% ropivacaine for sciatic nerve block. Anesth Analg 2002 ; 94 : 987-90.
23. Fanelli G, Casati A, Beccaria P, et al. A double-blind comparison of ropivacaine, bupivacaine, and mepivacaine during sciatic and femoral nerve blockade. Anesth Analg 1998 ; 87 : 597-600.
24. Gautier P, Vandepitte C, Ramquet C, et al. The minimum effective anesthetic volume of 0.75% ropivacaine in ultrasound-guided interscalene brachial plexus block. Anesth Analg 2011 ; 113 : 951-5.

25. Ilfeld BM, Morey TE, Wright TW, et al. Interscalene perineural ropivacaine infusion : a comparison of two dosing regimens for postoperative analgesia. Reg Anesth Pain Med 2004 ; 29 : 9-16.
26. Borgeat A, Kalberer F, Jacob H, et al. Patient-controlled interscalene analgesia with ropivacaine 0.2% versus bupivacaine 0.15% after major open shoulder surgery : the effects on hand motor function. Anesth Analg 2001 ; 92 : 218-23.
27. Ilfeld BM, Wright TW, Enneking FK, et al. Total elbow arthroplasty as an outpatient procedure using a continuous infraclavicular nerve block at home : a prospective case report. Reg Anesth Pain Med 2006 ; 31 : 172-6.
28. González-Suárez S, Pacheco M, Roigé J, et al. Comparative study of ropivacaine 0.5% and levobupivacaine 0.33% in axillary brachial plexus block. Reg Anesth Pain Med 2009 ; 34 : 414-9.
29. de Leeuw MA, Dertinger JA, Hulshoff L, et al. The efficacy of levobupivacaine, ropivacaine, and bupivacaine for combined psoas compartment-sciatic nerve block in patients undergoing total hip arthroplasty. Pain Pract 2008 ; 8 : 241-7.
30. Wulf H, Löwe J, Gnutzmann KH, et al. Femoral nerve block with ropivacaine or bupivacaine in day case anterior crucial ligament reconstruction. Acta Anaesthesiol Scand 2011 ; 54 : 414-20.
31. Shelbourne KD, Johnson BC. Effects of patellar tendon width and preoperative quadriceps strength on strength return after anterior cruciate ligament reconstruction with ipsilateral bone-patellar tendon-bone autograft. Am J Sports Med 2004 ; 32 : 1474-8.
32. Paul JE, Arya A, Hurlburt L, et al. Femoral nerve block improves analgesia outcomes after total knee arthroplasty : a meta-analysis of randomized controlled trials. Anesthesiology 2010 ; 113 : 1144-62.
33. Ilfeld BM, Duke KB, Donohue MC. The association between lower extremity continuous peripheral nerve blocks and patient falls after knee and hip arthroplasty. Anesth Analg 2010 ; 111 : 1552-4.
34. Ilfeld BM, Madison SJ. The sciatic nerve and knee arthroplasty : to block, or not to block—that is the question. Reg Anesth Pain Med 2011 ; 36 : 421-3.
35. Fournier R, Faust A, Chassot O, et al. Levobupivacaine 0.5% provides longer analgesia after sciatic nerve block using the Labat approach than the same dose of ropivacaine in foot and ankle surgery. Anesth Analg 2010 ; 110 : 1486-9.
36. Griffiths JD, Barron FA, Grant S, et al. Plasma ropivacaine concentrations after ultrasound-guided transversus abdominis plane block. Br J Anaesth 2010 ; 105 : 853-6.
37. Kadam RV, Field JB. Ultrasound-guided continuous transverse abdominis plane block for abdominal surgery. J Anaesthesiol Clin Pharmacol 2011 ; 27 : 333-6.
38. Jankovic ZB, Pollard SG, Nachiappan MM. Continuous transversus abdominis plane block for renal transplant recipients. Anesth Analg 2009 ; 109 : 1710-1.

総論 5

神経ブロック中の鎮静

米国麻酔科学会「非麻酔科医のための鎮静・鎮痛薬投与に関する診療ガイドライン」より

神経ブロック施行時は鎮痛および鎮静が必要となり，軽い鎮静から中等度の鎮静下で行われることがある。また，神経ブロックを中心に麻酔維持を行う場合には，手術中も中等度から深い鎮静や，全身性の鎮痛薬の追加が必要になることがあり，安全な鎮静の施行が望まれる。さらに，麻酔科医以外が神経ブロックや鎮静を行う施設もいまだに多いと推測される。2003年に米国麻酔科学会（ASA）は「非麻酔科医のための鎮静・鎮痛薬投与に関する診療ガイドライン」[1, 2]を発表した。このガイドラインは，本来，非麻酔科医のために作成されたもので，麻酔科医のかかわらない全身麻酔および区域麻酔，内視鏡検査や神経ブロックなどの侵襲的な手技における鎮静・鎮痛のガイドラインである。

本稿では，神経ブロックのような，侵襲的な手技にかかわる周術期管理チームの共通認識を深める目的から，このガイドラインを紹介する。

■鎮静の定義

sedation（鎮静）の語源は"sedare"であり，これは「和らげる，安定させる」という意味である。鎮静の目的は，患者の不安感を和らげ，かつ快適さを確保することであり，ただ単に「眠らせること」ではない。ASAの「非麻酔科医のための鎮静・鎮痛薬投与に関する診療ガイドライン」[1, 2]は，鎮静・鎮痛の目的を

①不安，不快，あるいは痛みを解消することで，患者が不快な施療を耐えられるようにすること
②子どもや非協力的な成人において，必ずしも不快ではないが，患者が動かないことを要する治療行為を成し得ること

と定義している。

■鎮静・鎮痛の合併症

鎮静には多くの副作用があり，それらは呼吸・循環にかかわる重篤なものが多い。意識レベルの低下による悪心・嘔吐，呼吸抑制，循環抑制などがある。さらに，まれではあるが，心停止，錐体外路障害，アナフィラキシーショックなどの，生命に危険が及ぶ合併症が存在する。単に，これらの合併症を知っているだけでは十分な対応はできず，異常徴候（舌根沈下時の呼吸パターンなど）の早期発見が最も重要である。そのためにも，日頃から異常徴候を認識で

	軽い鎮静	中等度鎮静	深い鎮静	全身麻酔
反応性	呼名で正常反応	言葉での刺激に対し意図のある動き*	連続刺激や痛み刺激で意図のある動き*	痛み刺激に対しても覚醒しない
気道	無影響	介入の必要なし	介入が必要な可能性	しばしば介入が必要
自発呼吸	無影響	十分である	不十分な可能性	しばしば不十分
循環	無影響	通常維持される	通常維持される	破綻する可能性あり
定義	薬物により惹起された，言葉での指示に，通常通り反応する状態。認知機能や協調機能は抑制されることもあるが，換気および心血管機能は影響されない	薬物により惹起された，言葉での指示に意図のある応答を示す意識状態の抑制。気道の開通に介入は不要で，自発呼吸は十分である。心血管機能は通常維持される	薬物により惹起された，繰り返す刺激もしくは痛み刺激により意図のある動きを行う，意識の抑制された状態。気道の開通に何らかの介入が必要な場合もあり，自発呼吸は不十分となり得る。心血管機能は通常維持される	薬物により惹起された，痛み刺激によっても患者が覚醒しない意識消失状態。自発呼吸および換気能力は，多くの場合で障害される。自発呼吸の減弱と呼吸筋機能が抑制されるため，しばしば，気道開通を維持するのが難しく，人工呼吸が必要となることもある

* 痛み刺激に対する逃避反射は意図のある動きとはみなされない

表1 鎮静深度の連続性と定義
(American Society of Anesthesiologists Task Force on Sedation and Analgesia by Non-Anesthesiologists. Practice guidelines for sedation and analgesia by non-anesthesiologists. Anesthesiology 2002 ; 96 : 1004-17 より抜粋)

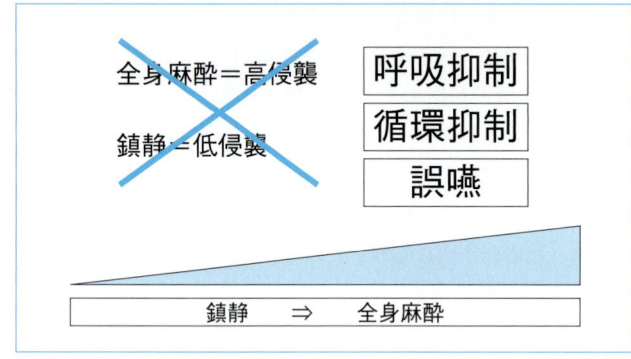

図1 鎮静と全身麻酔の連続性

きるようにトレーニングしておく必要がある。

■鎮静と全身麻酔の連続性

処置の侵襲度や患者の状態により，個々の患者の反応は変化するため，これを事前に予測することは難しい。そのため，常に患者状態を把握し，予想していた深度よりも深く鎮静された場合は早期に気づき，そのうえで適切な対処が必要である。当初から深い鎮静が必要な場合は，生命に危機が及ぶ可能性がさらに高いことを念頭におきながら，早期の適切な処置が必要となる。つまり，全身麻酔と同じ対処が必要であることを認識すべきである。

■神経ブロック施行時の 鎮静ガイドラインへの応用

ASAの鎮静深度の連続性と定義（**表1**），およびガイドラインの推奨の要約（**表2**）を示す。

中等度鎮静から深い鎮静は，呼吸抑制や時には循環抑制までも惹起する（**図1**）ため，全身麻酔時と同様のモニタリングおよび緊急時対応の準備と訓練が大切である。

また，全身麻酔と同様に，絶飲食時間の設定や処置中の呼吸状態と循環動態を常に評価して，緊急時でも適切な対応ができるようにすべきである。侵襲的処置時に使用する薬物の一例を示す（**表3**）が，各薬物の特徴，鎮痛薬の併用や神経ブロックの効果などを考え，投与量や鎮静深度を調整する。さらにガイドラインは，処置後の回復室での評価も重要視している。

実際は，まずブロック施行時の鎮静・鎮痛が必要な場合が想定される。通常，ミダゾラム1〜2mg程度の軽度から中等度の鎮静や，50μg程度のフェンタニルによる

1.	術前評価	病歴（主要臓器系，鎮静・鎮痛の経歴，薬物療法，アレルギー，最終経口摂取） 焦点を絞った身体検査（心臓，肺，気道を含む） 術前合併症および患者管理に関連のある検査
2.	患者への説明	リスクとベネフィット，治療の限界，ほかの選択肢を説明して同意を得る
3.	術前絶飲食	待機的治療：胃内容排出に十分な時間 緊急状況：目標の鎮静度，治療の延期，挿管時の気管の保護などを考慮し，誤嚥の可能性に注意する
4.	モニタリング	パルスオキシメータの使用 口頭での指示に対する反応 換気に対する視診，聴診 カプノメータを用いた呼気二酸化炭素のモニタリング 禁忌でないかぎり，血圧と心拍数を5分間隔で測定 循環器疾患患者には心電図を使用 ＊深い鎮静では，禁忌でないかぎり，口頭指示やより強い刺激に対する反応のモニタリングを行い，すべての患者に呼気二酸化炭素のモニタリングや心電図を使用
5.	人材	治療者以外が患者モニタリングのために同席 患者がいったん安定化すれば，比較的重要ではない中断可能な仕事をしてもよい ＊深い鎮痛では，モニタリングをする者は，ほかの仕事をせずに集中する
6.	訓練	鎮静薬，鎮痛薬，拮抗薬の薬理学に習熟すること 一次救命処置（BLS）が可能な人が同席 二次救命処置（ACLS）が可能な人が，5分以内に救援可能であること ＊深い鎮痛では，治療室にACLSが可能な医療者が在室すること
7.	緊急装置	吸引，適切な大きさの気道確保器具，陽圧換気器具 静脈路確保器具，薬理拮抗薬，蘇生用薬物 循環器疾患患者には除細動器を即時利用可能にする ＊深い鎮痛では，すべての患者に除細動器を即時利用可能にする
8.	酸素投与	酸素補給装置が利用可能な状態にしておく 低酸素血症が起きた場合，酸素投与を施行 ＊深い鎮痛では，禁忌でないかぎり，すべての患者に酸素投与を施行
9.	薬物の選択	不安を減少させ，眠気を促すための鎮静薬 痛みを緩和するための鎮痛薬
10.	用量滴定	薬物処方は効果を評価するため，充分に間隔を空けて用量を漸増する 鎮静薬と鎮痛薬を両方用いた場合，適宜に用量を削減する 経口薬物の繰り返し投与は推奨しない
11.	麻酔薬（プロポフォールなど）の使用	投与経路および目指す鎮静度にかかわらず，深い鎮静に見合うケアを行う
12.	静脈ライン	鎮静薬を静脈内投与する場合は，静脈路を維持 鎮静薬を静脈以外の経路から投与する場合：症例ごとの対応でいいが，静脈内投与技能をもつ者が即時対応可能であること
13.	拮抗薬	オピオイドやベンゾジアゼピンを投与するとき，いつでもナロキソンとフルマゼニルが利用可能であること
14.	回復時のケア	患者が心肺抑制の危険がなくなるまで観察する 退院後の呼吸，循環抑制の危険を最小限にするための適切な退院基準を設ける
15.	特殊状況	重度の基礎疾患：可能であれば適切な専門家と相談する 循環器や呼吸器の重度の基礎疾患，または手術に対し，完全な不動化が必要な場合は麻酔科医と相談する

表2 米国麻酔科学会非麻酔科医のための鎮静・鎮痛薬投与に関する診療ガイドラインのポイント
(American Society of Anesthesiologists Task Force on Sedation and Analgesia by Non-Anesthesiologists. Practice guidelines for sedation and analgesia by non-anesthesiologists. Anesthesiology 2002 ; 96 : 1004-17 より抜粋)
中等度鎮静と深い鎮静を対象としたポイントを記す。

鎮痛が行われる。このあたりは硬膜外麻酔の施行に準じて考えるとよい。患者の不安の程度やブロックの種類により，鎮静と鎮痛のバランスを考慮する。カテーテルを挿入する持続神経ブロックでは，穿刺針が太く，痛みを伴うこと，ある程度の不動化が必要であることから，鎮静薬と鎮痛薬の両者を併用することが多い。ただし，ブロッ

薬物名	投与量	作用発現時間	効果持続時間	その他
プロポフォール	25～100 μg/kg/min もしくは標的濃度調節持続静注（TCI）で使用	30秒（静注時）	2～4分	血管痛，呼吸抑制，低血圧，咳，喘鳴
ミダゾラム	初期：ゆっくり 0.5～2.5 mg 追加：0.5 mg 最大投与量：5 mg	1～5分	1～2.5時間	フルマゼニルで拮抗可能（再鎮静に注意）
ジアゼパム	初回：ゆっくり 2.5～10 mg 追加：2～5 mg（5～10分ごとに） 最大投与量：20 mg	30秒～5分	2～6時間	血管痛 希釈してはいけない
デクスメデトミジン*	1 μg/kg/hr で開始 10～20分投与後，0.2～0.7 μg/kg/hr に	10～15分	2～4時間	高齢，肝機能障害，腎機能障害では，使用量を半分に減らす。ほかの鎮静薬との併用で相乗効果あり。 徐脈，低血圧

* 2012年12月現在，手術や集中治療領域以外の鎮静に対する適用はない

表3 侵襲的処置に対する鎮静時に使用される薬物の一例

ク施行中の放散痛の確認は，安全な神経ブロック施行には有用な情報である。深い鎮静下あるいは全身麻酔下での神経ブロック施行の是非は議論のあるところだが，筆者は推奨しない。

一方，全身麻酔を避けたい症例や，日帰り手術などの術後早期の回復を図りたい症例では，ブロック後も鎮静下に手術を行うことが可能である。この場合は，手術時間やブロック効果の状況により，軽い鎮静から深い鎮静を適宜選択する。ブロック効果が不十分な場合は，少量（25～50 μg）のフェンタニルを呼吸状態をみながら使用する。深い鎮静を行う場合には，ASA のガイドラインを参照し，全身麻酔に準じた絶飲食時間の設定や術中管理を行う。必要に応じてブロックにこだわることなく，気道確保をして全身麻酔への移行ができるように準備が必要になる。

●●●

ASA closed claims project [3] によると，末梢神経ブロックに関する申し立て数は，①球後麻酔による直接的な眼損傷，②ブロックによる末梢神経損傷，③局所麻酔薬中毒，④不十分な看視下での鎮静，の順に並ぶ。神経ブロック時の鎮静安全管理の重要性は明らかである。

超高齢化社会の到来とともに，重篤な疾患を合併している手術患者が急増している。そのような患者は，呼吸や循環の予備能も低下していることを考慮すると，全身麻酔を避け，神経ブロック＋中等度もしくは深い鎮静により手術が行われる症例が，今後さらに増加するだろう。鎮静による医療安全を考えるうえで，本稿が役に立てば幸いである。

（駒澤 伸泰・安宅 一晃）

文　献

1. American Society of Anesthesiologists Task Force on Sedation and Analgesia by Non-Anesthesiologists. Practice guidelines for sedation and analgesia by non-anesthesiologists. Anesthesiology 2002 ; 96 : 1004-17.
2. 駒澤伸泰，中川雅史，安宅一晃．非麻酔科医による鎮静/鎮痛に関する診療ガイドライン：非麻酔科医による鎮静/鎮痛に関する米国麻酔科学会作業部会による改訂情報．医療の質・安全会誌 2012 ; 7 : 162-81.
3. Lee LA, Domini KB. Complications associated with peripheral nerve blocks: lessons from the ASA closed claims project. Int Anesthesiol Clin 2005 ; 43 : 111-8.

総論 6
末梢神経ブロック後の周術期神経障害と神経診察

ブロックを施行した術者自身が診察を行う

多くの麻酔科医が，超音波ガイド下法の登場によって末梢神経ブロック peripheral nerve block（PNB）を行うようになった。PNBを始めれば，当然のごとく，麻酔科医は周術期神経障害に目を向けるようになる。PNBの手技によって，神経障害が発生することを危惧するからである。

一方で，「PNBによる神経障害は非常にまれだ」という言葉を耳にする。確かに，人工膝関節手術における周術期神経障害の発生頻度は0.79％と低く，その原因はPNBではなく，駆血時間や両膝同時手術などの外科的要因である[1]と報告されている。しかし，実際に自分がPNBを行った患者に周術期神経障害が発生した場合，上記の説明では主治医や患者を納得させることはできない。われわれ自身が神経診断学的に周術期神経障害を評価し，PNBとの関連性がないことを説明しなければならない。

周術期神経障害発生の報告を受けた時点で，神経学的評価がすでに行われていることもある。しかし，コンサルトされた整形外科医や神経内科医が必ずしも正しく神経診察をしているとはかぎらない。なぜなら，われわれが末梢神経のどの部位にアプローチをしたのかを，彼らは知らないからである。その情報なくして，PNB後の周術期神経障害を正しく神経診察することはできない。

ここでは，PNB後の周術期神経障害に遭遇したときの神経診察について述べる。

■周術期神経障害の神経診察

周術期神経障害の神経診察では，打腱器，ピン車，筆，音叉，超音波装置を準備する（図1）。四肢の運動系，腱反射および病的反射，体性感覚系の三つの神経所見を得る。超音波装置は，末梢神経の形態を観察するのに役立つ。神経診察では，罹患肢のみを調べるのではなく，四肢すべてについて左右を比較しながら診察しなければならない。

◎運動系と腱反射・病的反射の評価

運動系としては，①単麻痺の有無，②筋トーヌス，③筋力，④筋萎縮を評価する。

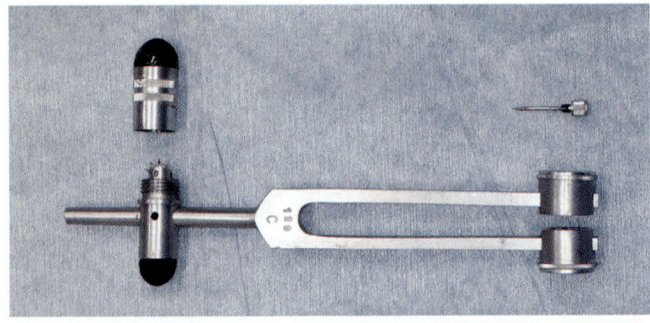

図1 神経診察用器具：5 in 1-Neurological PINWHEEL, PERCUSSION HAMMER, TUNING FORK Combo®
筆者は，打腱器，筆，ピン車，音叉，ピンの五つの道具が一つにまとまった神経診察用器具を使用している。米国 Amazon で購入できる。

5	強い抵抗に抗して，全関節可動域の運動が可能
4	弱い抵抗に抗して，全関節可動域の運動が可能
3	重力に抗して，全関節可動域の運動が可能
2	重力を取り除けば，全関節可動域の運動が可能
1	筋の収縮は起こるが関節の運動はみられない
0	筋の収縮がまったくみられない

表1 徒手筋力検査（MMT）
筋力は0から5までの6段階で評価を行う。

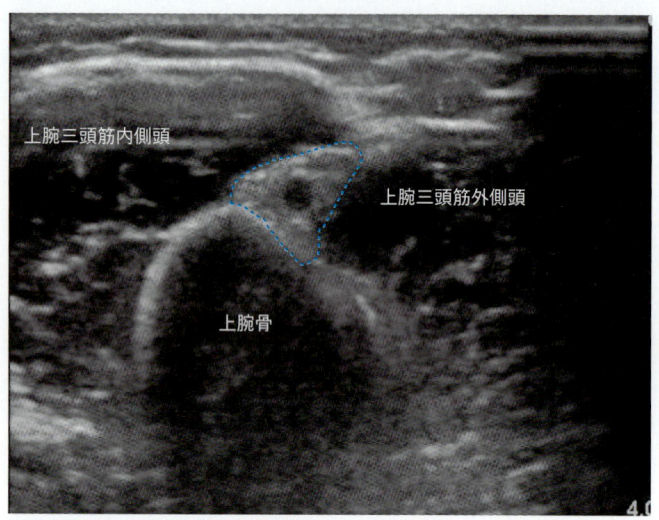

図2 橈骨神経障害の超音波画像
橈骨神経溝のTinel徴候を認める部位で，橈骨神経（破線内）が腫大し，低エコー性の像として認められる。神経内の神経束も不明瞭に描出されている。

温・痛覚は維持されている。一方，反対側は筋力低下を認めないが，温・痛覚のみ低下している。

腱反射・病的反射と筋トーヌスは中枢性と末梢性の神経障害を鑑別する指標となる。中枢性では腱反射亢進，病的反射陽性となるが，末梢性では腱反射低下，病的反射陰性となる。筋トーヌスは，安静時における骨格筋の緊張状態をいう。骨格筋が収縮していない状態で骨格筋を素早く他動させたときに感じる抵抗の強弱で，筋トーヌスの亢進や低下を評価する。中枢性神経障害では，痙縮 spasticity といって，急激な他動に対して抵抗を示す。末梢性神経障害では骨格筋が弛緩し，筋トーヌスは低下している。

筋力と筋萎縮は，周術期神経障害の回復過程を把握するために記録しておかなければならない。筋力は徒手筋力検査 manual muscle testing（MMT）で6段階に評価する（表1）。神経障害発症直後は筋萎縮を認めないが，時間経過とともに筋萎縮が遠位筋に出現してくるので，写真で記録しておく。

一側上肢もしくは下肢の全体あるいは一部に麻痺が表れることを単麻痺という。単麻痺は中枢性と末梢性のどちらの神経障害でも生じるので，単麻痺が術側肢に生じているからといって，すぐに末梢性と判断してはいけない。運動皮質である一次運動野は，部位によって支配領域が決まっている（体部位局在）ので，運動皮質やその皮質下に限局した障害では，支配領域の筋だけが筋力低下を起こす。その際，体性感覚は障害されない。後縦靱帯骨化症や椎間板ヘルニアによって脊髄片側が障害されることをBrown-Séquard症候群という。手術した下肢と同側の脊髄にBrown-Séquard症候群が生じた場合，術側下肢に筋力低下と振動覚・関節位置覚の低下をきたすが，

◎**体性感覚系の評価**

体性感覚系では，①温・痛覚，②触覚，③振動覚，④関節位置覚，⑤異常感覚の有無，⑥Tinel徴候について評価する。周術期神経障害に関する麻酔科医の術後診察記録を読むと，異常感覚と温・痛覚しか調べていないことが多い。末梢性では，障害部位から遠位ですべての体性感覚が障害されるが，中枢性（脊髄レベル）では前述のように感覚解離がみられる。

温度覚は音叉を当てて冷覚を調べ，痛覚はピン車を当てて調べる。触覚は筆でそっと皮膚をなでて調べる。振動覚は骨の上に振動させた音叉を当てて，その感覚の有無を調べる。関節位置覚では，検者は患者に目を閉じさせ，患者の指一本の両端をつまんで屈伸させて，その位置を識別させる。

温・痛覚や触覚はデルマトームに沿って調べるが，振動覚，関節位置覚は四肢の一部だけ調べればよい．異常感覚は，その範囲を記載する．Tinel 徴候とは，末梢神経の損傷した部位を指で軽く叩くと，ビリビリとした感覚が生じることをいう．Tinel 徴候があれば，そこが末梢神経の損傷部位と判断できる．Tinel 徴候の位置は，末梢神経が再生するとともに遠位に移動していく．

超音波画像では，末梢神経の形態や血腫などの異常所見を捉えることができる．末梢神経が圧迫や伸展損傷を受けた場合，末梢神経は低エコー性に腫大し，神経束が不明瞭になる（図2）．

特殊な周術期神経障害として，術後炎症性ニューロパチーがある[2]．これは術直後ではなく，しばらく経過して，術後 30 日以内に感覚障害や単麻痺が突然出現する神経障害で，炎症による神経の虚血や微小血管炎が原因と考えられている．超音波で末梢神経の長軸像を描出すると，障害部位に砂時計様のくびれを観察する．磁気共鳴画像（MRI）の脂肪抑制 T2 強調画像では，障害部位が白く高信号に描出される．

■神経障害部位の同定

術後 1 日目に神経障害発生の報告を受けた場合は，局所麻酔薬の作用時間が延長していることが多いので，診察後に主治医や患者に説明し，術後 2 日目までは経過観察とすればよい．PNB 後の周術期神経障害では，神経診察から障害部位を診断し，PNB との関連性を判断しなければならない（図3）．

◉中枢性か末梢性か

最初に，その神経障害が中枢性なのか，末梢性なのかを鑑別する（コラム）．単麻痺と感覚障害の領域を問診した後，四肢すべての神経診察を行う．その神経障害が中枢性であると判断した場合，神経内科医にコンサルトする．末梢性神経障害と判断した場合は，さらに末梢のどのレベルの障害かを調べていく．

◉神経根性か非神経根性か

末梢性神経障害の障害部位は，神経根（神経根性）と，神経叢から末梢神経まで（非神経根性）の二つに分けられる．脊髄の各

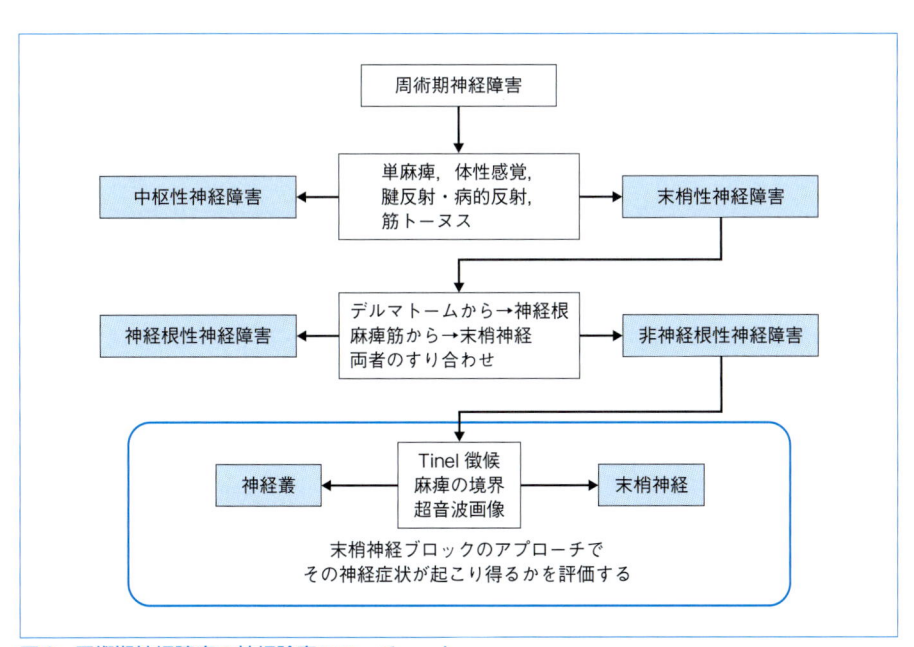

図3　周術期神経障害の神経診察フローチャート

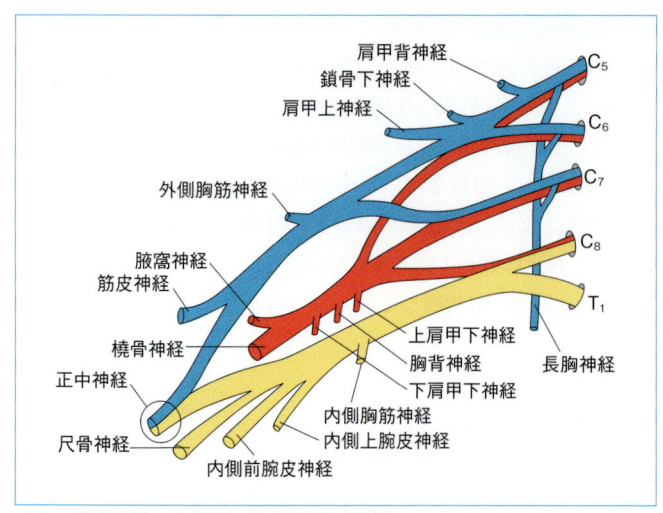

図4 腕神経叢の神経根と末梢神経の関係
外側神経束（青），内側神経束（赤），後神経束（黄）に色分けをした。

コラム

心因性神経疾患

周術期神経障害の鑑別として，心因性神経疾患も知っておくとよい。転換ヒステリーや詐病による心因性麻痺や心因性感覚消失では，神経学的所見が症状とつじつまが合わない。心因性対麻痺では筋トーヌスや腱反射は正常となる。

下肢の心因性単麻痺では，健側の踵の下に検者の手を置いて，麻痺側の下肢を挙上させる。本当に下肢を挙上しようとすれば，健側の踵に力が入るはずで，力が入らない場合は心因性である（Hoover徴候）。

関節の屈伸運動は，主働筋と拮抗筋が協調して行われるため，麻痺している筋が働く運動を患者にさせた際，その拮抗筋に力が入っていなければ心因性と判断できる。

体幹の脊髄神経は，正中を少し越えて反対側まで分布している。したがって，正中線上に感覚消失の境界がある場合も心因性ということになる。

することで簡単に見きわめられる。1本の神経根から出た感覚線維は複数の末梢神経に分布しながらも，特定のデルマトームに分布する。したがって，どのデルマトームに感覚障害があるかを調べることで，神経障害に関与している神経根が把握できる。

一方，複数の神経根から出た運動線維は1本の末梢神経に集合して，特定の筋に分布する。どの筋（関節運動）に障害があるかを調べることで，神経障害に関与している末梢神経が把握できる（表2）。あとは神経障害に関与する神経根と末梢神経を照らし合わせればよい。複数の末梢神経が関与しているが，それが1本の神経根で説明がつけば，神経根性神経障害である。複数の神経根が関与していても，それが1本の末梢神経で説明がつけば，末梢神経性神経障害である。複数の神経根が関与し，複数の末梢神経が関与していれば，神経叢性神経障害といえるが，複数の末梢神経が同時に障害を受けていることもある。

◎神経叢か末梢神経か

非神経根性神経障害の場合，神経叢から末梢神経終末枝までのどこで障害が生じたかを把握する。周術期神経障害の多くは，手術操作，ターニケット，体位やギプスによる神経圧迫などの外科的要因によるので，障害部位に見当をつけながらみるとよい。

末梢神経は，四肢末端まで走行していく途中で皮膚や筋に枝を出す。障害部位より近位の筋では麻痺を認めず，遠位の筋では麻痺を認める。麻痺をきたしている筋と麻痺をきたしていない筋の境界を探すことで，障害部位を大まかに絞ることができる。Tinel徴候があれば，その部位が神経障害の部位である。超音波画像でTinel徴候の付近を観察して，血腫，神経の腫大，神経束の不明瞭がないかを確認する。神経障害が起きた部位を特定できたら，それがPNBの穿刺と関係があるかを評価する。

髄節から出た神経線維が神経根と末梢神経で変わらないのは胸髄レベルだけで，頸髄，腰髄，仙髄の各髄節から出た神経線維は神経根を経て，神経叢でいろいろ乗り合いながら各末梢神経を形成する。したがって，四肢の末梢神経は複数の神経根から出た神経線維を含んでいる。

腕神経叢は，腰神経叢や仙骨神経叢に比べて，神経線維の乗り合いが複雑である（図4）。そのため障害部位の特定が難しそうに思えるが，感覚障害と運動障害に注目

	機能		筋	末梢神経	神経根
腕神経叢	肩の外転		棘上筋	肩甲上神経	C_5, C_6
			三角筋	腋窩神経	C_5, C_6
	肩の外旋		棘下筋	肩甲上神経	C_5, C_6
			三角筋	腋窩神経	C_5, C_6
	肘の屈曲		上腕二頭筋	筋皮神経	C_5, C_6
			上腕筋	筋皮神経	C_5, C_6
	肘の伸展		上腕三頭筋	橈骨神経	C_7
	回内		円回内筋	正中神経	C_6, C_7
	回外		上腕二頭筋	筋皮神経	C_5, C_6
			回外筋	橈骨神経(深枝)	$C_5 \sim C_7$
	手首の伸展		長・短橈側手根伸筋	橈骨神経	C_6, C_7
	手首の屈曲		橈側手根屈筋	正中神経	C_7
			尺側手根屈筋	尺骨神経	C_8
	指の伸展		総指伸筋	橈骨神経	C_7
			小指伸筋	橈骨神経	C_8
			示指伸筋	橈骨神経	C_8
	MP関節の屈曲	第2, 3指	虫様筋(第2, 3)	正中神経	C_8
		第4, 5指	虫様筋(第4, 5)	尺骨神経	C_8
	PIP関節の屈曲	第2〜5指	浅指屈筋	正中神経	C_8
	DIP関節の屈曲	第2, 3指	深指屈筋	正中神経(前骨間神経)	C_8
		第4, 5指	深指屈筋	尺骨神経	C_8
	指の外転		背側骨間筋	尺骨神経	T_1
			小指外転筋	尺骨神経	T_1
	指の内転		掌側骨間筋	尺骨神経	T_1
	母指のIP関節屈曲		長母指屈筋	正中神経(前骨間神経)	C_8
	母指の対立		母指対立筋	正中神経	C_8
腰仙骨神経叢	股関節の屈曲		大腰筋	腰神経叢直接からの筋枝	$L_2 \sim L_4$
			腸骨筋	大腿神経(鼠径靭帯より上)	$L_2 \sim L_4$
	股関節の内転		長・短・大内転筋	閉鎖神経	$L_2 \sim L_4$
	股関節の外転		中臀筋	上臀神経	L_5
	股関節の伸展		大臀筋	下臀神経	S_1
	膝関節の伸展		大腿四頭筋	大腿神経	$L_2 \sim L_4$
	膝関節の屈曲		半膜様筋	坐骨神経(脛骨神経)	S_1
			半腱様筋	坐骨神経(脛骨神経)	S_1
			大腿二頭筋長頭	坐骨神経(脛骨神経)	S_1
			大腿二頭筋短頭	坐骨神経(総腓骨神経)	S_1
	足関節の内反		前脛骨筋	総腓骨神経(深腓骨神経)	L_4
			後脛骨筋	脛骨神経	S_1
	足関節の背屈		前脛骨筋	総腓骨神経(深腓骨神経)	L_4
			長趾伸筋	総腓骨神経(深腓骨神経)	L_5
			長母趾伸筋	総腓骨神経(深腓骨神経)	L_5
	足関節の外反		長短腓骨筋	総腓骨神経(浅腓骨神経)	S_1
	足関節の底屈		腓腹筋, ヒラメ筋	脛骨神経	S_1
			長趾屈筋	脛骨神経	S_1
			長母趾屈筋	脛骨神経	S_1
			後脛骨筋	脛骨神経	S_1

表2 関節運動の筋と神経支配
関節運動の障害をチェックすることで,関与する末梢神経が把握できる。足関節運動は坐骨神経が関与する。背底屈は総腓骨神経(深腓骨神経)と脛骨神経で拮抗する。外反は総腓骨神経のみであるが,内反は総腓骨神経(深腓骨神経支配による前脛骨筋)と脛骨神経(後脛骨筋)の両方が働く。

■ 周術期神経障害各論

解剖の理解は，神経診察で障害部位を特定するのに役立つ．

◎腕神経叢の障害

腕神経叢ブロックでは，斜角筋間アプローチや鎖骨上アプローチあるいはその中間で穿刺することが多く，神経幹障害が危惧される．上神経幹障害〔第5頸神経（C_5），第6頸神経（C_6）〕では筋皮神経や腋窩神経の障害が出現する．中神経幹障害〔第7頸神経（C_7）〕では橈骨神経と正中神経，下神経幹障害〔第8頸神経（C_8），第1胸神経（T_1）〕では正中神経，橈骨神経，尺骨神経の障害が出現する．

腕神経叢ブロック鎖骨下アプローチは神経束に針を進める．外側神経束障害（C_5～C_7）では筋皮神経，正中神経の，後神経束障害〔C_5～C_8〕では腋窩神経，橈骨神経の，内側神経束障害（C_8, T_1）では正中神経，尺骨神経の障害が出現する（図4）．内側神経束からは内側上腕皮神経および内側前腕皮神経が分枝する．尺骨神経領域単独の神経障害を認めた場合，上腕および前腕の尺側の感覚障害があれば内側神経束障害もしくはC_8神経根障害であり，なければ尺骨神経障害となる．

◎前骨間神経症候群

前骨間神経症候群は，手の感覚障害を伴わない正中神経障害で，母指MP関節屈曲と第2，第3指DIP関節の屈曲だけが障害され，母指と第2指の指先を合わせて，円形をつくることができない．上腕二頭筋腱膜と円回内筋と浅指屈筋による絞扼性障害が一般的であるが，ドレッシング材や三角巾の使用，肘や肩の関節鏡視後に神経炎として発症することもある[3]．

◎橈骨神経障害

橈骨神経は肘窩を通過する際，円回外筋の手前で浅枝と深枝に分かれる．浅枝は完全な感覚枝で，深枝は運動枝である．橈骨神経障害で手に感覚障害があれば，障害部位は肘より近位側にある．さらに，上腕で後前腕皮神経が橈骨神経から分枝するので，手だけでなく前腕にも感覚障害があれば，後前腕皮神経が分枝するより近位に障害部位があることがわかる．

橈骨神経深枝が円回外筋で圧迫を受ける場合，橈側手根伸筋の筋枝は障害されないが，指の伸筋群への枝は障害される．そのため，手関節の伸展はできるが，指の伸展ができなくなり，下垂指となる．これを後骨間神経症候群という．後骨間神経症候群は円回外筋での絞扼が多いが，ガングリオン，神経線維腫，血管腫，脂肪腫といった腫瘍による圧迫でも起きる．

◎大腿神経障害

大腿神経ブロック後の大腿神経障害では，その穿刺位置が大腿のターニケット，あるいは股関節手術では術野と近いために，神経診察だけで大腿神経ブロックとほかの外科的要因を見きわめることができない．超音波画像で大腿神経を観察したり，神経伝導速度検査で神経障害の病態を評価したりする（後述）．

股関節の屈曲障害が起きたときは，腰神経叢周囲の血腫や膿瘍を疑って診察をする．股関節の屈曲は大腰筋と腸骨筋が機能する．大腰筋は腰神経叢から直接，筋枝を受け，腸骨筋は，大腿神経が鼠径靱帯を通過する前に，大腿神経から筋枝を受けている．したがって，これらの筋の機能異常は，後腹膜に問題が起きていると考えるべきである．コンベックスプローブを腰背部に当てて大腰筋の横断面像を描出したり，リニアプローブを腸骨部に当てて腸骨筋を描出したりして，腰神経叢周囲の血腫や膿瘍の有無を調べる．超音波画像だけで評価せず，CT検査やMRI撮影を行う．

◎坐骨神経障害

坐骨神経障害では，神経症状が坐骨神経の総腓骨神経成分，脛骨神経成分のどちらに出現しているのか，それに対して，坐骨神経ブロックでは総腓骨神経成分と脛骨神経成分のどちらに針先を当てたのかに注意する．脛骨神経成分に針先を当てたのに，総腓骨神経成分に神経症状がある場合は，坐骨神経ブロックが原因でないことが多い．坐骨神経ブロックでは，常に針先が総腓骨神経成分と脛骨神経成分のどちらに接したのかを麻酔記録に記載しておきたい．

術後坐骨神経障害として下垂足が起きた場合，深腓骨神経，総腓骨神経，坐骨神経，第5腰神経（L_5）神経根の4部位を順に調べる．深腓骨神経の障害であれば，第1, 2趾間に感覚障害を認める．総腓骨神経障害であれば，深腓骨神経の症状だけでなく，下腿外側面や足背の総腓骨神経領域の感覚障害も認める．坐骨神経レベルの障害であれば，脛骨神経障害も加わって，足裏の感覚障害が発生し，底屈もできない．L_5 神経根レベルの障害であれば，上臀神経障害も加わって，股関節の外転もできなくなっている．

癌が骨盤腔内に浸潤している患者への坐骨神経ブロックは注意して行う．癌の仙骨神経叢への浸潤や放射線療法による直腸穿孔によって，坐骨神経領域に神経障害性痛が出現することがあり，そのタイミングとブロックのタイミングが重なることがある．ブロック実施前にCT，MRI画像で癌の進行度を確認し，坐骨神経障害が生じた際は，神経診察だけでなく，CT検査やMRI撮影も行う．

■神経伝導速度検査

神経診察だけでも周術期神経障害の部位を特定し，PNBとの関連性を判断できるが，神経伝導速度検査も行うとよい．神経伝導速度検査には運動神経伝導検査と感覚神経伝導検査の二つがある．神経伝導速度検査は障害部位を特定できるだけでなく，神経障害の病態が脱髄なのか，軸索変性なのかもわかる．

末梢神経の損傷は，一過性神経伝導障害 neurapraxia，軸索断裂 axonotmesis，神経断裂 neurotmesis に分けられる．

一過性神経伝導障害は圧迫による血流障害で起きる．局所的に脱髄が起きるが，軸索は障害されない．脱髄があると，神経伝導の遅延と障害部位での刺激域値の上昇がみられる．脱髄による神経障害は予後良好で，有髄化によって神経機能は回復する．

軸索が切断された場合，すぐには神経伝導速度検査をしても軸索変性を捉えきれない．Waller 変性といって，損傷部位から末梢の軸索は損傷から4〜5日経過してから変性を始めるからである．軸索変性では，複合活動電位の振幅低下と筋電図で脱神経所見がみられる．髄鞘が維持されているので，軸索は損傷部位から神経筋接合部まで1日に約3mmずつ再生していき，損傷部位から神経の末端までの距離に応じた時間が，神経の回復にかかる．軸索変性から神経が回復していく過程も，神経伝導速度検査で把握できる．神経断裂でも検査所見は軸索断裂と同じだが，神経縫合術が必要となる．

● ● ●

PNB後の周術期神経障害に遭遇した際の神経診察について述べた．末梢神経のどの部位に針を当てたのかを知らずして，PNB後の周術期神経障害は正しく診断できない．それは，PNBを施行した麻酔科医にしかわからない．周術期神経障害の報告を受けたときは，麻酔科医自らが神経診察を行い，PNBと神経障害の関連性を評価するようにしたい．

（柴田 康之）

文 献

1. Jacob AK, Mantilla CB, Sviggum HP, et al. Perioperative nerve injury after total knee arthroplasty : regional anesthesia risk during a 20-year cohort study. Anesthesiology 2011 ; 114 : 311-7.

2. Staff NP, Engelstad J, Klein CJ, et al. Post-surgical inflammatory neuropathy. Brain 2010 ; 133 : 2866-80.
3. Ulrich D, Piatkowski A, Pallua N. Anterior interosseous nerve syndrome : retrospective analysis of 14 patients. Arch Orthop Trauma Surg 2011 ; 131 : 1561-5.

総論 7

局所麻酔薬中毒の治療

ガイドラインにもとづいた lipid rescue の実践

末梢神経ブロックが超音波ガイド下に行われるようになり，神経刺激法やランドマーク法と比べて，局所麻酔薬が血管内に直接注入されるリスクは低減されてきた。しかし，局所麻酔薬の総使用量が増えると，血管内注入が起こらなくても，局所麻酔薬の血中濃度が上昇し，時に局所麻酔薬中毒 local anesthetic systemic toxicity（LAST）をきたす。LAST は，中枢神経毒性や心血管毒性を引き起こし，しばしば蘇生に難渋するような心停止をまねく。本稿では，主に LAST 時の対応について述べる。

■局所麻酔薬中毒の症状

LAST は，局所麻酔薬が血液中に吸収されることにより，血中の局所麻酔薬濃度が上昇して起こる反応である。局所麻酔薬が直接血管内に注入された場合は，急激に症状が出現する。その症状は，中枢神経系症状と心血管系症状に分けられる（表1）。通常，心血管系症状に先行して中枢神経系症状が現れる。

日本麻酔科学会の偶発症例調査[1]によれば，日本では，1999 年から 3 年間の麻酔科管理 430 万症例において，危機的な偶発症が 784 例生じ，その 6.4％に当たる 50 例が LAST であった。そのうち，心停止が 3 例，高度低血圧が 9 例，高度低酸素血症が 2 例，その他が 36 例であった。転帰は，死亡 1 例，その他 1 例，後遺症なしが 48 例であった。この報告には，麻酔科管理外の区域麻酔，神経ブロックは含まれていないことから，実際の LAST の

中枢神経系症状	軽　症：舌や口のしびれ感，耳鳴り，めまい，ふらつき，興奮，多弁
	中等度：痙攣，不隠状態，頻脈，血圧上昇，チアノーゼ，悪心・嘔吐
	重　症：意識消失，昏睡，呼吸抑制
心血管系症状	軽　症：高血圧，頻脈
	中等度：心筋抑制，心拍出量低下，低血圧
	重　症：末梢血管拡張，高度低血圧，徐脈，伝導障害，不整脈（QRS 延長から心停止，torsades de pointes，心室性頻拍，心室細動など）

表1　LAST の症状による分類

```
□助けを呼ぶ
□初期の重点
    □気道を確保し100％酸素で換気する
    □痙攣を抑える：ベンゾジアゼピンを使用。循環不安定な症例ではプロポフォールは避ける
    □人工心肺使用可能な近くの施設に連絡する
□不整脈の管理
    □必要に応じて一次救命処置（basic life support）および二次救命処置（advanced cardiac life
      support）を行う
    □バソプレシン，カルシウム拮抗薬，β遮断薬，局所麻酔薬（リドカイン，プロカインアミド）は
      避ける
    □アドレナリンの投与を1μg/kg未満に減量する
□20％脂肪乳剤を静脈内投与する（70 kgの患者が基準）
    □1.5 mL/kg（除脂肪体重換算）を1分以上かけて初回ボーラス投与
    □0.25 mL/kg/minで持続投与する（18 mL/minまで：roller clampによって調整する）
    □循環虚脱が継続する場合，再度ボーラス投与を2回まで
    □血圧低値が続く場合は持続投与量を2倍にして0.5 mL/kg/minに増量する
    □循環安定が得られた後も少なくとも10分間は持続投与を継続
    □最初の30分で10 mL/kgを超えないようにする
```

図1　LAST発症時の対応チェックリスト
(American Society of Regional Anesthesia and Pain Medicine. Checklist for treatment of local anesthetic systemic toxicity より，翻訳)

数は，もっと多いと考えてよいだろう。LASTは，重篤な合併症を引き起こし，その発見，対処が遅れれば，不幸な転帰を取ることを認識すべきである。

LASTで最も問題になるのは，心血管系症状である。一度，心停止を生じると，有効な治療方法はないとされてきた。

■ lipid rescue

近年，LASTの治療に脂肪乳剤 intralipid が用いられるようになり，lipid rescueという言葉で広く知られるようになってきている。

1998年にWeinbergら[2]は，ラットに濃度の異なる脂肪乳剤を静脈内投与し，その後，心停止するまでブピバカインを静脈内投与する実験を行った。その結果，脂肪乳剤の濃度が上昇すると，ラットが心停止するまでのブピバカインの投与量および血中濃度閾値が上昇することを報告した。

その後，2003年にWeinbergら[3]は，イヌの静脈にブピバカインを投与して心停止を誘発し，開胸心マッサージによる蘇生開始とともに，生理食塩液を静脈内投与した群と，20％脂肪乳剤を投与した群の蘇生率を比較し，生理食塩液群の蘇生率が0％であったのに対し，20％脂肪乳剤群の蘇生率が100％であったことを示した。

2008年にはWeinbergら[4]は，ブピバカインの静脈内投与で心停止を誘発したラットの蘇生を，生理食塩液，アドレナリン，30％脂肪乳剤（脂肪乳剤群）を用いて試み，その結果，心停止誘発から10分後の心筋仕事量は，脂肪乳剤群で最も高かったと報告した。

2009年にHillerら[5]は，ブピバカインによってラットに心停止を誘発した後に，アドレナリンと脂肪乳剤を併用した群と，脂肪乳剤のみを使用した群を比較し，アドレナリンの併用は蘇生効果を減弱すると報告した。

これらで示されたlipid rescueの作用機序は，次のように考えられている。血漿中の局所麻酔薬が血管内に投与された脂肪乳

コラム

症例検討：lipid rescue の実践

症例

70歳の女性。身長158 cm，体重50 kg。右橈骨遠位端骨折にて観血的骨接合術が予定された。50年来の喫煙歴があり，術前の肺機能検査にて1秒率55％，1秒量820 mLと閉塞性換気障害を認めたため，腕神経叢ブロック腋窩アプローチによる麻酔管理が選択された。ブロックは超音波ガイド下に行われ，2％リドカイン10 mL，0.75％ロピバカイン10 mLを使用して終了した。ブロック終了から約10分後，患者は，舌のしびれ感，めまいを訴えた。軽い局所麻酔薬中毒と判断し，モニタリングをしながら経過観察した。ブロック終了から約15分後に患者は意識消失，全身痙攣出現，血圧上昇を認めた。

ガイドライン通りに対応します。

まずは，人手を集めます。人手を集める際に，20％脂肪乳剤（イントラリポス®など），ジアゼパムやミダゾラムなどのベンゾジアゼピン系の薬物を持ってきてもらうのも忘れないようにします。

人手と薬物を待っている間に，100％酸素を投与し，マスク換気を行います。

人手が集まり，薬物が届いたら，今回はジアゼパム10 mgを静脈内投与します。脂肪乳剤も，初回投与量75 mLを50 mLシリンジ2本に分けて準備しておきます。

経過

痙攣がおさまり，マスク換気は容易になったが，次第に血圧が低下し，収縮期血圧が40 mmHgまで低下，心室性期外収縮も出現した。

準備した脂肪乳剤を1分以上かけて75 mL静脈内投与します。続けて750 mL/hrで持続投与も開始します。除細動器も，いつでも使用できるよう近くにスタンバイしましょう。心室性不整脈に対して，リドカインはこの状況では使えませんから，アミオダロンも持ってきてもらいます。治療の経過中に気管挿管や声門上器具挿入を行って，確実に気道確保しておきます。下肢を挙上し，輸液を急速投与するという基本的なことも忘れないでください。

経過

脂肪乳剤投与から5分経過したところで，収縮期血圧は50 mmHgまで上昇した。

脂肪乳剤の2回目のボーラス投与を行います。持続投与のスピードも2倍に上げます。

経過

さらに，5分が経過した。収縮期血圧は90 mmHgまで上昇した。

循環動態が安定したからといって，ここで安心してはいけません。循環動態安定後も10分間は脂肪乳剤の持続投与を行います。

経過

さらに5分が経過した。患者の意識状態は回復。自発呼吸もしっかりできるようになったので抜管した。

一安心です。が，最後にもう一つだけ気をつけておくことがあります。治療後にLAST症状が再発する可能性があることです。少なくとも発症から12時間はモニタリングをしっかり行うように指示を出して退室させます。もちろん手術は延期です。

剤中に取り込まれ，血漿中の局所麻酔薬濃度が低下する。すると，局所麻酔薬の心筋から血漿への洗い出しが促進されて，心筋内の局所麻酔薬濃度が低下する[2]というのである。

2007年には，英国・アイルランド麻酔科学会（AAGBI）から，重篤な局所麻酔薬中毒の治療ガイドライン[6]が発表され，難治性の心停止には，脂肪乳剤を使用することが明記された。2010年には，米国区域麻酔学会（ASRA）から，LASTの予防，診断，治療に関する勧告[7]が発表された。

2012年には，ASRAは勧告の改訂を行い，LAST発症時の対応をチェックリスト（図1）[8]として発表した。2010年からの大きな変更点は，アドレナリンの投与を1 μg/kg未満に減量した点である。

以前は，心停止に至って初めて脂肪乳剤を使用するケースが多かった。最近は，比較的早期から脂肪乳剤を使用して，局所麻酔薬中毒の治療を行った[9]という報告もある。今後は，中枢神経系症状の初期の段階でLASTと診断して，脂肪乳剤を使用するという流れになると思われる。また，

仮にLASTによって心停止となった場合には，通常の蘇生で使用するアドレナリンより使用量を控えた，先述のような蘇生法が広がっていくと思われる．

最近は，超音波ガイド下末梢神経ブロックが普及したため，麻酔科医が局所麻酔薬を投与する機会は増えている．われわれ麻酔科医は，局所麻酔薬を使用した後は，特にLASTの出現に注意を払い，LAST発症を早期に診断し，治療を行っていく必要がある．

（宮﨑 直樹）

文献

1. 入田和男，津崎晃一，澤 智博ほか．麻酔関連薬剤の投与に関連する危機的偶発症：調査1999-2002より（社）日本麻酔科学会安全委員会偶発症例調査専門部会報告．麻酔 2004；53：577-84.
2. Weinberg GL, VadeBoncouer T, Ramaraju GA, et al. Pretreatment or resuscitation with a lipid infusion shifts the dose-response to bupivacaine-induced asystole in rats. Anesthesiology 1998；88：1071-5.
3. Weinberg G, Ripper R, Feinstein DL, et al. Lipid emulsion infusion rescues dogs from bupivacaine-induced cardiac toxicity. Reg Anesth Pain Med 2003；28：198-202.
4. Weinberg GL, Di Gregorio G, Ripper R, et al. Resuscitation with lipid versus epinephrine in a rat model of bupivacaine overdose. Anestheiology 2008；108：907-13.
5. Hiller DB, Gregorio GD, Ripper R, et al. Epinephrine impairs lipid resuscitation from bupivacaine overdose：a threshold effect. Anesthesiology 2009；111：498-505.
6. The Association of Anaesthtists of Great Britain & Ireland. AAGBI Safety Guideline：Management of Severe Local Anaesthetic Toxicity.《http://www.aagbi.org/sites/default/files/la_toxicity_2010_0.pdf》（2010年改訂版）
7. Neal JM, Bernards CM, Butterworth JF 4th, et al. ASRA practice advisory on local anesthetic systemic toxicity. Reg Anesth Pain Med 2010；35：152-61.
8. American Society of Regional Anesthesia and Pain Medicine. Checklist for Treatment of Local Anesthetic Systemic Toxicity.《http://www.asra.com/checklist-for-local-anesthetic-toxicity-treatment-1-18-12.pdf》
9. Litz RJ, Roessel T, Heller AR, et al. Reversal of central nervous system and cardiac toxicity after local anesthetic intoxication by lipid emulsion injection. Anesth Analg 2008；106：1575-7.

症例検討

症例，その前に

押さえておきたいいくつかのポイント

▶ 動画配信中 ※ ご確認いただくには，ページ x の ID とパスワードが必要です。

【動画タイトル】
ブルーファントムを利用した平行法での穿刺トレーニング

詳しくはページ x を参照！

超音波ガイド下末梢神経ブロック ultrasound-guided peripheral nerve block (US-PNB) に興味をもった人が，教科書やセミナーで勉強しても神経ブロックの実践は容易ではない．初心者に神経ブロックをやってもらうと，とにかく画像を出して針を刺そうとするので，ちょっと待ってね…ということをよく経験する．そこでここでは，神経ブロック成功のために穿刺前に考えることや，施設でのトレーニングについてまとめる．

■最新の知識を得る

超音波ガイド下神経ブロックは日々進歩している．教科書やセミナーでの知識はすぐに陳腐化する．最新の教科書を常に参照し，神経ブロックのセミナーも継続して受講することが重要である．この分野での最も重要な情報源である『Regional Anesthesia and Pain Medicine』は，現在 iPad でも読むことができる．常に最新の知識を得ておくことは，神経ブロック実践の第一歩である．

■超音波装置を理解する

ベストな超音波画像を得るには，自分の施設で使用している超音波装置を理解することが不可欠である．最近の装置は，多くの項目が自動的に設定されるが，マニュアルでの設定方法など，操作法について熟知しておくことは必須である．そのうえで，プローブの選択や使用する周波数による画像の描出のされ方の違いについても理解しておく．

自分や同僚など，患者以外でも超音波で観察する機会を増やすように心掛けておきたい．

■装置の配置

以降の症例では，できるだけブロック施行時の患者，術者，超音波装置の配置を写真あるいは図で示している．それは，術者の姿勢や針・プローブの持ち方，ブロック針の穿刺方向がブロックを成功させるコツだからである．でたらめな配置ではブロックの成功は困難である．

ブロック時には，術者，プローブと針，さらに超音波装置が一直線に並ぶことが理想的である（図 1）．この配置により，術者はプローブに対して穿刺位置，穿刺方向を合わせることができる．また，ブロック針を超音波画像で確認した後も，最小限の視線の移動で手元のブロック針を視認することができる．異なる部位のブロックであっても，このような基本形でブロック操作を行えるようにすることが大切である．

例えば，腕神経叢ブロック斜角筋間アプローチであれば，患者のブロック側に術者は立ち，対側に超音波装置を配置する（図 2A）．頭側に立つと，術者から見て横方向への針操作となり，穿刺位置や穿刺方向の確認が困難となる（図 2B）．

次に大事なのは，プローブを持つ左手[*1]の固定である．ブロック操作中のプローブ

[*1] 利き手で針を持ち，逆の手でプローブを持つ．左利きの場合は，プローブは右手で持つ．

[*2] 神経ブロックでは，針を描出しやすい平行法で行うことを基本とする．

の固定は最も重要であるが，消毒薬やプローブカバーの装着後は滑りやすく，固定が困難となる。ブロック中に描出位置が動くのは最悪である。左手の小指側を患者の体に付けるとプローブを安定させやすい。手術台などを使って肘を固定するのも有効である。この状態で，手術台の高さを調節して，背筋が伸びる高さで穿刺する。このとき，針を持つ右手も脇を締めて，小指側や肘を患者の体で支えて穿刺するとよい。ブロックごとの超音波装置の配置については，ブロック前に十分検討し，施設内で統一しておく。

■穿刺トレーニング

ブロックに必要な型を理解したら，その状態での針の操作をファントムなどでトレーニングする。神経ブロック用のファントムは高価であるが，より安価な中心静脈穿刺トレーニング用のリアルベッセルで代用できる。これらで日頃から超音波装置を使用し，目標の描出と平行法[*2]での針の操作を練習しておく（メモ）。

よりリアルなトレーニングには，ブロック肉を使用する（図3）。500 g程度のブタ肉を使用すると，筋肉や筋膜などの実際の生体組織を超音波で確認することができる。ブロック針を刺入して適当な目標まで誘導し，さらに少量の水を注入することで，局所麻酔薬の広がりを超音波画像で確認できる（図4）。自施設で使用しているブロック針の見え方も確認しておきたい。

■症例数を増やすには？

US-PNBの技術を磨くには，多くの症例を経験することが最も重要である。1日1ブロック程度をノルマとしたい。しかし，施設によっては一人当たりの症例数を十分に確保できないことが考えられる。神経ブロックだけでなく，いろいろな手技を超音波ガイド下で行うことが一つの解決法である（コラム）。

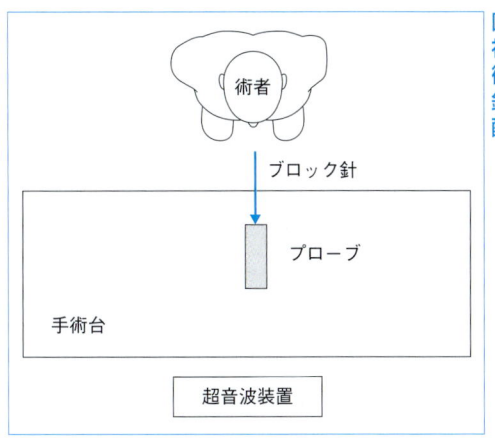

図1 神経ブロック時の術者，プローブと針，超音波装置の配置

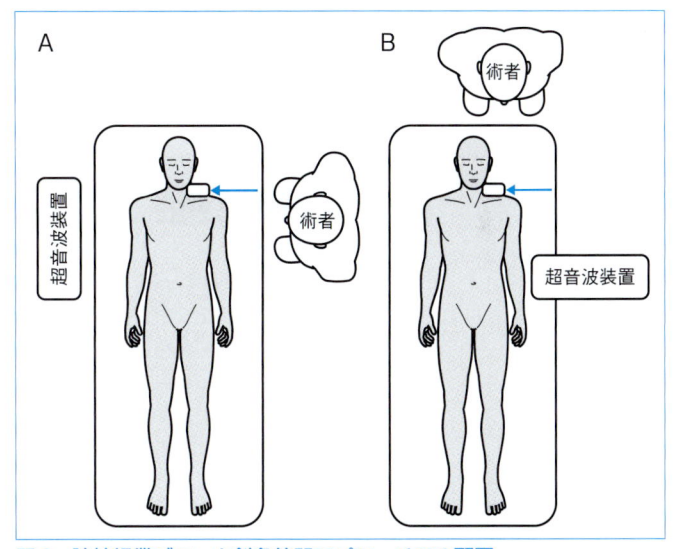

図2 腕神経叢ブロック斜角筋間アプローチでの配置
Aでは術者，プローブと針，超音波装置が一直線に配置されているが，Bでは術者の視線に対して横方向への針操作となり，正確なブロックが困難となる。

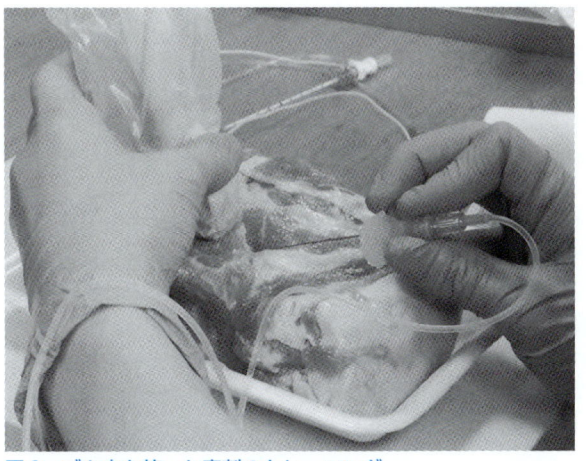

図3 ブタ肉を使った穿刺のトレーニング
術者，プローブと針，超音波装置の配置を意識して安定した針操作を心掛ける。

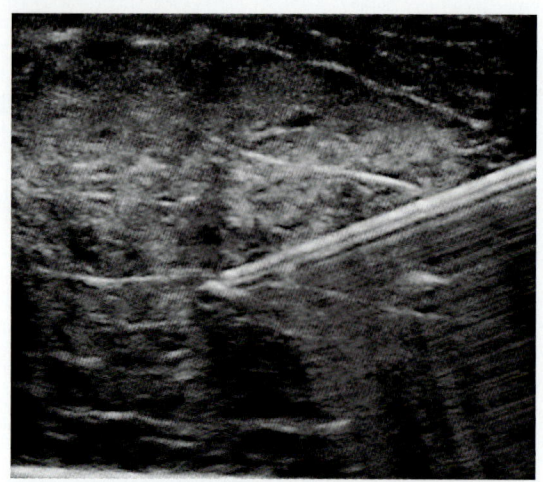

図4 ブタ肉での穿刺画像
目標の部位まで針を進めたら，少量の水を注入して目標周囲に広がるのを確認する．筋膜を容易に貫通するなど，穿刺の感触は生体とは異なる．

メモ

筆者のUS-PNBのセミナーでは，ファントムと中心静脈カテーテルキットを使用して，平行法で血管に穿刺針を誘導し，超音波ガイド下でガイドワイヤーの挿入までを描出できるようになることを一つの目標にしている（**動画参照**）．

コラム

神経ブロック以外でのトレーニング

中心静脈穿刺は，短軸像-交差法で行われることが多いが，神経ブロックを実践するには長軸像-平行法を勧めたい．

　内頸静脈の場合，リニアプローブの幅によっては，鎖骨が邪魔になる症例があるが，内頸静脈の長軸像を描出し，平行法で針を刺入して超音波ガイド下にガイドワイヤーを挿入する．ワイヤーを挿入するためには，介助者が必要である．平行法での穿刺は，横方向にずれた場合に動脈穿刺となる可能性がある．ガイドワイヤー挿入後は短軸像を描出して，静脈内にワイヤーを確認してからダイレーターを挿入する．この手技が確実に行えれば，神経周囲へのカテーテル留置を短軸像-平行法で行うことも可能となる．

　そのほかに，橈骨動脈穿刺や大腿動脈からの採血にも超音波を使用できる．血管穿刺をうまく神経ブロックのトレーニングとして活用すれば，血管穿刺も確実に行えるようになり，一石二鳥である．

■解剖学書，模型の活用

US-PNBを行うには，解剖を理解していることが前提となる．日頃から解剖学書を精読して，ブロック部位の解剖をよく理解，暗記しておく．さらに，立体的なイメージの構築には骨格模型が有用である．神経を太めの毛糸などで配置すれば，骨によるランドマークと神経との位置関係がいろいろな角度から理解できる．模型全体を水に浸け，プローブも水中に入れると，超音波で模型や針の見え方を確認することができる（ウォーターファントム）．

■イメージ構築

本書では，実際のブロック中の動画をいくつかMEDSiホームページ（http://www.medsi.co.jp/movie/nerveblock24/）で公開している．ブロック上級者による動画は，ブロック時の超音波画像，針の操作法や局所麻酔薬の投与法など，多くの情報が詰まっている．また，そのような動画でブロックのイメージを頭の中に構築しておくと，実際のブロック手技に反映することができる．さらに，画像や動画を記録して事後に復習することも重要である．ブロック中の全体像もビデオで撮っておくと，自分の姿勢を矯正したり，装置の配置などを再考したりするのに有用である．

■施設見学

神経ブロックのセミナーなどを数年間行ってきた筆者の経験からは，症例を通して実地に指導を受けるのが一番という結論を得ている．ブロックを多数施行している施設は，それぞれにノウハウをもっている．可能であれば，ブロックを積極的に行っている施設へ見学や研修に行ってほしい．

（森本 康裕）

症例 1

胸腔鏡補助下肺葉切除術に対する持続胸部傍脊椎ブロック

硬膜外麻酔と同程度の鎮痛効果に少ない合併症

本症例で行うブロック ▶▶▶ 持続胸部傍脊椎ブロック

症例

74歳の男性。身長159cm，体重56kg。4年前に直腸癌で低位前方直腸切除術が施行された。経過観察中の胸部CT検査で右転移性肺癌と診断され，今回，胸腔鏡補助下右肺下葉切除術が予定された。

動画配信中 ※ ご確認いただくには、ページxのIDとパスワードが必要です。

【動画タイトル】
持続胸部傍脊椎ブロック

詳しくはページx参照！

胸部傍脊椎ブロック thoracic paravertebral block（TPVB）とは，傍脊椎腔（脊髄神経が椎間孔から出てくるところにあるスペース）に局所麻酔薬を注入する手技である。これにより，片側多分節の脊髄神経と交感神経を遮断することができる。新潟大学医歯学総合病院（以下，当院）では，側胸部開胸術の麻酔管理は，全身麻酔にTPVBを併用している。

■術前評価

患者は高齢であるが，全身状態に問題はない。4年前の低位前方直腸切除術の麻酔管理は，全身麻酔＋持続硬膜外麻酔で行われ，術後の痛みは軽微であった。術後1日目に離床し，尿道カテーテルを抜去されたが，体動時のめまいと尿閉を認めた。

■ブロックの範囲と麻酔計画

日本の多くの施設では，肺切除術の麻酔管理は，全身麻酔＋持続硬膜外麻酔で行われている。そして，本症例が前回手術時に経験したような，血圧低下（体動時のめまい），尿閉といった，硬膜外麻酔の交感神経遮断に伴う副作用が現れることも珍しくない。

TPVBによる交感神経遮断は片側に限られるため，交感神経遮断に伴う副作用の出現はまれである。また，開胸術後の鎮痛効果は，硬膜外麻酔と差がない。そこで筆者は，全身麻酔＋持続TPVBを選択する（コラム1）。

肺葉切除術は，片側の第5肋間を開胸して行われることが多く，本症例もそのように予定された。胸腔鏡を用いるので，ポートの創も考慮して，必要な皮膚分節遮断域は4分節程度である。

開胸術の痛みには，肋間神経，交感神経，

		ブロック不成功	低血圧	血管穿刺	血腫	胸膜穿刺	気胸	硬膜外腔または脊髄くも膜下腔への薬液到達	刺入部の痛み
Lönnqvist PA, et al.[7] (n=367)		10	4.6	3.8	記載なし	1.1	0.5	記載なし	記載なし
Naja MZ, et al.[8]	片側ブロック (n=466)	6.1	3.9	5.4	1.9	0.2	0.2	1.1	1.1
	両側ブロック (n=196)		3.6	8.7	3.1	2.0	1.0	0.5	1.5

これらの報告は，①TPVBと腰部傍脊椎ブロックを合わせて検討していること，②採用している手法は超音波ガイド下法ではなく，本稿で述べる手法よりも椎体に近いところに針が刺入される手法であることに注意

表1 傍脊椎ブロックの合併症頻度（%）
(Lönnqvist PA, et al. Paravertebral blockade. Failure rate and complications. Anaesthesia 1995；50：813-5 および Naja MZ, et al. Somatic paravertebral nerve blockade. Anaesthesia 2001；56：1184-8 より，作成)

コラム1

TPVB vs. 硬膜外麻酔

TPVBは，硬膜外麻酔と同等の鎮痛効果を提供し，副作用は硬膜外麻酔に比べて少ない[1~3]。10試験，520人を対象としたメタアナリシス[1]では，TPVBと硬膜外麻酔は，開胸術後の疼痛に関する視覚アナログスケールにおいて有意差は認められなかった。術後の肺合併症，尿閉，悪心・嘔吐，低血圧などの副作用の頻度は，TPVBで有意に低く，ブロック不成功例も有意に少なかった。

硬膜外麻酔には，硬膜外血腫，硬膜外膿瘍の危険性がある。TPVBでも，血腫や膿瘍の危険性はあるが，傍脊椎腔は脊柱管のような閉鎖腔ではないので，重篤な神経後遺症を残す危険性は硬膜外麻酔より少ない。

さらにTPVBには，施行時に患者が楽というメリットもある。

術前診察時に，過去の手術の感想として「手術は痛くなかったけど，背中の注射がとても痛かった」と言う患者や，これから行われる"背中の注射"に対して大きな不安を抱く患者に出会った経験は，麻酔科医なら誰しもあるだろう。

硬膜外麻酔は，神経損傷の懸念などから覚醒下で行う麻酔科医がほとんどだろう。それに対して超音波ガイド下TPVBは，針先を常に描出した状態で穿刺するかぎりにおいては，重大な神経損傷の危険はなく，全身麻酔導入後にも施行できるので，患者にとってもストレスが少ない。当院では，硬膜外麻酔は原則として全身麻酔導入前の覚醒時に施行しているが，TPVBは全例で全身麻酔導入後に行っている。

迷走神経，横隔神経が関与する[4,5]といわれ，前二者はTPVBによって遮断することができるが，後二者はTPVBでは遮断できない（硬膜外麻酔も同様）。したがって，開胸術時は，たとえTPVBがしっかり効いていても，オピオイドや非ステロイド性抗炎症薬（NSAIDs）の投与を併用しないと迷走神経や横隔神経が関与する内臓痛が強くなり，満足のいく鎮痛は得られない。開胸術後にオピオイドが不足している場合は，患者が内臓痛の関連痛として"背中の痛み"を訴えることが多い。したがって，術中は全身麻酔にレミフェンタニルを併用し，術後はフェンタニルの持続静注とロキソプロフェンの内服を行う方針とする。

■ブロックの実際

TPVBは，これまでランドマーク法で行われてきた。さまざまな手法が開発され，抵抗消失法や神経刺激を併用した方法もある。2009年以降は，TPVBの超音波ガイド下法がいくつか報告されたが，筆者はShibataの手法[6]を採用している。この手法では，傍脊椎腔横断面像を描出し，Tuohy針を平行法で穿刺する。常に針先を描出できるので，血管穿刺や胸膜穿刺のリスク（表1）[7,8]を軽減できる。

◎患者体位

全身麻酔導入後，術側を上にした側臥位でTPVBを行う。非ブロック側になる左下肢の膝を屈曲させ，右下肢の膝は伸展した状態とし，両下肢の間にクッションを挟む（図1）。こうすることで，支えがなくても側臥位を維持できる。また，右上肢は腕台には載せず垂らしておく。こうすると，肩甲骨間が広がって穿刺しやすくなる。

患者を支える介助者がいなくても，側臥位を維持できるようにしているのは，超音波ビームは0.5 mm程度の幅しかないので，患者を支える介助者が不用意に動くと，針先を見失ってしまうからである。

◎目標画像の描出

穿刺前にプレスキャンを行う。手技を確実にするためには，術者も無理のない姿勢を取ることが重要となる。プレスキャン時に，手術台の高さ，超音波装置の配置，患者の位置，自分の立ち位置に注意を払う（コラム2）。

本症例は標準的な体型なので高周波数リニアプローブを用いるが，肥満患者ではコンベックスプローブ，小児ではホッケースティック型リニアプローブが適している。

穿刺レベルは，肺切除術では開胸肋間と同じか，その上下隣の肋間隙とする。本症例は第5肋間で小開胸を行う予定なので，同肋間から穿刺する。

穿刺レベルを決定したら，背部正中から外側2～3 cmのところにプローブを当て（図2），穿刺レベル肋間隙の矢状断面像を描出し，内肋間膜を同定する（図3）。続いてプローブを肋骨と平行になるよう回転させ（図4），プローブ位置を微調整して，内肋間膜がはっきり見える画像（図5）を探す。

図5では，傍脊椎腔は内肋間膜と壁側胸膜の間の空間で，横突起に近い部分にあり，ここに局所麻酔薬を注入するのがTPVBである。内肋間膜が不鮮明な画像や肋骨が

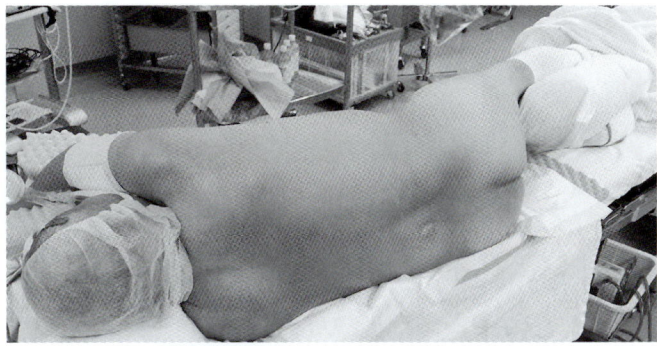

図1　ブロック時の患者体位

コラム2

平行法の神髄：型をきわめよ！

超音波ガイド下の平行法で行う神経ブロックは，目標物をはっきりと捉えた画像を描出してプローブを固定し，その画像上に針が描出されるように刺入するのが基本である。"針にプローブを合わせる"のではなく"プローブに針を合わせる"のである。TPVBでは，プローブのわずかな動きで内肋間膜がはっきり見えなくなってしまうので，この基本がとても重要になる。

プローブの固定は，脇を締め，足は肩幅程度に開いた状態で体幹を手術台に預け，体全体でプローブを固定するようにする。手術台の高さは，プローブを固定する手の肘が90°からやや曲げた程度になるくらいにする。超音波装置は術者の正面で，目線の高さに設置する（図A）。

こうした「型」を徹底するだけで，プローブの固定性と針の描出力は劇的に向上する。なかなか手技が上達しない者ほど，このような基本を徹底していない。決して横着してはいけないポイントである。

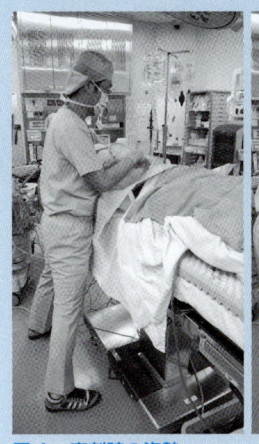

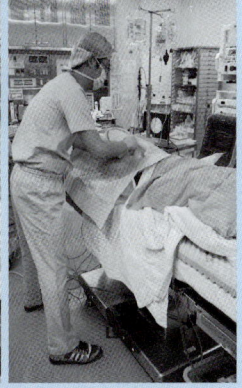

図A　穿刺時の姿勢
左がよい例，右が悪い例。悪い例では，術者の腰が手術台から離れている。また，手術台および超音波装置の位置が低すぎ，そのため体幹が安定しない。さらに，脇が開きすぎている。

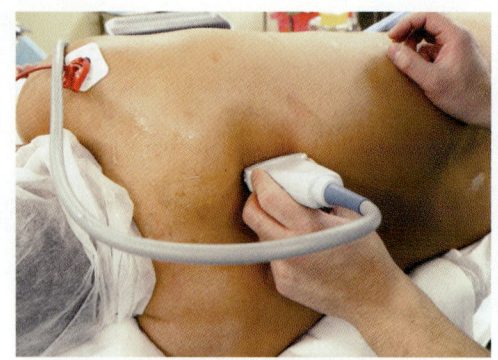

図2 背部正中の外側2.5 cmでの描出

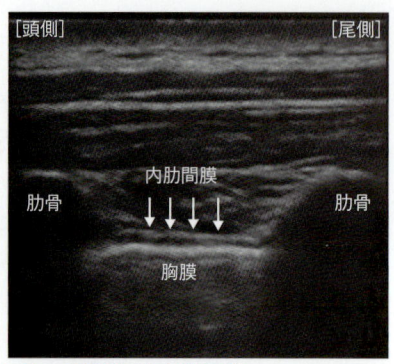

図3 肋間隙の矢状断面像

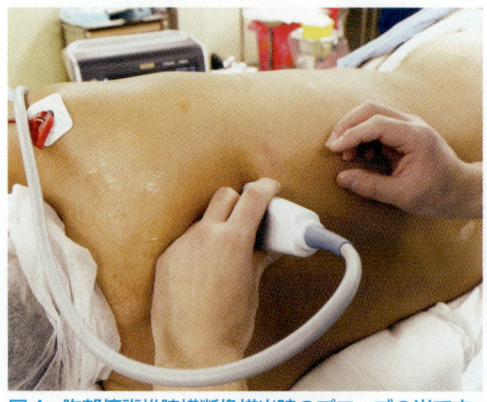

図4 胸部傍脊椎腔横断像描出時のプローブの当て方

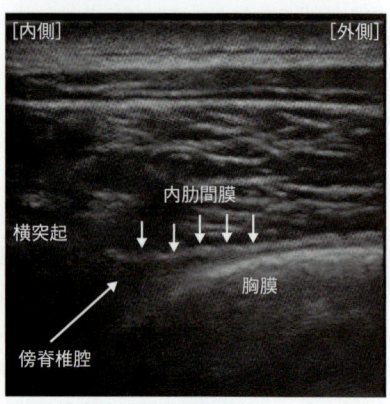

図5 胸部傍脊椎腔横断像

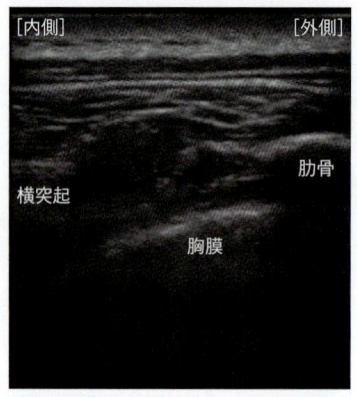

図6 画像の右側に肋骨による音響陰影が観察される

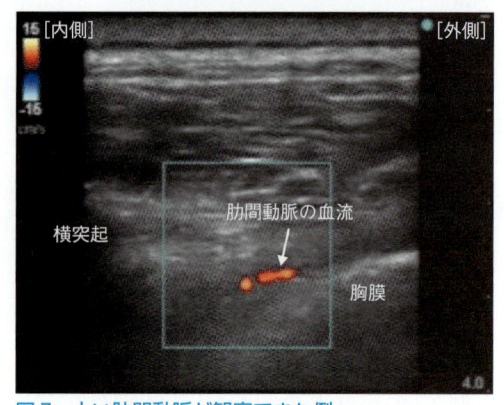

図7 太い肋間動脈が観察できた例

重なって見える画像（図6）は，ブロック時の画像としては不適切である．肋間動脈が描出されることもあるので，カラードプラーで確認する（図7）．

針の刺入に適切な画像を描出できれば，プローブをしっかり固定し，刺入経路をイメージする．

◎穿刺

硬膜外麻酔用のTuohy針（18ゲージ）と硬膜外カテーテルを使用する．

Tuohy針は，あらかじめ内筒を抜いたうえで，生理食塩液を吸った10 mLシリンジを接続し，針の中の空気を抜いておく．針はプローブの外側から刺入する．傍脊椎腔は体表から深い位置にあるが，Tuohy

針の先端は彎曲しているため，ベベルを背側（プローブ側）に向けて進める（図8）と反射波が多くなり，針先が描出されやすい。

針を刺入する際は，刺入する瞬間だけは視線を刺入部に落とすが，皮膚を貫いた後は超音波画像のみを見る。最初に決定した穿刺に最適な画像上で，針を傍脊椎腔まで進める。針が皮膚を貫いた後に手元を見ることはない。穿刺しても針が描出されない場合は，正しい刺入点で針を穿刺していないことを意味する。その場合は，針を描出させようとプローブを動かすのではなく，刺入点を変える。

針が超音波画像に描出されれば，まっすぐ針を進めて内肋間膜を貫く（図9A）。血液が吸引されないのを確認して，生理食塩液を約10 mL注入する*1。そのとき，壁側胸膜が腹側に押し下げられていく様子を観察できる（図9B）。

◎カテーテルの挿入

傍脊椎腔を十分に拡張させた後，シリンジを外してTuohy針を180°回転させ*2，カテーテルを挿入する。カテーテルが横突起の腹側あたりを通過するときに，若干の抵抗を感じることが多い。カテーテル挿入時にpop感が得られた場合は，カテーテル先端が壁側胸膜を貫いた可能性がある。

なお，手技に慣れるまでは，生理食塩液の注入とカテーテルの挿入は介助者が行い，術者はプローブと針の固定に専念したほうがよい。

カテーテルは，針先から3〜5 cm挿入する。本症例では5 cm挿入する。カテーテルを挿入した後，プローブを胸椎棘突起

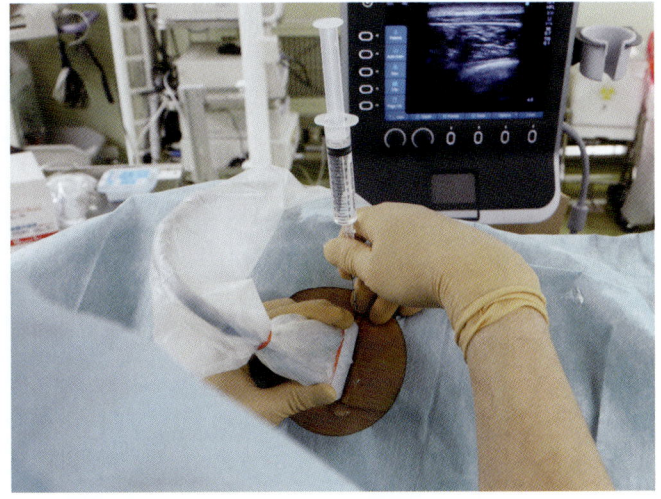

図8 穿刺
外側からベベルをプローブ側に向けて針を進める。針が不意に深く刺さらないように，右手の中指を針に沿えてストッパーとしているところもポイント。

*1 内肋間膜を貫いた後にさらに針を進めると，胸膜穿刺や血管穿刺の危険が高まるため，決して不用意に針を進めない。

*2 ベベルを腹側に向けることで，カテーテルが椎間孔に迷入したり，内肋間膜に当たって進まなかったりする事態を少なくする。針を回転させる際に，針が深くならないように注意する。

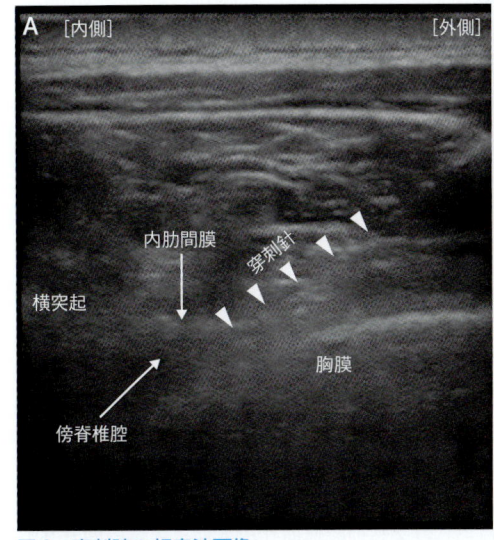

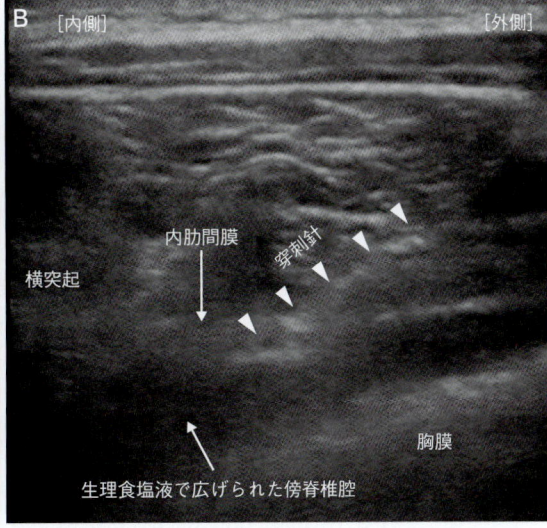

図9 穿刺時の超音波画像
A：Tuohy針が内肋間膜を貫いたところ．B：生理食塩液により胸部傍脊椎腔が広がり，壁側胸膜が腹側に下がっている

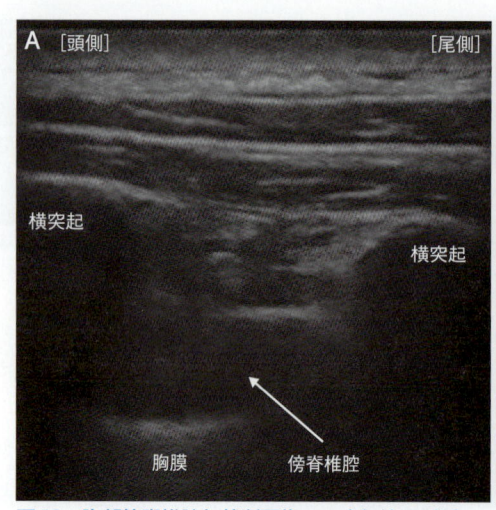

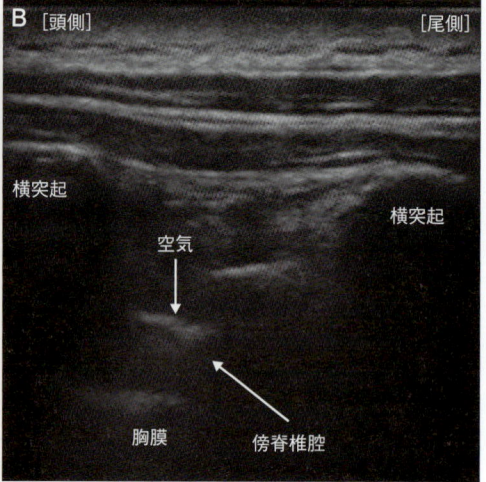

図 10　胸部傍脊椎腔矢状断面像での空気注入試験
A：生理食塩液により押し広げられた胸部傍脊椎腔，B：カテーテルから注入した空気を確認できる

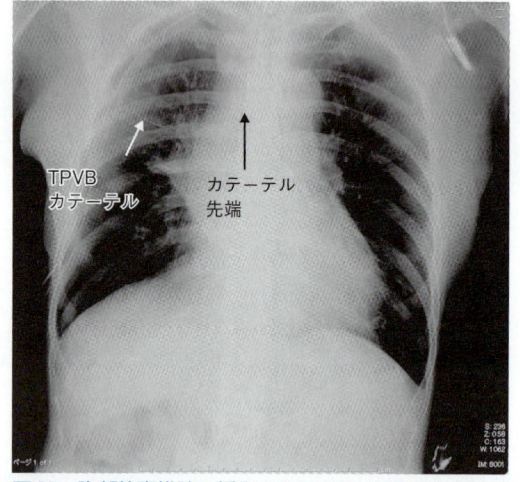

図 11　胸部傍脊椎腔に挿入されたカテーテル
X 線不透過のカテーテルを使用すると，胸部単純 X 線写真でカテーテルの位置を確認できる。右第 5 肋間の傍脊椎腔にカテーテル先端がある。

側面に接する位置で脊椎と平行に当て（図 2 よりも棘突起に近い位置），超音波ビームをやや外側に向けて，傍脊椎腔の矢状断面像を観察すると，生理食塩液により広げられた傍脊椎腔を確認できる（図 10A）。そこで，カテーテルから空気 0.5 mL と生理食塩液 3 mL を，フィルターを介さずに注入し，傍脊椎腔に空気による高エコー性の像（hyperechoic flash）が出現するのを確認する（図 10B）。

カテーテルの先端が正しく傍脊椎腔に挿入されていれば，hyperechoic flash が出現する。もし hyperechoic flash が確認できなければ，カテーテルを少し引き抜くなどして再度確認する。それでも hyperechoic flash が確認できない場合は，カテーテルが中縦隔まで深く留置されているか，隣の肋間隙に移行している可能性が高い。横突起や肋骨に当たって翻転し，外側に向かっていることもある。

壁側胸膜の下で hyperechoic flash が観察される場合は，カテーテルは胸腔内にある。胸腔内留置の場合は，カテーテルを抜いて再度，穿刺からやり直す。空気によるカテーテル先端の確認を何度も繰り返すと，縦隔気腫となるので注意する。

正しい位置に挿入できたら（図 11），カテーテル挿入部からの薬液漏れや，カテーテル自体の脱落を防ぐために，カテーテルを糸で固定する。

■ **使用する薬物**

TPVB では，1 か所に大量の局所麻酔薬を注入することで，片側多分節の感覚神経と交感神経を遮断できる。TPVB による片側の交感神経遮断作用では，大量の局所麻酔薬を投与しても臨床的に問題となるような

低血圧が出現することは少ない[*3]。Cheema ら[9]は，成人（平均体重 68 kg）の胸部傍脊椎腔に 0.5％ブピバカイン 15 mL を注入したところ，ピンプリックテストで平均 5 分節の感覚遮断と，サーモグラフィーで平均 8 分節の交感神経遮断を認めた。Lönnqvist ら[10]は，小児の傍脊椎腔に造影剤を含む薬液 0.5 mL/kg を注入し，5 椎間以上の薬液の広がりを胸部 X 線写真で確認している。

TPVB による術後鎮痛の質には，周術期の局所麻酔薬総使用量も重要である。Kotzé らのメタアナリシス[11]では，開胸術後 24 時間で胸部傍脊椎腔に投与したブピバカイン量が 325〜472.5 mg の群と，890〜990 mg の群とで術後鎮痛を比較すると，後者のほうが術後 8，24，48 時間でのペインスコアが低かった。しかも，局所麻酔薬による有害事象は認めなかった。

以上の報告を参考に当院では，体重 40 kg 以上の患者では，0.5％ロピバカイン 20 mL を執刀前および閉創時の 2 回，カテーテルから注入し，術後は 0.5％ロピバカインを 6 mL/hr で持続投与している。このプロトコールに則った側胸部開胸手術 15 症例の検討では，手術終了 24 時間後に中央値で 4 分節（四分位範囲 3〜6，範囲 2〜9）の冷覚遮断を認めた。

■ 麻酔の実際

手術開始 15 分前に，TPVB カテーテルから 0.5％ロピバカイン 20 mL を注入し，それによる血圧や心拍数の低下がないことを確認する。手術開始時は，レミフェンタニルを 0.05 μg/kg/min で投与し，TPVB の効果を確認する。胸腔内操作が始まると鎮痛が不十分となるので，効果確認後，レミフェンタニルを 0.15 μg/kg/min に増量して維持する。

手術終了約 1 時間前に，レミフェンタニルを 0.05 μg/kg/min に減量する。同時に，フェンタニル 6 μg/kg を静注し，0.5 μg/kg/hr で 50 時間持続静注する。制吐作用を期待して，ドロペリドールも 2.5 mg/日の割合で混和する。

閉創時に TPVB カテーテルから 0.5％ロピバカイン 20 mL を注入し，0.5％ロピバカインを 6 mL/hr で投与開始する。フルルビプロフェン アキセチル 50 mg の静注も行う。

持続 TPVB の局所麻酔薬と持続静注のフェンタニルは，別々のディスポーザブルポンプを用いて投与する。局所麻酔薬とオピオイドの投与経路を分けることで，オピオイドによる悪心・嘔吐が出現しても，オピオイドのみを減量ないし停止して，TPVB は継続することが可能になる。

術後経過

手術時間は 2 時間 32 分であった。全身麻酔薬の投与を終了すると，すみやかに覚醒したため抜管した。手術室退室時の痛みの数値的評価スケール（NRS）は，安静時，咳嗽時ともに 0/10 であった。また，冷覚遮断域は右第 3 胸神経（T_3）〜第 9 胸神経（T_9）の 7 分節であった。術後 1 日目の昼から歩行を開始し，尿道カテーテルを抜去した。同日午後から経口摂取を再開し，夕方からロキソプロフェン（180 mg/日）の内服を始めた。術後 24 時間の安静時 NRS は 0/10，咳嗽時 NRS は 2/10 で，冷覚遮断域は，右第 4 胸神経（T_4）〜第 7 胸神経（T_7）の 4 分節であった。追加の鎮痛薬は必要とせず，悪心・嘔吐や尿閉，体動時のめまいもなかった。

■ 本症例のポイント

超音波ガイド下の TPVB は，難しい手技だといわれている。確かに筆者も，安定して TPVB を行えるようになるまでには，40 例程度の経験を要した。しかしこれは，上位胸椎の硬膜外麻酔習得までに要する症例数と比べて，決して多い数ではない。コラム 2 で紹介したようなコツも実践すれば，上達も早い。

また，体幹の末梢神経ブロックを "硬膜外麻酔ができないときに行うもの" と捉え

[*3] 両側 TPVB では，両側交感神経ブロックとなって血圧が大きく下がることもある。

る者も多いが，片側手術時のTPVBは硬膜外麻酔よりも優れた方法であり，硬膜外麻酔の適応不適応に関係なく施行してよい，と筆者は考えている。

（吉田 敬之・柴田 康之）

文　献

1. Davies RG, Myles PS, Graham JM. A comparison of the analgesic efficacy and side-effects of paravertebral vs epidural blockade for thoracotomy — a systematic review and meta-analysis of randomized trials. Br J Anaesth 2006 ; 96 : 418-26.
2. Joshi GP, Bonnet F, Shah R, et al. A systematic review of randomized trials evaluating regional techniques for postthoracotomy analgesia. Anesth Analg 2008 ; 107 : 1026-40.
3. Pintaric TS, Potocnik I, Hadzic A, et al. Comparison of continuous thoracic epidural with paravertebral block on perioperative analgesia and hemodynamic stability in patients having open lung surgery. Reg Anesth Pain Med 2011 ; 36 : 256-60.
4. Daly DJ, Myles PS. Update on the role of paravertebral blocks for thoracic surgery : Are they worth it? Curr Opin Anaesthesiol 2009 ; 22 : 38-43.
5. Scawn ND, Pennefather SH, Soorae A, et al. Ipsilateral shoulder pain after thoracotomy with epidural analgesia : the influence of phrenic nerve infiltration with lidocaine. Anesth Analg 2001 ; 93 : 260-4.
6. Shibata Y, Nishiwaki K. Ultrasound-guided intercostal approach to thoracic paravertebral block. Aneath Analg 2009 ; 109 : 996-7.
7. Lönnqvist PA, MacKenzie J, Soni AK, et al. Paravertebral blockade. Failure rate and complications. Anaesthesia 1995 ; 50 : 813-5.
8. Naja MZ, Lönnqvist PA. Somatic paravertebral nerve blockade. Anaesthesia 2001 ; 56 : 1184-8.
9. Cheema SP, Ilsley D, Richardson J, et al. A thermographic study of paravertebral analgesia. Anaesthesia 1995 ; 50 : 118-21.
10. Lönnqvist PA, Hesser U. Radiological and clinical distribution of thoracic paravertebral blockade in infants and children. Paediatr Anaesth 1993 ; 3 : 83-7.
11. Kotzé A, Scally A, Howell S. Efficacy and safety of different techniques of paravertebral block for analgesia after thoracotomy : a systematic review and metaregression. Br J Anaesth 2009 ; 103 : 626-36.

症例 2
上腹部手術に対する両側胸部傍脊椎ブロック

凝固系がボーダーラインの症例で上質な鎮痛を提供するために

本症例で行うブロック ▶▶▶ 両側持続胸部傍脊椎ブロック

症例

61歳の男性。身長165 cm，体重64 kg。20年前からC型慢性肝炎の診断で，通院治療していた。2か月前の検査で肝細胞癌と診断され，肝後区域切除術を行う方針となった。

胸部傍脊椎ブロック thoracic paravertebral block（TPVB）は，胸椎領域の脊髄神経前枝と交感神経を片側多分節にわたってブロックできる。TPVBは片側の手術に対して行うことが多いが，両側にTPVBを行うことで，胸腹部正中創に対しても良好な鎮痛を提供できる[1]。

■術前評価

患者に日常生活動作の制限はない。術前のインドシアニングリーン（ICG）検査では，15分値が16％，K値（血漿消失率）は0.142であり，軽度肝機能異常を認めた。血小板数は9.2万/μLと低値で，プロトロンビン時間国際標準比（PT-INR）は1.18であった。Child-Pugh分類はグレードAであった。臨床的な出血傾向は認めなかった。

■ブロックの範囲と麻酔計画

◯神経ブロックの選択

手術は上腹部の逆L字切開で行われる。必要な神経ブロック範囲は，デルマトームでは第6胸神経（T_6）〜第10胸神経（T_{10}）に相当する。

本症例は血小板数減少を認めるが，新潟大学医歯学総合病院（以下，当院）では，硬膜外麻酔を絶対禁忌とする値ではない。しかし，肝後区域切除によって，術後にかけて肝機能低下，血小板数減少，血液凝固能低下が進行すると予想される[2,3]。硬膜外カテーテル抜去時も硬膜外血腫発症のリスクは高いとされ[4]，術後の凝固能異常はカテーテル抜去の時期を遅らせ[3]，事故抜去による血腫形成の危険性もはらむ[3]。し

たがって，末梢神経ブロックのほうが安全である。本症例の切開創をカバーできる末梢神経ブロックには，肋骨弓下腹横筋膜面ブロック（TAPB），肋間神経ブロック，TPVBがある。

肋骨弓下TAPBは，第7胸神経（T_7）〜第11胸神経（T_{11}）由来の脊髄神経前枝をブロックできる[5]が，術前の単回投与のみでは術後鎮痛には不十分であり，術後に再度単回投与を行うか，カテーテルを挿入して持続TAPBを行う必要がある。しかし，逆L字切開後に行うTAPBは，創やドレーンが邪魔をしてアプローチが難しい場合がある。また，肋間神経ブロックでは，広範囲の持続鎮痛効果は期待できない。

TPVBは，1か所からの注入で片側多分節の脊髄神経前枝と交感神経をブロックでき，持続ブロックも行いやすい。両側で持続TPVBを行うことで，正中創の鎮痛も可能である[1]。血液凝固能異常を認める患者へのTPVB施行の是非については議論があるが，当院では，本症例のように軽度の凝固能低下，血小板数減少が予想される症例では，両側TPVBを行っている（コラム）。

◉麻酔計画

全身麻酔に加えて両側持続TPVBを行う方針とした。両側TPVBは両側の交感神経をブロックできるため，腹部手術の内臓痛に対しても鎮痛効果がある。しかし，multimodalな鎮痛を提供するため，術中術後ともにオピオイドや非ステロイド性抗炎症薬（NSAIDs）を併用する。術中はレミフェンタニルを併用し，術後は傍脊椎腔へのフェンタニル持続投与とロキソプロフェンの内服を行う予定とする。

ブロックの実際

全身麻酔はプロポフォールの静注とレミフェンタニルの持続静注で導入し，セボフルランの吸入とレミフェンタニルの持続静注で維持する。全身麻酔導入後にTPVBを行う。

◉患者体位および機器の配置

患者を左側臥位とする。患者の左膝は屈曲，

コラム

血液凝固能異常とTPVB

血液凝固能や血小板数が低下した患者に対して，TPVBを行ってよいかどうかは，意見の分かれるところである。米国区域麻酔学会の勧告[6]，欧州麻酔学会の勧告[7]とも，凝固能異常患者に対する傍脊椎ブロックの施行は大量出血の危険性が高く，適応はneuraxial blockに準ずるとしている。

どちらの勧告も，腰神経叢ブロック（＝腰部傍脊椎ブロック）による死亡例を根拠の一つとしているが，血液凝固能とTPVBに関しては，まとまった報告はなく，出血によって重大な後遺症や死亡をまねいたという報告もない。

硬膜外腔は骨に囲まれた狭い空間であり，そこでの出血は重篤な神経障害を発症させるリスクがある。腰神経叢ブロックでは，逆に後腹膜に出血が広がり，大量出血に至るリスクがある。TPVBでも出血のリスクはあるが，胸部傍脊椎腔は，脊柱管のような閉鎖腔でも広い空間でもないので，神経学的後遺症や大量出血に至るリスクは，硬膜外麻酔や腰神経叢ブロックより小さいと予想される。

他方で，開胸術の既往がある正常凝固能の患者に，抵抗消失法でTPVBを行って肺出血が起こったという報告[8]や，重症胸部外傷患者に挿入したTPVBカテーテルが硬膜外腔に迷入したという報告[9]がある。

現状では，これらの勧告・報告を踏まえて，症例の状態および術式と術者の技量（超音波ガイド下平行法で確実に針先を描出できる能力は必須）を吟味したうえで適応を決定し，患者および主治医にも十分に合併症の可能性を説明しておく必要がある。

筆者は，穿刺する傍脊椎腔周囲の正常解剖が保たれている症例に対しては，PT-INR≦1.5かつ血小板数≧5万/μLを条件として，超音波ガイド下TPVBを行っている。一般化された実施基準の提言には，今後の大規模研究の結果が待たれる。

右膝は伸展した状態とし，両下肢の間にクッションを挟む（図1）。こうすると，介助者の支えがなくても側臥位を維持できる。

両側TPVBは，左右の側臥位で片側ずつ行うか，腹臥位で施行するのが手技的に容易だが，体位変換がわずらわしい。したがって，筆者は左側臥位で両側のブロックを行っている[*1]。右側臥位ではなく左側臥位を選択するのは，針をやや尾側から頭側に向けて刺入するため，右利きの術者が右手で穿刺しやすいからである。

超音波装置は患者の腹側に置き，術者と正対させる。手術台は，術者が肘を90°程度曲げた状態で，右側TPVBを行える高さとする。

◯プレスキャン

本症例は標準的な体格の成人であるため，プローブは高周波数リニアプローブを使用する。

穿刺レベルは両側の第7肋間とした。まず同肋間の背部正中から右外側2〜3cmのところにプローブを当て（図2A），肋間隙の矢状断面像を描出して内肋間膜を同定する（図2B）。続いてプローブを肋骨と平

[*1] 体位変換が容易な小児では腹臥位で行う。

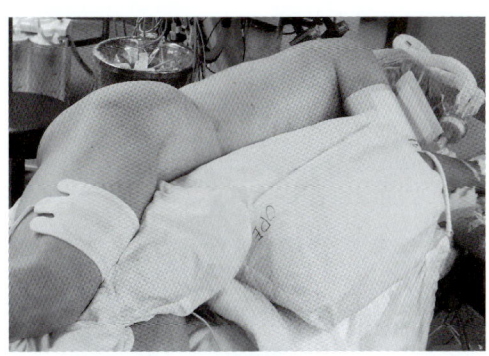

図1　ブロック施行時の患者体位

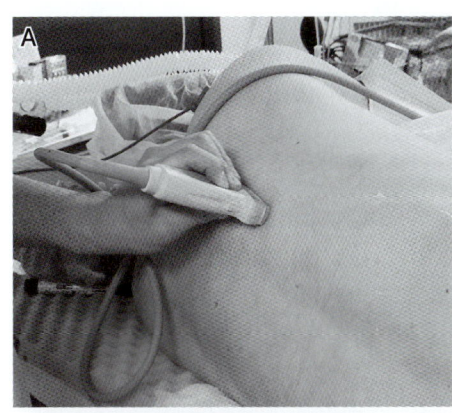

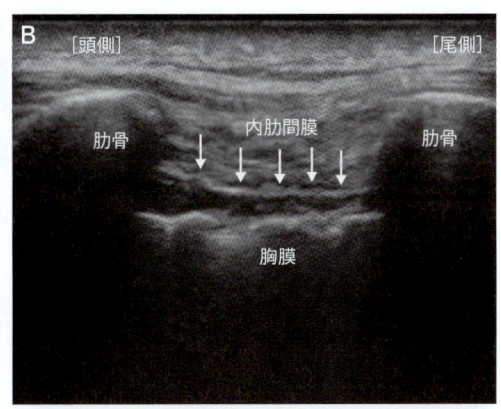

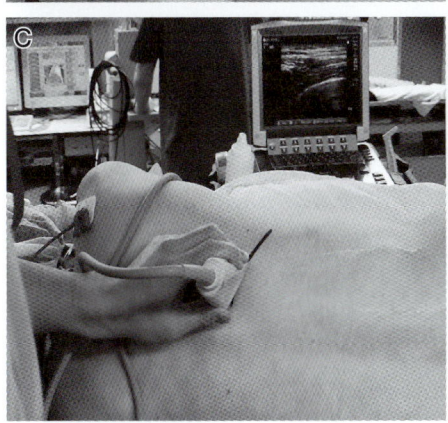

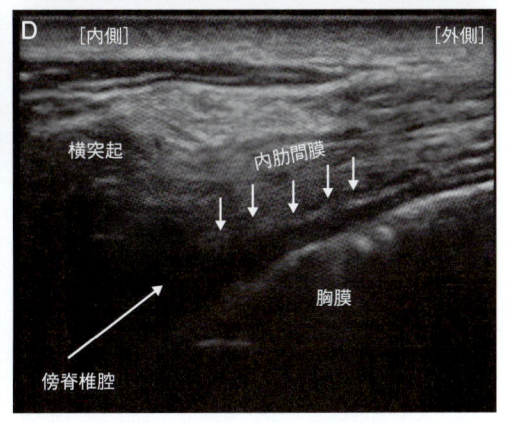

図2　画像の描出手順
A：右第7肋間で背部正中から外側2.5cmの位置にプローブを当てたところ，B：肋間隙の矢状断面像，C：右第7肋間で肋骨と平行にプローブを当てたところ，D：胸部傍脊椎腔横断像（内肋間膜がきれいに描出されており，穿刺するのに適切な画像）

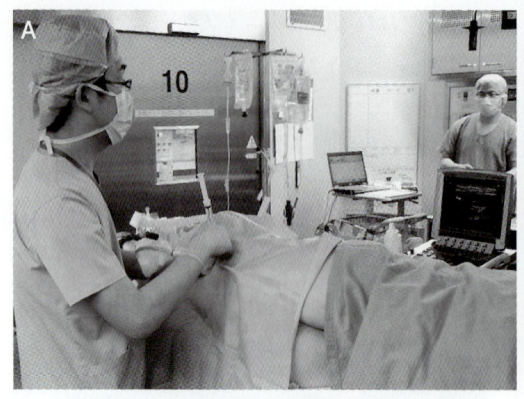

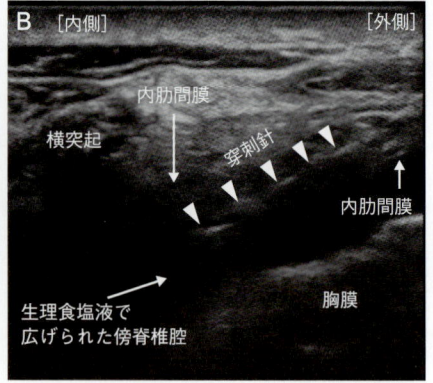

図3 右胸部傍脊椎腔穿刺
A：穿刺時，B：穿刺時の超音波画像
右側穿刺は立って行う（A）。Tuohy針が内肋間膜を貫き，生理食塩液により胸部傍脊椎腔が広がり，壁側胸膜が腹側に下がっている（B）。

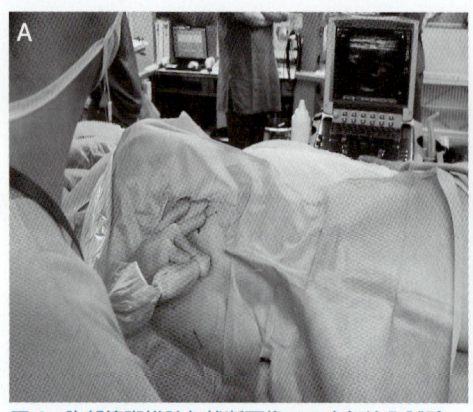

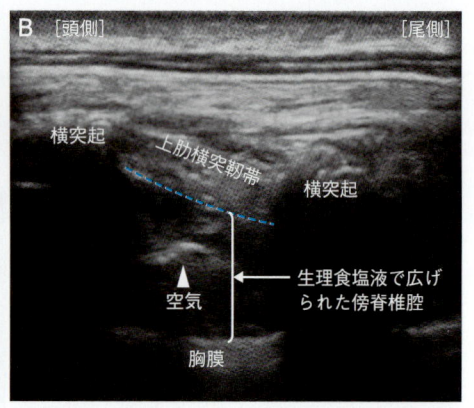

図4 胸部傍脊椎腔矢状断面像での空気注入試験
A：空気注入試験，B：空気注入時の超音波画像
左手で，プローブを固定して傍脊椎腔矢状断面像を描出しつつ，左手薬指で空気注入時にカテーテルが抜けないようにカテーテルの刺入点を押さえている。右手を使って，空気と生理食塩液の混合液をカテーテルから注入する（A）。拡張した胸部傍脊椎腔内に，カテーテルから注入した空気を確認できる（B）。

行になるよう回転させ（図2C），プローブ位置を微調整して内肋間膜がはっきり見える画像（図2D）を描出して，右側TPVBの穿刺点を決定する。左側も同様にTPVB施行に適した画像を描出して，穿刺点を決定する。

◎穿刺

硬膜外麻酔用のTuohy針（18ゲージ）と硬膜外カテーテルを使用する。Tuohy針の先端は彎曲しているため，超音波で先端が描出されやすい。

まず右側から行う。Tuohy針は内筒を抜き，生理食塩液を吸った10 mLシリンジを接続し，針の中の空気を抜いておく。図2Dと同じ画像を描出し，針はプローブの外側から内側に向けて平行法で穿刺する（図3A）。

◎カテーテルの挿入

針が内肋間膜を貫いたところで，血液が吸引されないのを確認してから，生理食塩液約10 mLを傍脊椎腔に注入する。そのとき，壁側胸膜が腹側に押し下げられていく様子を観察できる（図3B）。傍脊椎腔を拡張させた後，シリンジを外してTuohy針

を180°回転させ，カテーテルを針先から約5 cm挿入する。

続いて，プローブを脊椎棘突起側面に接する位置で脊椎と平行に当て（図2Aよりも内側の位置），超音波ビームをやや外側に向けて，生理食塩液により広げられた傍脊椎腔の矢状断面像を観察する（図4A）。その位置で，カテーテルから空気0.5 mLと生理食塩液3 mLを，フィルターを介さずに注入し，傍脊椎腔に空気による高エコー性の像（hyperechoic flash）が出現するのを確認する（図4B）。hyperechoic flashが確認できなければ，カテーテルを少し引き抜くなどして調整し，再度確認する。

最後に，薬液漏れや，カテーテルの脱落を防ぐために，カテーテルを糸で固定する。

右側を終えたら，左側を行う。患者体位が不安定にならない程度に，手術台を患者腹側に傾ける。こうすることで，体位が腹臥位に近づき，プローブ固定と穿刺を行いやすくなる。術者は椅子に座り，プローブを患者の背部左側に当て，傍脊椎腔を観察する。このときに，術者が肘を90°からやや屈曲した状態で操作できるように，手術台と椅子の高さを調節する。また，超音波装置も，術者が患者越しに正面で視認できる高さに調節する。

右側TPVBと同様に，針を患者の外尾側から内頭側に向けて平行法で穿刺し（図5），カテーテルを挿入する。傍脊椎腔でhyperechoic flashを観察した後，カテーテルを固定する（図6）。

■使用する薬物

TPVBでは，1か所に大量の局所麻酔薬を注入することで，片側多分節の感覚神経と交感神経を遮断できるが，両側TPVBでは，両側傍脊椎腔に局所麻酔薬を注入するため，局所麻酔薬中毒の懸念がある。

片側TPVBを，ブピバカイン使用量で2群に分けて比較したところ，高用量群（24時間当たり890〜990 mg使用）でも，局所麻酔薬中毒は認めなかった[10]。また，Marretら[11]は，片側の持続TPVBをロピバカイン0.5 mg/kg/hrで行ったが，局所麻酔薬中毒は認めなかった。手術や外傷後は，α-1酸性糖タンパク質の産生が亢進し，局所麻酔薬との結合が増えるため，術後の持続神経ブロックでは，遊離局所麻酔薬の血中濃度はあまり変化せず，局所麻酔薬中毒は起こりにくい[12]とされる。

一方で，ブピバカインによる片側持続TPVBで局所麻酔薬中毒を発症し，痙攣時

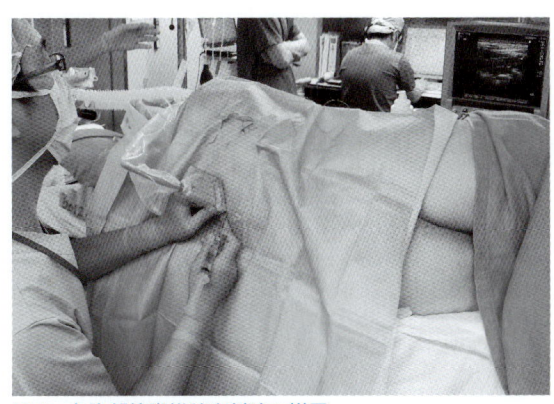

図5　左胸部傍脊椎腔穿刺時の様子
左側穿刺は，椅子に座り，手術台を患者腹側にやや傾けて行う。超音波装置は術者の正面に配置する。プローブをしっかり固定し，針は患者の外尾側から内頭側に向けて平行法で進めていく。針が不意に深く刺さらないよう，右中指を針に沿えてストッパーとしている。

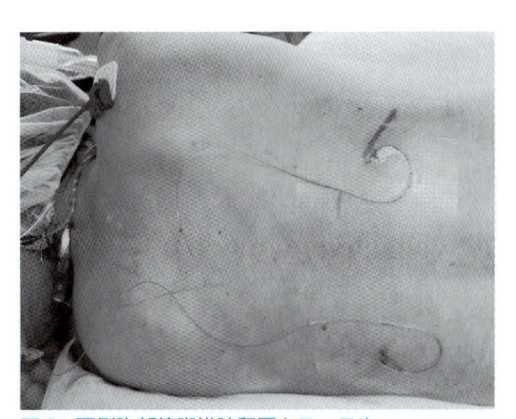

図6　両側胸部傍脊椎腔留置カテーテル
両側第7肋間から胸部傍脊椎腔にカテーテルが挿入されている。

の誤嚥がもとで死亡したという症例報告[13]もある。この報告では，24時間当たりのブピバカイン投与量は404 mg以下であり，中毒発症の原因として，①低栄養および低肝機能のためにα-1酸性糖タンパク質産生が減少したこと，②胸腔内ブロックとなり局所麻酔薬の吸収速度が上昇したこと，③鎮痛効果が不十分で術後の局所麻酔薬ボーラス投与量が増加したこと，④薬物相互作用のために代謝が遷延したこと，⑤局所麻酔薬の血管内注入，が挙げられている。

以上の報告を参考に，当院でTPVBに用いるロピバカインは，単回投与で3 mg/kg，持続投与で0.6 mg/kg/hrを上限量とし，肝機能や併用薬などに応じて減量している。本症例では肝機能低下を勘案し，単回投与は左右合計150 mg（0.375％ロピバカイン20 mL×2, 2.3 mg/kg），持続投与は24 mg/hr（0.2％ロピバカイン6 mL/hr×2, 0.38 mg/kg/hr）とする。

術後経過時間 (hr)	安静時 NRS	咳嗽時 NRS	冷覚遮断域（右）	冷覚遮断域（左）
1	0	0	T_5〜T_{10}	T_5〜T_{10}
6	2	2	T_5〜T_{10}	T_5〜T_9
24	1	1	T_6〜T_{10}	T_6〜T_{10}
48	0	1	T_6〜T_{10}	T_6〜T_9

表1　NRSおよび冷覚遮断域の推移
冷覚遮断域はアイスパックを用いて評価した。

■麻酔の実際

手術開始15分前に，右側TPVBカテーテルから，10分前に左側TPVBカテーテルから，0.375％ロピバカイン20 mLをそれぞれ注入する。手術開始時のレミフェンタニルは0.1 μg/kg/minとする。皮膚切開後に循環動態の変化を認めなければ，両側TPVBが有効であると確認できる。

開腹後も循環動態の変動を認めなければ，術中のレミフェンタニルは0.1〜0.15 μg/kg/minで維持する。

手術終了約1時間前にレミフェンタニルを0.05 μg/kg/minに減量し，フェンタニルを6 μg/kg静注する。制吐目的でドロペリドール1.25 mgの静注も行う。

筆者は片側持続TPVBでは，TPVBの局所麻酔薬と持続静注のフェンタニルを別々のポンプを用いて投与し，悪心・嘔吐出現時はフェンタニルのみを中止している。しかし，両側持続TPVBでは，複数のポンプを使用するデメリット（管理が煩雑，費用がかかるなど）を重視し，基本的に，フェンタニルは左右どちらかのTPVB用ポンプに混和して投与している。傍脊椎腔に投与されたフェンタニルは，傍脊椎腔周囲の組織から吸収されて全身性に効果を発揮すると考えられる。したがって，フェンタニルの量は持続静注に用いる量に準じて決定している。

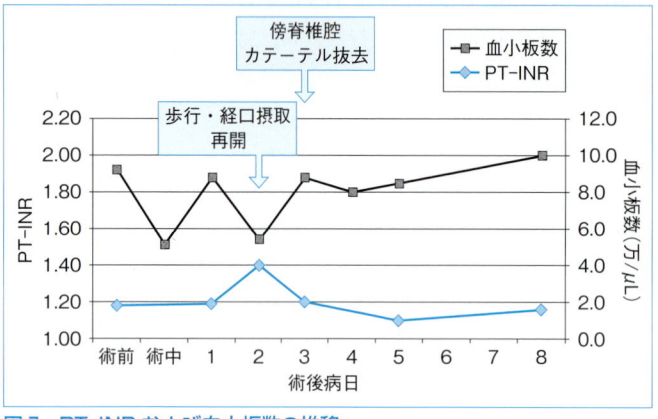

図7　PT-INRおよび血小板数の推移
術中の血小板数は，約2800 mL出血後，濃厚血小板を投与する直前の値である。血小板数，PT-INRとも，術後は2日目に最も数値が悪化した。術後は血液製剤の投与は行わなかった。

コメント

両側TPVBでは，両側の交感神経がブロックされるために，片側TPVBよりも低血圧を生じやすいと思われる。しかし，466例の片側TPVBと196例の両側TPVBにおける合併症頻度の報告[14]（「症例1：胸腔鏡補助下肺葉切除術に対する持続胸部傍脊椎ブロック」表1参照）では，片側でも両側でも低血圧の発症頻度は4％弱であった。筆者の経験では，両側TPVBのほうが血圧が低下する印象があるが，同量の局所麻酔薬を硬膜外腔に投与した場合に比べると軽度で，昇圧薬を少量使うだけで血圧を維持できることが多い。ただし，まれに大きく血圧が低下する場合もあるので注意する。

症例経過

初回ロピバカイン投与後の10分間で血圧と心拍数が約10%低下したが，エフェドリン8 mgの静注で回復し，以後は昇圧薬を要さなかった（コメント）。肝切除時に大量出血を認め，出血量は計3450 mLであった。術中に赤血球濃厚液6単位，新鮮凍結血漿8単位，濃厚血小板10単位を輸血した。初回投与から6時間が経過したため，閉創時に両側TPVBカテーテルから0.375%ロピバカインを20 mLずつ追加投与し，持続TPVBを開始した。持続TPVBは左右それぞれ一つずつのディスポーザブルポンプを用いて行った。左側TPVB用のポンプには0.2%ロピバカイン300 mLを充塡し，6 mL/hrで投与した。右側TPVB用のポンプには，0.75%ロピバカイン80 mL＋フェンタニル1.3 mg/26 mL＋ドロペリドール5 mg/2 mL＋生理食塩液192 mLを混和した薬液計300 mLを充塡し，6 mL/hrで投与した（0.2%ロピバカイン6 mL/hr，フェンタニル約0.4 µg/kg/hrに相当）。フルルビプロフェン アキセチル50 mgの静注も行った。

手術時間は6時間23分であった。全身麻酔薬の投与を終了すると，すみやかに覚醒したため抜管した。

痛みの数値的評価スケール（NRS）および冷覚遮断域（表1）と，PT-INRおよび血小板数の経過（図7）を示す。NRSは，安静時，咳嗽時ともに低値で経過した。術後2日目から歩行と経口摂取を開始し，同日夕方からロキソプロフェンの内服（180 mg/日）を開始した。追加の鎮痛薬は要さず，術後3日目にTPVBカテーテルを抜去した。

過去の報告[2]と同様に，PT-INR，血小板数とも，術後2日目に最も数値が悪化していた。

■本症例のポイント

上腹部開腹術の鎮痛法として，両側TPVBは硬膜外麻酔の代替となる方法である。両側TPVBでは，特に局所麻酔薬中毒に注意を払う必要がある。血液凝固能異常，血小板数低値を認める患者へのTPVB実施基準は確立されていないが，硬膜外麻酔よりも適応範囲が広いと考えられる。実際の症例では，患者や主治医とよく相談したうえで，個別に適応を決定する。

（吉田 敬之）

文献

1. Richardson J, Lönnqvist PA, Naja Z. Bilateral thoracic paravertebral block : potential and practice. Br J Anaesth 2011 ; 106 : 164-71.
2. Stamenkovic DM, Jankovic ZB, Toogood GJ, et al. Epidural analgesia and liver resection : postoperative coagulation disorders and epidural catheter removal. Minerva Anestesiol 2011 ; 77 : 671-9.
3. Tsui SL, Yong BH, Ng KF, et al. Delayed epidural catheter removal : the impact of postoperative coagulopathy. Anaesth Intensive Care 2004 ; 32 : 630-6.
4. Vandermeulen EP, Van Aken H, Vermylen J. Anticoagulants and spinal-epidural anesthesia. Anesth Analg 1994 ; 79 : 1165-77.
5. Barrington MJ, Ivanusic JJ, Rozen WM, et al. Spread of injectate after ultrasound-guided subcostal transversus abdominis plane block : a cadaveric study. Anaesthesia 2009 ; 64 : 745-50.
6. Horlocker TT, Wedel DJ, Rowlingson JC, et al. Regional anesthesia in the patient receiving antithrombotic or thrombolytic therapy : American Society of Regional Anesthesia and Pain Medicine Evidence-Based Guidelines (Third Edition). Reg Anesth Pain Med 2010 ; 35 : 64-101.
7. Gogarten W, Vandermeulen E, Van Aken H, et al. Regional anaesthesia and antithrombotic agents : recommendations of the European Society of Anaesthesiology. Eur J Anaesthesiol 2010 ; 27 : 999-1015.
8. Thomas PW, Sanders DJ, Berrisford RG. Pulmonary haemorrhage after percutaneous paravertebral block. Br J Anaesth 1999 ; 83 : 668-9.
9. Lucas SD, Higdon T, Boezaart AP. Unintended epidural placement of a thoracic paravertebral catheter in a patient with severe chest trauma. Pain Med 2011 ; 12 : 1284-9.
10. Kotzé A, Scally A, Howell S. Efficacy and safety of different techniques of paravertebral block for analgesia after thoracotomy : a systematic review and metaregression. Br J Anaesth 2009 ; 103 : 626-36.
11. Marret E, Bazelly B, Taylor G, et al. Paravertebral block with ropivacaine 0.5% versus systemic analgesia for pain relief after thoracotomy. Ann Thorac Surg 2005 ; 79 : 2109-13.
12. Dauphin A, Gupta RN, Young JE, et al. Serum bupivacaine concentrations during continuous extrapleural infusion. Can J Anaesth 1997 ; 44 : 367-70.
13. Fagenholz PJ, Bowler GM, Carnochan FM, et al. Systemic local anaesthetic toxicity from continuous thoracic paravertebral block. Br J Anaesth 2012 ; 109 : 260-2.
14. Naja Z, Lönnqvist PA. Somatic paravertebral nerve blockade. Incidence of failed block and complications. Anaesthesia 2001 ; 56 : 1184-8.

症例 3
胸部下行大動脈置換術に対する持続胸部傍脊椎ブロック

オピオイドを減らせるので脊髄保護にも有用

本症例で行うブロック ▶▶ 持続胸部傍脊椎ブロック

症例

80歳の男性。身長166 cm，体重50.2 kg。胃腺腫に対して内視鏡治療予定だったが，術前CT検査で，気管分岐部から6.0 cmにわたって最大径5.5 cmの下行大動脈瘤が指摘された。食道圧排所見があるため，下行大動脈置換術が先行して予定された。高血圧で内服治療中である。

動画配信中 ※ ご確認いただくには，ページxのIDとパスワードが必要です。

【動画タイトル】
胸部傍脊椎ブロック施行の実際と超音波映像

詳しくはページx参照！

山形県立中央病院（以下，当院）は，胸部下行大動脈瘤に対し，後側方開胸切開アプローチによる下行大動脈置換術を行っている。超音波ガイド下末梢神経ブロックが実施可能になる以前は，下行大動脈瘤手術はプロポフォール，フェンタニルによる全静脈麻酔（TIVA）で行っていた。胸部下行大動脈手術においては，対麻痺が5％程度で発症すると報告[1]され，オピオイドが脊髄障害の増悪因子の一つである[2,3]ことが知られている。そのため下行大動脈置換術では，オピオイドの投与量を減量する傾向にあった。さらに，ICUでナロキソンを投与する場合もあり，このような症例では，術中術後の鎮痛が不十分となる。特に術後早期に抜管した症例では，創部痛の訴えが強く，深呼吸が行えずに離床が遅れる傾向があった。

そこで最近では，周術期の鎮痛効果を期待して，下行大動脈置換術には胸部傍脊椎ブロック thoracic paravertebral block（TPVB）を行っている。TPVBは，硬膜外麻酔で起こり得る硬膜外血腫などの重大な合併症はまれであり，安全性が高い鎮痛法である。また，後側方開胸による心臓手術の鎮痛法としても有用性が高い。さらに，TPVBを全身麻酔に併用することで，オピオイド投与量を減量できることが期待でき，脊髄保護の観点からも有用である。

■術前評価

血液検査では，活性化部分トロンボプラスチン時間（APTT）32.8秒，プロトロンビン時間（PT）9.6秒，プロトロンビン時間活性百分率（PT％）＞120％，プロトロンビン時間国際標準比（PT-INR）0.88，血小板数15.1万/μLであった。術前の凝固能異常，血小板低下は認めなかった。

■ブロック範囲と麻酔計画

当院では，下行大動脈置換術は第4肋間からの後側方切開でアプローチしている。この皮膚切開レベルに合わせてTPVBを行えば，鎮痛効果が得られる。

また，フェンタニルは30μg/kg程度までであれば，脊髄障害に関して安全との報告[4]があるが，フェンタニル残存による影響が懸念される。一方，レミフェンタニルは投与を停止すれば，すみやかに効果が消失し，下行大動脈瘤の手術においては，より適していると考える。

本症例では，プロポフォール，レミフェンタニルによる全身麻酔に持続TPVBを併用する予定とする。ヘパリン化が必要な手術であり，安全を考慮し，TPVBのカテーテル挿入は，手術前日に施行する（コラム1, 2）。

■ブロックの実際

① TPVBカテーテル挿入は手術室で行う。
② 必要物品（図1）を揃え，静脈路を確保し，心電図，パルスオキシメータを装着する。
③ 患者を右側臥位にし，枕を抱えるような姿勢とする（図2A）。
④ 超音波装置は術者の正面に置き，手術台の高さを調整する。左肘を手術台に載せ，プローブを患者背部に固定するが，その際に，左手に無理な力が入らない高さに調整する（図2B）。
⑤ プレスキャンでは，肩甲骨内側縁で肋間隙の矢状断面を描出し，第1肋骨から順に数えて穿刺部位レベルを同定する。穿刺レベルで，肋間に沿った方向にプローブを当て，内肋間膜が明確な画像（図3）を描出し，プローブの長軸に沿ってマーキングする。第4肋間からの開胸であるが，本症例では第5肋間から穿刺する（後述「本症例のポイント」参照）。
⑥ 消毒，覆布，プローブカバー装着
穿刺部位のマーキングを消さないように注意しながら消毒し，穴あき覆布を掛ける。プローブカバーは，カバーとプローブの間に空気が入らないようにつける。プローブカバーの中に手を入れ，ゼリーをのせたプローブ先端をつかむようにして装着すると空気が入りにくい。
⑦ 穿刺部の浸潤麻酔
浸潤麻酔は，10 mLシリンジに1%リドカインを入れ，23ゲージカテラン針で行う。本症例では，覚醒下でブロックを行うため，マーキングに合わせてプローブを固定し，穿刺部位の皮下に十分に浸

コラム 1

カテーテル挿入を行うタイミング

TPVBでは，硬膜外麻酔で起こり得る硬膜外血腫などの重篤な合併症のリスクは低く，安全性は高い。

ただし，まれにカテーテル挿入の際に出血がみられることがあり，当院では手術前日に手術室でカテーテル挿入を行うようにしている。

手術当日，全身麻酔導入後にカテーテル挿入を行う場合は，ブロック手技に習熟した術者が，単回穿刺で完了するようにすれば問題なく行えるかもしれない。しかし，安全性を考慮すると，基本的には手術前日に施行するほうが好ましい。

コラム 2

ヘパリン化が必要な心臓手術での傍脊椎ブロックの安全性

米国区域麻酔学会（ASRA）のガイドライン[5]には，TPVBなどの"深部の神経ブロックでは，neuraxial anesthesiaに準ずる"と記載されているのみである。

Dholeら[6]は，低侵襲小切開冠動脈バイパス術における術後鎮痛法として，硬膜外麻酔（n=21）と傍脊椎ブロック（n=20）を前向きに比較検討した。その結果，硬膜外カテーテル，TPVBカテーテルは，全身麻酔導入直後に挿入されたが，神経学的な合併症はなく，視覚アナログスケール（VAS）値と鎮痛補助薬の使用量は，両群間で差がなかった。

TPVBは，ヘパリン化が必要な手術でも硬膜外麻酔より安全といえる[6,7]が，まれに穿刺時やカテーテル挿入時に出血が起こる。これは，内肋間膜を穿刺した後，針を進め過ぎて静脈を損傷し，硬膜外針から出血してくるものが多い。この場合は針を抜去し，しばらく圧迫止血する。この出血を防ぐには，プレスキャンの際に，ブロック針の刺入経路に血管がないことを確認し，穿刺の際には針先を内肋間膜直下でとどめるようにすることが重要である。

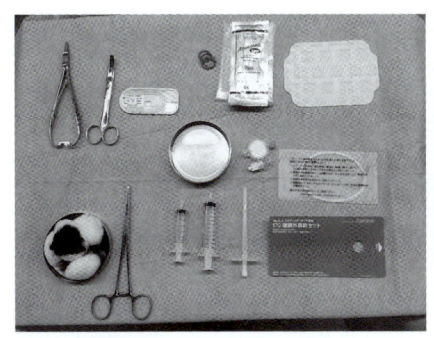

図1 必要物品
ここには写っていないが、穴あき覆布も使用する。消毒後に穴あき覆布を掛けてから操作をする。

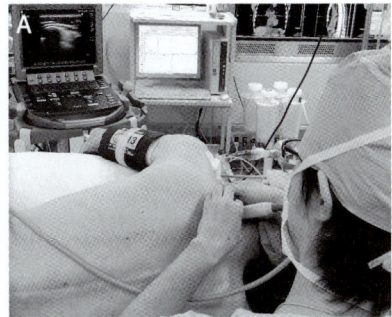

図2 患者体位と術者の姿勢
超音波装置は術者の正面に配置する（A）。側臥位にした後、枕を抱えるようにすると患者体位が安定する。肩甲骨がブロック部位から外側にずれるため、穿刺しやすくなる。手術台は、プローブをしっかりと固定できる高さに調整する（B）。

潤麻酔する。そのまま広背筋の深さまで浸潤麻酔を行う。浸潤麻酔の際には、シリンジ、針内には空気が入っていないことを十分確認する。浸潤麻酔で空気が入ってしまうと、穿刺経路が見えなくなってしまい、目的とするレベルでのブロックが困難になってしまう。

⑧穿刺

17ゲージ硬膜外針に10 mLシリンジを連結し、1％リドカインを10 mL入れ、硬膜外針内の空気を抜いておく。硬膜外針のベベルがプローブを向くように針を保持し、傍脊椎腔に向かってプローブの外側から内側へ針を進める。内肋間膜を貫いたら、針の刺入を止めて血液の逆流がないことを確認してから1％リドカイン10 mLを注入する（図4）。穿刺の際は針先を常に描出して見失わないようにする。見失った場合は、針は進めずに、針先が描出されるところまで抜いて針の方向を微調整する。

⑨カテーテル挿入

硬膜外針のベベルが腹側に向くように針を180°回転させ、カテーテルを針先から3 cm程度進めて針を抜去する。

⑩カテーテル先端位置の確認

カテーテルの先端位置は、カテーテルから空気入り生理食塩液を入れて描出される高エコー性の像（hyperechoic flash）で確認する。胸椎棘突起側面にプローブ

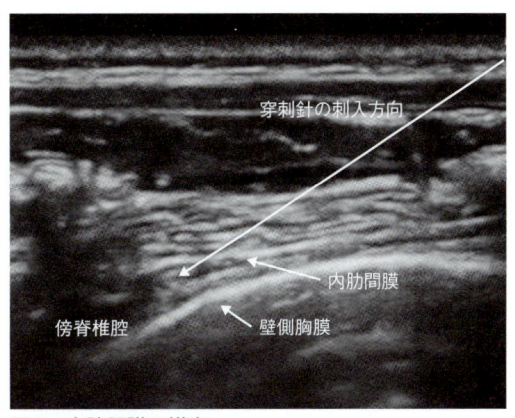

図3 内肋間膜の描出

を当て、わずかにプローブを内側に傾け、超音波を外側に向けることで、傍脊椎腔の矢状断像を描出する。5 mLのシリンジに1％リドカイン1～2 mLと空気1～2 mLを入れ、カテーテルに連結してpushする。超音波画像で、上肋横突靭帯と壁側胸膜の間に、hyperechoic flashが描出されれば、傍脊椎腔にカテーテル先端があると判断できる。描出できない場合は、カテーテルを3～5 mmずつ引き抜き、再度確認する。

カテーテル先端の確認方法としては、カラードプラーによる判別方法もあるが、描出画像面からカテーテル先端が遠いところにあっても、ドプラー信号が描出され得るため、hyperechoic flashによる確認のほうが、より確実である。

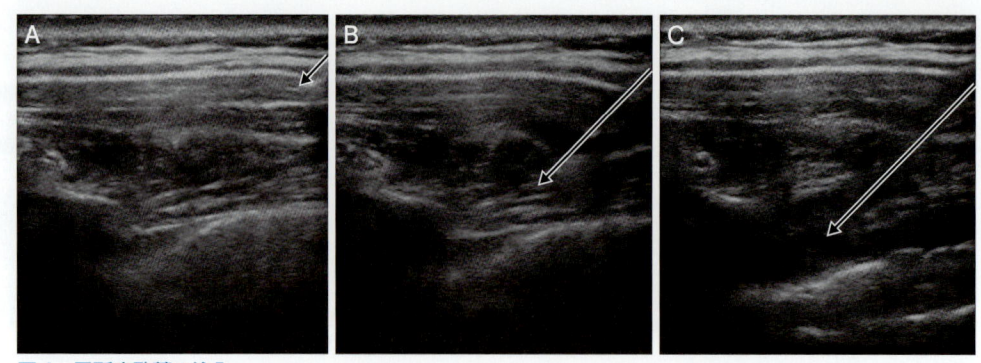

図4 局所麻酔薬の注入
針を進める際に超音波画像がブレないように，プローブをしっかりと固定する．Cは局所麻酔薬注入後．

⑪固定

カテーテルを3-0ナイロン糸で固定する．ドレッシング材は，カテーテル挿入部がフィルム端になるように貼り付け，術野の邪魔にならないようにする（図5）．

⑫TPVBの効果判定

本症例では，傍脊椎腔に1%リドカインを総量で15 mL投与する．カテーテル挿入後，左側第4胸神経（T_4）〜第6胸神経（T_6）レベルでの温痛覚の低下を確認できたら，バイタルサインに問題がないことを確認し，帰室させる．

■麻酔の実際

全身麻酔はプロポフォール，レミフェンタニルによるTIVAで導入し，ロクロニウム60 mgを投与後，ダブルルーメンチューブで気管挿管する．プロポフォールはbispectral index（BIS）値40〜50を目標とし，目標血中濃度を2.0〜3.0 μg/mLで維持する．レミフェンタニルは，挿管時まで0.4 μg/kg/minで投与し，その後，手術開始までは0.14 μg/kg/minに減量する．手術開始約10分前に0.5%ロピバカイン20 mLをTPVBカテーテルから投与する．手術開始後，血圧，心拍数がともに変動しなければ，ブロック効果は十分と判断する．

手術は，人工心肺補助自己心拍下の大腿大腿動脈（FF）バイパス，分離肺換気下で行われる．FFバイパス開始後，下行大動脈遠位部の手術操作中は，オピオイドによる脊髄障害を考慮し，レミフェンタニルは投与中止し，鎮痛補助薬としてケタミン0.6 mg/kg/hrを持続投与する．

術後経過

手術時間は3時間30分（人工心肺時間1時間14分）であった．閉胸後，0.5%ロピバカイン10 mLを追加投与し，0.2%ロピバカイン6 mL/hrの持続投与を開始した．ダブルルーメンチューブをシングルルーメンチューブに入れ替えた後，挿管したままICUへ入室した．麻酔時間は5時間20分であった．

ICU入室後，人工呼吸管理とした．ICU入室時より酸素化は良好で，人工呼吸器からの離脱を開始した．ICU入室2時間後に覚醒したが，苦悶様の表情はなく，バイタルサインの変動もなかった．呼び掛けに対して開眼し，四肢の動きがあり，対麻痺がないことを確認した．抜管までの間，ミダゾラム3 mg/hrの持続投与により鎮静を開始．その後もバイタルサインに変動はなく経過した．抜管予定時刻の2時間前にミダゾラムを中止し，覚醒時の気管チューブ留置状態や抜管前の気管吸引による刺激に対する鎮痛効果を期待して，デクスメデトミジンを0.5 μg/kg/hrで投与開始した．ICU入室22時間後に抜管したが，抜管後も痛みの訴えは特になく経過した．一時，体動が激しくなり，不穏状態となったため，ペンタゾシン15 mg，ヒドロキシジン25 mgを1回筋注したが，それ以外に鎮静薬，鎮痛補助薬は必要なかった．術後3日でデクスメデトミジンの持続

投与，持続 TPVB を終了した。術後 4 日から食事摂取開始となり，ICU を退室した。

■本症例のポイント

◎側方開胸による心臓手術に TPVB は有用

TPVB には，硬膜外血腫などの重篤な合併症はなく，本症例のようにヘパリン化が必要な手術でも，安全に施行できる。本症例では，術後鎮痛法としても持続 TPVB で良好な鎮痛が得られた。

◎意識下での TPVB

呼吸器手術や，開腹手術において TPVB を行う場合は，全身麻酔導入後に行う。硬膜外針が内肋間膜を貫通後，生理食塩液を注入し，壁側胸膜を腹側に偏位させることで傍脊椎腔を広げ，カテーテルを挿入する。

しかし本症例のように，手術前日に神経ブロック用のカテーテルを挿入する場合や，ペインクリニックでは，意識下での手技となる。傍脊椎腔に生理食塩液のみを注入すると強い痛みがあるため，意識下で実施する場合は，局所麻酔薬を使用する。また，局所麻酔薬を使用することで，ブロックレベルの温痛覚が減弱し，目的とする脊髄神経遮断の効果を確認することができる。

◎後側方開胸の心臓手術では挿入部位に注意

本症例では，第 4 肋間からの開胸であったが，呼吸器手術の場合，より後方に大きく切開される。このため，カテーテル挿入部位が術野にかかる可能性がある。プレスキャンの時点で，なるべくカテーテル挿入部が脊椎側となるような画像を描出し，マーキングすることがポイントである。また，穿刺部位は 1 肋間上下にずらしたほ

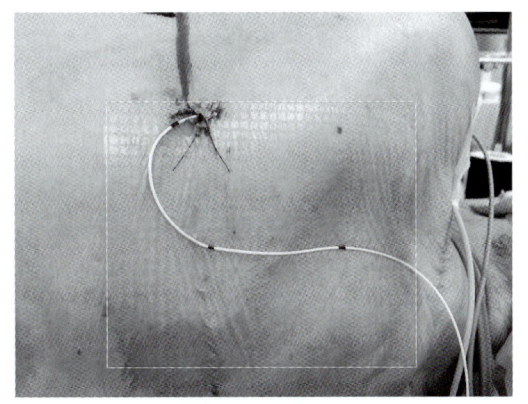

図5　ドレッシング材の貼付位置
穿刺部位がドレッシング材の端になるように貼ると，術野の邪魔になりにくい。

うが，術野の邪魔になりにくい。本症例では，1 肋間上の第 3 肋間では肩甲骨下縁が穿刺部位にかかってしまうため，1 肋間下の第 5 肋間を選択する。

（金田 卓也）

文　献

1. 堀内俊孝，川口昌彦，古家 仁．大動脈手術時の脊髄モニタリング．臨床麻酔 2007；31：17-30.
2. Kakinohana M, Nakamura S, Fuchigami T, et al. Mu and delta, but not kappa, opioid agonists induce spastic paraparesis after a short period of spinal cord ischaemia in rats. Br J Anaesth 2006；96：88-94.
3. Kakinohana M, Fuchigami T, Nakamura S, et al. Intrathecal administration of morphine, but not small dose, induced spastic paraparesis after a noninjurious interval of aortic occlusion in rats. Anesth Analg 2003；96：769-75.
4. 垣花 学．大動脈手術における脊髄保護．麻酔 2009；58：315-26.
5. Horlocker TT, Wedel DJ, Rowlingson JC, et al. Regional anesthesia in the patient receiving antithrombotic or thrombolytic therapy：American Society of Regional Anesthesia and Pain Medicine Evidence-Based Guidelines (Third Edition). Reg Anesth Pain Med 2010；35：64-101.
6. Dhole S, Mehta Y, Saxena H, et al. Comparison of continuous thoracic epidural and paravertebral blocks for postoperative analgesia after minimally invasive direct coronary artery bypass surgery. J Cardiothorac Vasc Anesth 2001；15：288-92.
7. Ganapathy S, Murkin JM, Boyd DW, et al. Continuous percutaneous paravertebral block for minimally invasive cardiac surgery. J Cardiothorac Vasc Anesth 1999；13：594-6.

症例 4
婦人科悪性腫瘍手術に対する肋骨弓下腹横筋膜面ブロック

広範囲のブロックには解剖の理解が必須

本症例で行うブロック ▶▶ 肋骨弓下腹横筋膜面ブロック / 腹直筋鞘ブロック

症例

74歳の女性。身長154 cm，体重60 kg。肝転移を伴う卵巣癌の診断で，両側付属器切除術＋子宮全摘術＋大網切除術＋リンパ節郭清術＋肝部分切除術が予定された。陳旧性心筋梗塞で，4年前からアスピリンを内服している。アスピリンは手術7日前に中止し，手術室入室6時間前までヘパリンの持続静注を行う予定である。また，下肢静脈超音波検査で両側ヒラメ静脈に血栓を認め，術後早期からヘパリンの持続静注およびワルファリンの内服を行う予定となった。

動画配信中 ※ ご確認いただくには，ページxのIDとパスワードが必要です。

【動画タイトル】
肋骨弓下腹横筋膜面ブロック

詳しくはページx参照！

近年，周術期に抗凝固・抗血小板療法を行う患者が増加し，術後鎮痛法として硬膜外麻酔を選択しにくい症例が増えている。その場合，腹横筋膜面ブロック transversus abdominis plane block（TAPB）はよい選択肢になる。TAPBは，第7胸神経（T_7）〜第1腰神経（L_1）の脊髄神経前枝を皮膚分節選択的に遮断できる[1]。

■術前評価

心臓超音波検査で前壁の収縮能がやや低下していた。日常生活動作に制限はなく，胸部症状は認めない。周術期に抗凝固・抗血小板療法が予定され，硬膜外麻酔は相対禁忌である。

■ブロックの範囲と麻酔計画

◎腹横筋膜面の解剖

腹横筋は，上腹部では腹直筋の下まで存在している。肋骨弓下の腹筋群は，半月線の内側では腹直筋と腹横筋の二層構造，半月線の外側では外腹斜筋，内腹斜筋，腹横筋の三層構造となっている。腹横筋膜面は，半月線内側では腹直筋鞘後葉と腹横筋の間，半月線部では腹横筋の直上，半月線外側では内腹斜筋と腹横筋の間である[1]。

肋骨弓下では，T_7の線維は半月線内側の腹横筋膜面を走行し，第8胸神経（T_8）の線維は半月線部の腹横筋膜面を通る。半月線の外側で腹筋群が三層構造となった後は，腸骨稜に向かって第9胸神経（T_9）〜L_1の線維が腹横筋膜面を走行する[2]。なお，第6胸神経（T_6）の線維は，腹横筋膜面を走行せずに腹直筋鞘後葉と腹直筋の間を通る[1]（図1）。

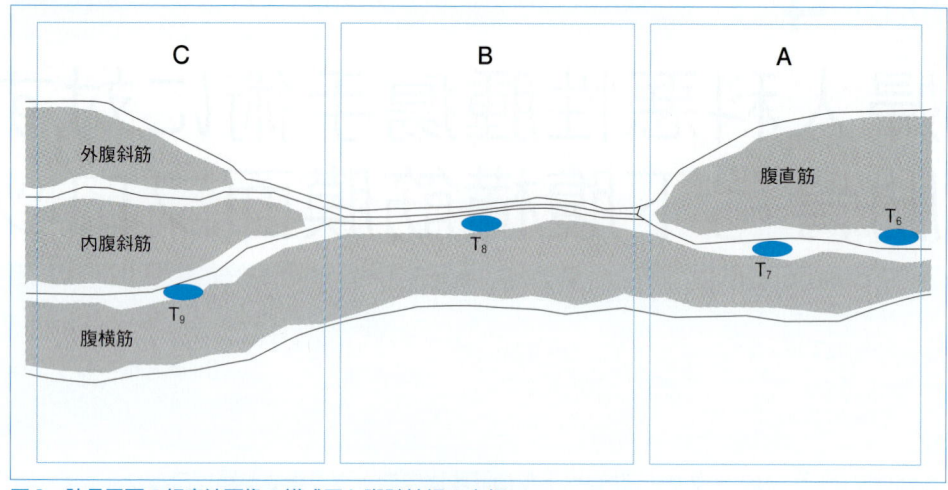

図1 肋骨弓下の超音波画像の模式図と脊髄神経の走行
(柴田康之．腹横筋膜面ブロック．In：小松 徹，佐藤 裕，白神豪太郎ほか編．新超音波ガイド下区域麻酔法―超音波画像を利用した神経ブロック法のすべて―．東京：克誠堂出版，2012：153-8 より，作成)
腹直筋の下に腹横筋が存在するレベル（A）ではT_7，半月線レベル（B）ではT_8，側腹筋群三層が揃うレベル（C）ではT_9の線維が，腹横筋膜面を走行する．T_6の線維は腹直筋鞘コンパートメントを走行する．

◎神経ブロックの選択

手術は，剣状突起下から恥骨結節上までの腹部正中切開で行う予定である．正中創の鎮痛に加え，ドレーン挿入部の鎮痛や腹壁の筋弛緩を得る[3]ため，TAPBを選択する．

超音波ガイド下TAPBには，後方TAPBと肋骨弓下TAPBがある．後方TAPBは，第10胸神経（T_{10}）〜L_1の脊髄神経前枝を遮断できる[4]，[*1]．肋骨弓下TAPBは，穿刺点を変えて複数回施行することで，T_7〜第11胸神経（T_{11}）の脊髄神経前枝を遮断できる[5]．

肋骨弓下TAPBには，肋骨弓に沿って半月線内側から腸骨稜近傍まで，局所麻酔薬で腹横筋膜面を液性剥離しながら針を進めていく手法もあり[1]，[*2]，この方法ではT_7〜L_1の範囲を遮断できる．必要な皮膚分節遮断域がより限局するのであれば，対応する腹横筋膜面に選択的に局所麻酔薬を注入すればよい．筆者は，肋骨弓下TAPBは基本的にこの方法で行っている．

◎麻酔計画

本症例は，剣状突起から恥骨結節上までの正中切開で行われるので，必要な皮膚分節遮断域はT_6〜L_1に相当する．したがって，剣状突起下の腹直筋鞘ブロックrectus sheath block（RSB）と，半月線内側から腸骨稜近傍までの肋骨弓下TAPBを行うことにする．RSBやTAPBは体性痛を遮断するが，内臓痛は抑えられない．内臓痛にはオピオイドや非ステロイド性抗炎症薬（NSAIDs）が有効である．したがって，術中はレミフェンタニルを併用した全身麻酔で管理し，術後はフェンタニルによる静脈内患者自己調節鎮痛（IV-PCA）とロキソプロフェンの内服を行う方針とする．

■ブロックの実際

全身麻酔はプロポフォールとレミフェンタニルによる全静脈麻酔（TIVA）で導入し，ロクロニウム40mgを投与後，気管挿管する．続いて神経ブロックを行う．

◎患者体位および機器の配置

患者の両上肢を90°外転し，術者は患者の左側に立ち，超音波装置は患者の右側に置く．手術台は，術者が肘を90°程度曲げた状態で操作を行える高さとする（図2）．

一般的には，超音波装置は術者の正面か

[*1] 症例5「上腹部腹腔鏡下手術に対する腹横筋膜面ブロック」も参照．

[*2] 肋骨弓下斜角TAPBとも呼ばれる．

つ針の進行方向に置くのがよいとされている。しかし，①施行時間を短縮できることと，②右利きの場合は患者の右側から左肋骨弓に沿って穿刺することが難しいことから，左側のTAPBもこの機器配置のまま行う。

◎プレスキャン

プローブは高周波数リニアプローブを使用する。上腹部の肋骨弓下で肋骨弓と平行にプローブを当て（図3A），腹直筋の下にある腹横筋を同定する（図3B）。そこから剣状突起と腸骨稜を結ぶ線上で，肋骨弓に沿って腸骨稜に向かってプローブをスライドさせ，腹横筋膜面の連続性を確認する（図3C～E）。画像深度は，腹横筋膜面が画面の中央よりやや上に描出されるように調節する。

◎使用する薬物

局所麻酔薬の総量と，腹横筋膜面を広げるのに必要な局所麻酔薬の薬液量から，濃度を設定する。全身麻酔下でTAPBを行う場合，ロピバカインの最大投与量は，3 mg/kgとしている[6, 7]。剣状突起近くから腸骨稜近くまで腹横筋膜面を広げるには，片側30～40 mLの薬液量が必要となる。本症例では180 mgのロピバカインを使用し，

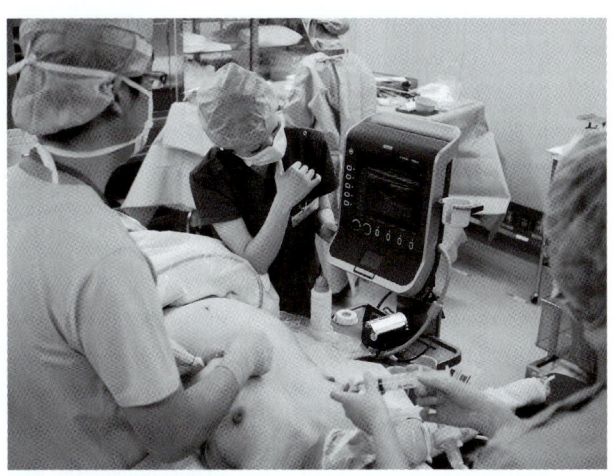

図2　TAPB施行位置
患者の両上肢を外転し，術者は患者の左側に立ち，超音波装置は右側に置く（術者が右利きの場合）。手術台は，術者が肘を90°前後曲げた状態で操作を行える高さとする。薬液の注入は助手が行う。

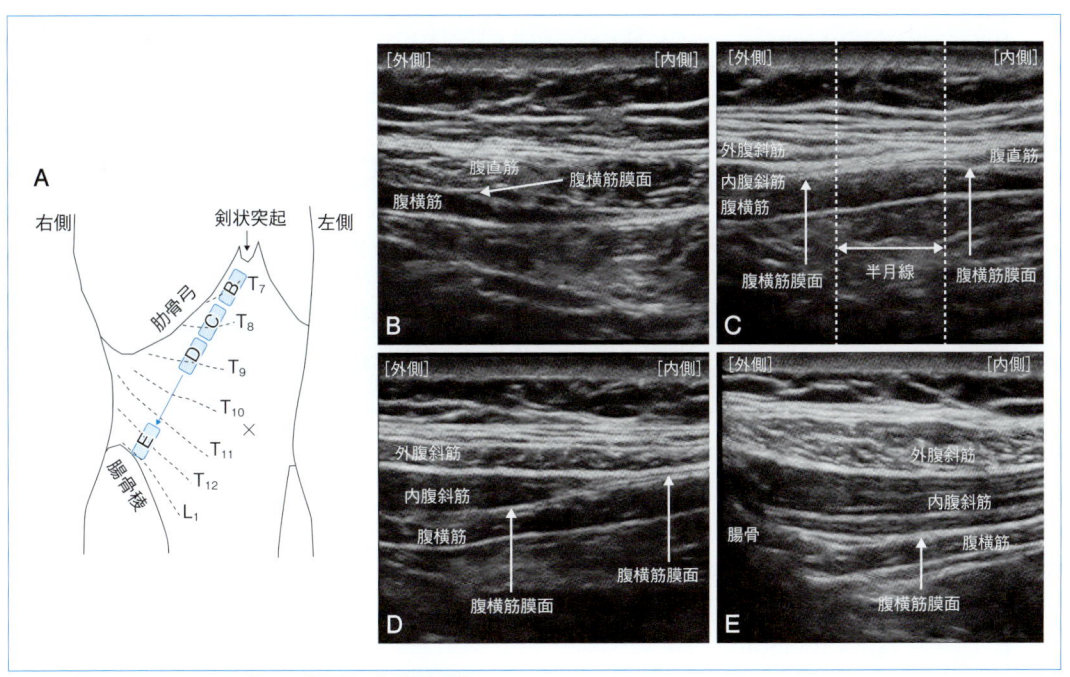

図3　肋骨弓下TAPBのプローブ位置と超音波画像
A：腹横筋膜面の脊髄神経前枝の走行とプローブ位置，B：腹直筋の下に腹横筋があるレベル，C：半月線レベル，D：側腹筋群三層が揃うレベル，E：腸骨稜レベル

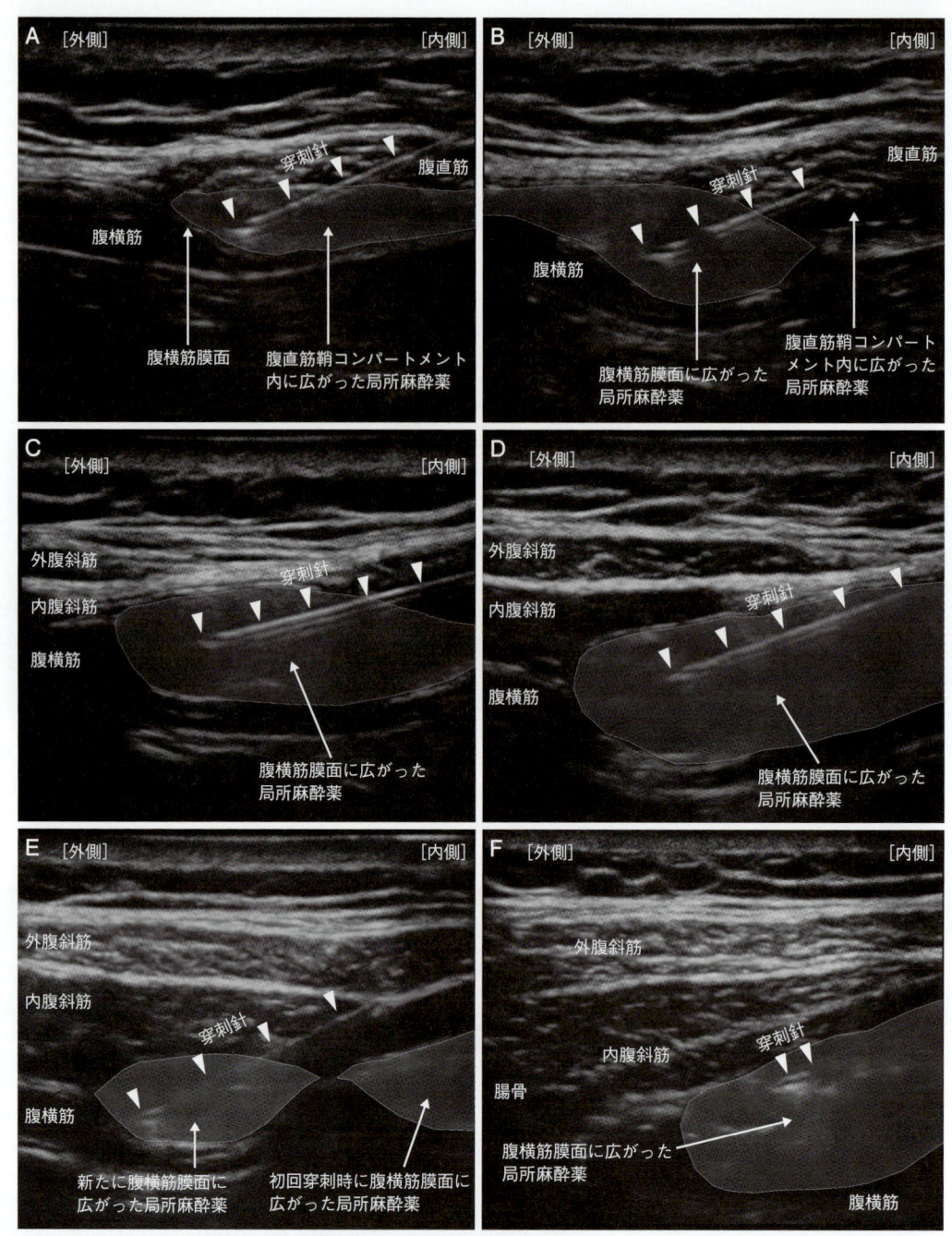

図4 穿刺時の超音波画像
A：RSB
　腹直筋鞘後葉と腹直筋の間に局所麻酔薬を注入した。
B：腹直筋‐腹横筋レベルのTAPB
　Aから針を進め，腹横筋膜面に局所麻酔薬を注入した。
C：半月線レベルのTAPB
　Bから針を進め，半月線レベルの腹横筋膜面に局所麻酔薬を注入した。
D：半月線レベル‐側腹筋群三層レベルのTAPB
　Cから針を進め，内腹斜筋‐腹横筋間に局所麻酔薬を注入した。
E：側腹筋群三層レベルのTAPB
　初回穿刺時に広げられた腹横筋膜面の外側に針を刺し直して，内腹斜筋‐腹横筋間に局所麻酔薬を注入した。
F：腸骨稜レベルのTAPB
　Eから腹横筋膜面を広げながら，腸骨が描出されるまで針を進めた。

薬液量は両側で 60 mL を要するので，ロピバカインの濃度は 0.3％ とする。

◎穿刺

ブロック針は，超音波による先端描出と pop 感の検出に優れる Tuohy 針を用いる。針の太さは，単回ブロックでは 20 ゲージ，カテーテルを挿入するときは 17〜18 ゲージを選択する。本症例では，20 ゲージの Tuohy 針を使用する。

図 3B と同じ画像を描出し，平行法で体幹の内側から外側に向けて針を刺入する。T_6 由来の神経をブロックするため，針が腹直筋鞘後葉の直上に至ったところで，0.3％ロピバカインを 5 mL 注入して RSB を行う（図 4A）。

続いて，腹直筋鞘後葉を貫いて，腹直筋鞘後葉と腹横筋の間にロピバカインを 3 mL 注入する（図 4B）。適切な層に針先があれば，腹横筋膜面が広がり，腹横筋が背側に下がっていく（メモ 1, コラム 1）。

次に，針先を描出したままプローブを肋骨弓に沿って外尾側方向にすべらせ，針先を液性剝離した腹横筋膜面の外側端に進める。そこで再び，ロピバカインを 3 mL 注入すると，半月線部の腹横筋膜面が広がる（図 4C）。

同様に針先を進めて，さらにロピバカイン 3 mL を注入すると，内腹斜筋-腹横筋間が広がる（図 4D）。この操作を繰り返し，腹横筋膜面を広げていく。

Tuohy 針の根元まで針を進めたら針を抜き，それまでに広げられた腹横筋膜面の外側を狙って針を刺し直し，ロピバカインを 3 mL 注入する（図 4E）。

そして，再びプローブと針を動かしながら腹横筋膜面を広げていく（メモ 2）。腸骨が描出される位置までこの操作を繰り返す（図 4F）。

肋骨弓下斜角 TAPB 原法[1]では，一連の操作を 150〜200 mm 長の Tuohy 針を用いて 1 か所の穿刺点で行っている。し

メモ 1

Tuohy 針で TAPB を行うときは，"筋間に針を進めるのではなく，筋間を貫いて腹横筋内まで針を進めるイメージ"で穿刺したほうが，腹横筋膜面に局所麻酔薬が広がる印象がある。また，画像上は針先が腹横筋膜面にあるように見えても，針を持つ手の力を緩めたときに針先が浅くなる場合は，まだ腹横筋膜面に達していない。筋膜を貫いた際の pop 感も参考にする。

コラム 1

TAPB は層の見きわめが命！

TAPB が有効でなかったという報告が散見されるが，これらの報告のうち，正確に TAPB が行われたものがどれだけあるかは疑問である。

なぜなら，正しい腹横筋膜面の見きわめは難しいからである。筋肉注射になっていないか，薄い膜を隔てて違う層が広がっていないか，半月線を越えたときに外腹斜筋-内腹斜筋間が広がっていないか，といった判断には経験を要する（図 A）。

例えば，婦人科悪性腫瘍手術で TAPB が術後鎮痛に有効でなかったとする報告[8]では，その理由として肥満患者が多かったことを挙げている。これは，肥満のために TAPB を失敗した症例も解析に含めているとも考えられる。このような報告をもとに，TAPB は効果がないとするのは早計である。

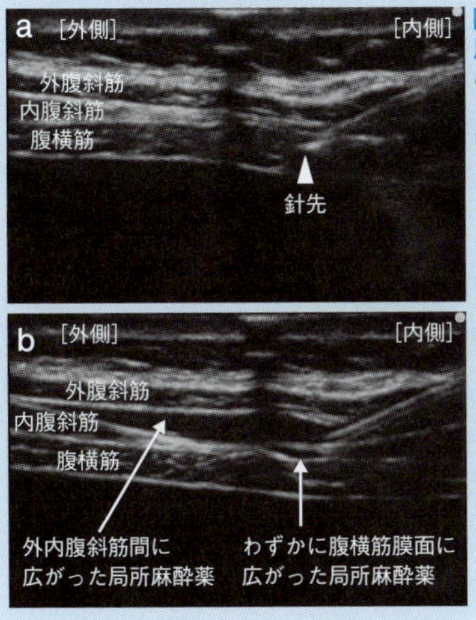

図 A
局所麻酔薬の不適切な広がり
a：針先は腹横筋膜面に達しているようにも見える。
b：a の位置で局所麻酔薬を注入すると，外腹斜筋-内腹斜筋間が広がった。内腹斜筋-腹横筋間にもわずかに局所麻酔薬の貯留を認めることから，針先の一部は腹横筋膜面に到達していたと思われる。

かし，技術的に難しいため，80 mm 長の Tuohy 針を用いて 2〜3 回に分けて穿刺することを推奨する（コラム 2）。

メモ2

肋骨弓下TAPBでは局所麻酔薬を注入しながら針を進めていく。針は最初，皮膚に対して鈍角に刺入するため，そのまま針を進めると腹腔に向かう。一方で，腹横筋膜面は皮膚と平行である。したがって，針は皮膚に対して鋭角にしながら（針を寝かせながら）進めていく。

通常，超音波ガイド下神経ブロックでは，プローブを皮膚に強く押しつけて固定するが，本法では皮膚を強く押すと針先も腹腔方向に押され，針を寝かせられない。したがって，最初の穿刺点で局所麻酔薬を注入した後は，皮膚を押しつける力を緩めながらプローブを動かし，同時に針を寝かせながら進めていく。

コラム2

凝固能異常を呈する患者への肋骨弓下TAPB

1か所でプローブを固定して穿刺する方法に比べ，液性剝離しながら針を進めていく方法は，血管損傷の危険性が高い。前腋窩線上では，深腸骨回旋動脈の上行枝が腹横筋膜面を走行するため，前腋窩線を越えて針を進める際は，特に注意する。

穿刺時に凝固能異常があるときは，複数の穿刺点でTAPBを繰り返して必要な遮断域を得る[7]。この場合，必要な局所麻酔薬液量が増えたり，効果の発現が遅れたりすることがある。

■麻酔の実際

執刀時にレミフェンタニルを0.05μg/kg/minで投与し，血行動態の変動でTAPBの効果を確認する。腹腔内操作が始まると内臓痛が発生するので，効果確認後，すみやかにレミフェンタニルを0.25μg/kg/minに増量する。手術侵襲の変化に対してはレミフェンタニルを適宜増減して対処する。手術終了の約1時間前にフェンタニル6μg/kgを静脈内投与し，同時にフェンタニルによるIV-PCA（0.5μg/kg/hr，ボーラス投与量0.5μg/kg，ロックアウト時間10分）。を開始する。手術終了時にフルルビプロフェン アキセチル50mgの静脈内投与も行う。

0.25％レボブピカイン20mLでTAPBを行ったときの感覚遮断持続時間は，平均10.2時間（95％信頼区間8.5-12.5時間）とされている[9]。ロピバカインについての報告はないが，同程度と推定される。筆者は，手術時間が3時間を超える場合は，術後に再度TAPBを行っている。予定外の創が追加になった場合は，その創をカバーする神経ブロックも加えている。

術後に行う神経ブロックは，術前よりも低濃度の局所麻酔薬を使うことが多い。ロピバカインを用いたTAPBは，施行後約30分でロピバカインの血中濃度が最大になる[6]。手術室退室後に局所麻酔薬中毒が発症する事態を避けるため，施行後最低40分間は手術室や回復室で観察する。

術後経過

手術時間は5時間10分であった。術後に0.2％ロピバカイン60mL（片側30mL）を用いて肋骨弓下TAPBを行った。その後，全身麻酔薬の投与を終了すると，すみやかに覚醒したので，抜管した。術後のTAPB施行後40分たっても局所麻酔薬中毒を認めないことを確認し，手術室を退室した。手術室退室時の痛みの数値的評価スケール（NRS）は，安静時，体動時ともに0/10で，創を用手的に圧迫しても痛みはなかった。夜間は追加の鎮痛薬を要さなかったが，術翌日の朝から昼にかけて体動時痛（NRS最大5/10）を認め，IV-PCAのボーラス投与5回と，ジクロフェナク坐薬25mgを使用した。その後は鎮痛薬を追加することなく，体動時NRS 1〜2/10で経過した。術後1日目の夕から水分の経口摂取を開始し，ワルファリンとロキソプロフェン（180mg/日）の内服も始めた。術後2日目の昼から歩行を開始した。

■本症例のポイント

翌日に体動時痛の増強を認めたのは，TAPBによる体性痛遮断がなくなったためと考えられる。しかし，TAPBで術中，術直後の強い痛みを遮断することは，術後48時間までのオピオイド使用量を減少さ

せる[10]。より長時間の体性痛遮断を得るには，持続TAPBを行うとよい（コラム3）。

婦人科悪性腫瘍根治術は，恥骨結節上から臍上，場合によっては剣状突起までにわたる正中切開創で行われる。広範な創ではあるが，腹横筋膜面の解剖を理解し，TAPBで適切な部位に局所麻酔薬を注入することで，体性痛を遮断できる。

（吉田 敬之・藤原 貴）

文献

1. Hebbard PD, Barrington MJ, Vasey C. Ultrasound-guided continuous oblique subcostal transversus abdominis plane blockade. Description of anatomy and clinical technique. Reg Anesth Pain Med 2010 ; 35 : 436-41.
2. 柴田康之．腹横筋膜面ブロック．In：小松 徹，佐藤 裕，白神豪太郎ほか編．新超音波ガイド下区域麻酔法―超音波画像を利用した神経ブロック法のすべて―．東京：克誠堂出版，2012：153-8.
3. Grady MV, Cummings KC III. The "flank bulge" sign of a successful transversus abdominis plane block. Reg Anesth Pain Med 2008 ; 33 : 387.
4. Tran TM, Ivanusic JJ, Hebbard P, et al. Determination of spread of injectate after ultrasound-guided transversus abdominis plane block : a cadaveric study. Br J Anaesth 2009 ; 102 : 123-7.
5. Barrington MJ, Ivanusic JJ, Rozen WM, et al. Spread of injectate after ultrasound-guided subcostal transversus abdominis plane block : a cadaveric study. Anaesthesia 2009 ; 64 : 745-50.
6. Griffiths JD, Barron FA, Grant S, et al. Plasma ropivacaine concentrations after ultrasound-guided transversus abdominis plane block. Br J Anaesth 2010 ; 105 : 853-6.
7. Børglum J, Jensen K, Christensen AF, et al. Distribution patterns, dermatomal anesthesia, and ropivacaine serum concentrations after bilateral dual transversus abdominis plane block. Reg Anesth Pain Med 2012 ; 37 : 294-301.
8. Griffiths JD, Middle JV, Barron FA, et al. Transversus abdominis plane block does not provide additional benefit to multimodal analgesia in gynecological cancer surgery. Anesth Analg 2010 ; 111 : 797-801.
9. Corvetto MA, Echevarría GC, De La Fuente N, et al. Comparison of plasma concentrations of levobupivacaine with and without epinephrine for transversus abdominis plane block. Reg Anesth Pain Med 2012 ; 37 : 633-7.
10. Abdallah FW, Chan VW, Brull R. Transversus abdominis plane block. A systematic review. Reg Anesth Pain Med 2012 ; 37 : 193-209.
11. Taylor R Jr, Pergolizzi JV, Sinclair A, et al. Transversus abdominis block : clinical uses, side effects, and future perspectives. Pain Pract 2013 ; 13 : 332-44.

コラム3

多孔式カテーテルを用いた持続TAPB

肋骨弓下TAPBに多孔式カテーテルを用いると，広範囲の持続TAPBが可能である。

多孔式カテーテルとは，先端から数cmおきに3〜10個の孔が開いているカテーテルで，持続投与では各孔から均等に薬液が投与される（図B）。このカテーテルを肋骨弓に沿って腹横筋膜面に留置する（図C）。

肋骨弓に沿って真っすぐカテーテルを留置するためには，工夫を要する。80 mm長のTuohy針を半月線内側から刺した場合，針を根元まで刺しても先端は前腋窩線に到達しない。そこからカテーテルを挿入する場合，先に腹横筋膜面全体を液性剥離しておいたとしても，カテーテルは真っすぐ進むとはかぎらない。確実にカテーテルを配置するためには，150 mm超の長いTuohy針を用いて，1回の穿刺で半月線内側から腸骨稜近傍まで腹横筋膜面を連続的に剥離したうえで，カテーテルを挿入する。カテーテル先端を針先からわずかに出して，針を抜去する。Tuohy針からカテーテルを送り出すのではなく，針の中のカテーテルをその場に置いてくるイメージである（図D）。

持続TAPBに使う局所麻酔薬の量は報告によってさまざまである[11]。新潟大学医歯学総合病院では，0.1％ロピバカインを左右それぞれ10 mL/hrで投与している。

多孔式カテーテルを用いた持続TAPBは，単回のTAPBに比べて術後の疼痛スコアが低く，離床時期も早まる傾向にある。今後さらに症例を蓄積して評価する予定である。

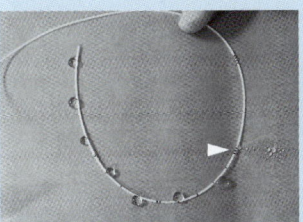

図B　多孔式カテーテル
先端から150 mmの位置（矢先部）から，20 mm間隔で8個の穴が空いている。

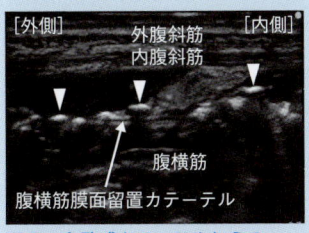

図D　多孔式カテーテルからのhyperechoic flash
液性剥離された腹横筋膜面内にカテーテルがまっすぐ留置されている。カテーテルの穴から出てきた空気によるhyperechoic flash（矢先部）も観察できる。

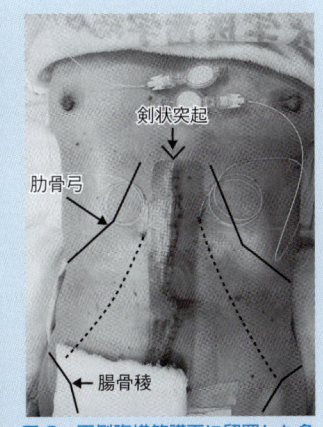

図C　両側腹横筋膜面に留置した多孔式カテーテル
両側の肋骨弓に沿って，腸骨稜に向かって腹横筋膜面にカテーテルが留置されている（破線）。

症例 5
上腹部腹腔鏡下手術に対する腹横筋膜面ブロック

二つのアプローチを使いこなせば確実な術後鎮痛が可能に

本症例で行うブロック ▶▶ 後方腹横筋膜面ブロック/肋骨弓下腹横筋膜面ブロック

症例

62歳の男性。身長160 cm，体重50 kg。幽門前庭小彎に発見された胃腫瘍に対して腹腔鏡下幽門側胃切除術が予定された。過去に脳梗塞の既往があるが，現在の内服薬はなく，脳梗塞の後遺症もない。術後，フォンダパリヌクスを使用する予定である。

周術期の静脈血栓塞栓症や術前の合併症の予防を目的として抗凝固・抗血小板療法の適応が拡大されたことや，腹腔鏡下手術の増加に伴い，腹横筋膜面ブロック transversus abdominis plane block（TAPB）を選択する症例が増えてきた。TAPBは，脊髄神経前枝を遮断することにより体性痛を遮断する方法で，2007年にMcDonnellら[1, 2]により提唱された。当初は，ランドマーク法で行っていたために，ブロックの効果が不安定であったり，腹腔内臓器穿刺などの合併症が報告[3, 4]されたりしていたが，超音波装置の発展とともに，安全かつ確実に施行できるようになった。

■術前評価

患者は痩せ型で，過去に脳梗塞の既往があるが，現在の内服はない。脳梗塞による後遺症もない。フォンダパリヌクスを術後早期に使用予定であるため，周術期の鎮痛は，硬膜外麻酔ではなくTAPBとフェンタニルによる静脈内患者自己調節鎮痛（IV-PCA）を施行することとする。

■ブロックの範囲と麻酔計画

有効なTAPBを施行するためには，腹腔鏡（腹腔鏡補助）下手術に使用するポートの挿入位置と小切開位置の確認が重要である。今回の手術のポートの位置（図1A）から，第9胸神経（T_9）〜第12胸神経（T_{12}）の脊髄神経前枝を遮断する必要がある。そのため図1Bのように，第10胸神経（T_{10}）〜第1腰神経（L_1）の脊髄神経前枝を遮断する後方TAPBと，さらに第9腰神経（L_9）前枝より上位の脊髄神経前枝を遮断できる肋骨弓下TAPBを施行する必要がある。

■麻酔の実際

麻酔は，プロポフォール80 mgとレミフェンタニル0.3 μg/kg/minで導入し，その後，ロクロニウム40 mgを投与し，数

分後に気管挿管を行う．挿管後は，セボフルラン1.5％とし，レミフェンタニルは0.10μg/kg/minに減量する．

■ TAPBの実際

○後方TAPB

図2の位置を参考にして，高周波数リニアプローブを腸骨稜と肋骨弓最下位点の中間レベルの中腋窩線上に当て，外腹斜筋，内腹斜筋，腹横筋，腹横筋膜面を確認する（図3）．

腹横筋膜面が超音波画像の下1/3〜1/2にくるように，超音波画像depthを設定する．超音波装置を患者の右側に置き，術者は患者の左側に立つ（図4）．腹部を広く消毒し，覆布を頭側と足側に掛ける．利き手でTuohy針（20ゲージ，80mm）を持ち，図2の矢印の向きから平行法で穿刺する．図3の腹横筋膜面に0.2％ロピバカインを左右20mLずつ注入する．

○肋骨弓下TAPB

引き続いて肋骨弓下TAPBを行う．肋骨弓下TAPBは，局所麻酔薬の注入部位により脊髄神経遮断域が異なる．

後方TAPBと同様に図2の位置を参考にして，肋骨弓に平行になるように高周波数リニアプローブを当てる．このとき，超音波画像は図5のように見える．

今回はT9前枝以下の遮断でよいので，第8胸神経（T8）前枝の半月線レベルの難しい腹横筋膜面ではなく，外腹斜筋，内腹斜筋，腹横筋が確実に分かれ，腹横筋膜面がよく観察できる場所（図5矢印）を狙って，20ゲージTuohy針で穿刺する．0.2％ロピバカインを左右20mLずつ使用する．後方TAPBは1点に局所麻酔薬を注入するが，肋骨弓下TAPBは，局所麻酔薬を5mLずつ使用して，腹横筋膜面を広げながら穿刺針を進めていく．

■ 術中術後の実際

TAPBでは内臓痛を抑制できないため，術中はレミフェンタニルやフェンタニルを随時使用しながら内臓痛に対処する必要がある．つまり，内臓痛と体性痛を区別しながら，術中の鎮痛管理を行う．

セボフルラン1.5％とレミフェンタニル0.1μg/kg/minで維持し，内臓の操作に入る前にレミフェンタニル0.2μg/kg/minに増量することで，内臓痛の鎮痛に努める．術後に関しても，レミフェンタニルは超短時間型のオピオイド作用薬であるため，手

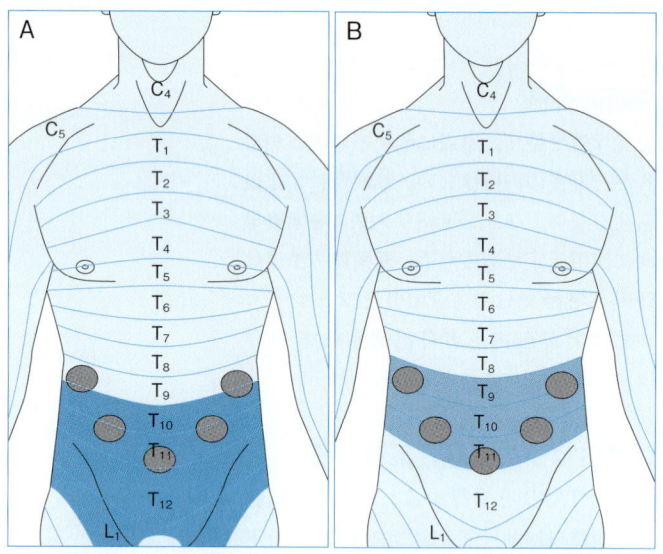

図1 腹腔鏡下幽門側胃切除術でのポートの位置とTAPBの遮断範囲
A：後方TAPBの遮断範囲，B：T9以下の肋骨弓下TAPBの遮断範囲
後方TAPBだけでは，必要とする皮膚分節遮断域をカバーできない．

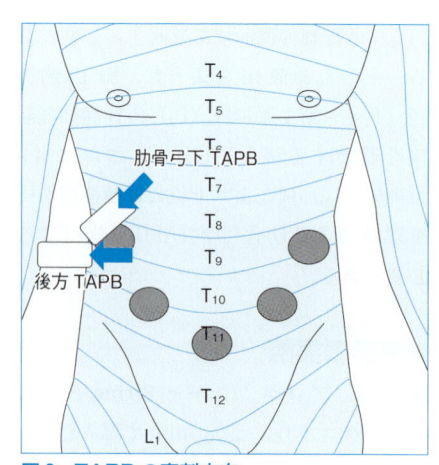

図2 TAPBの穿刺方向

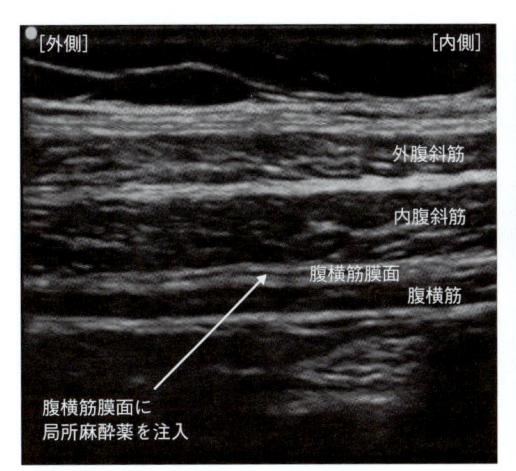

図3　後方TAPBのプレスキャン画像

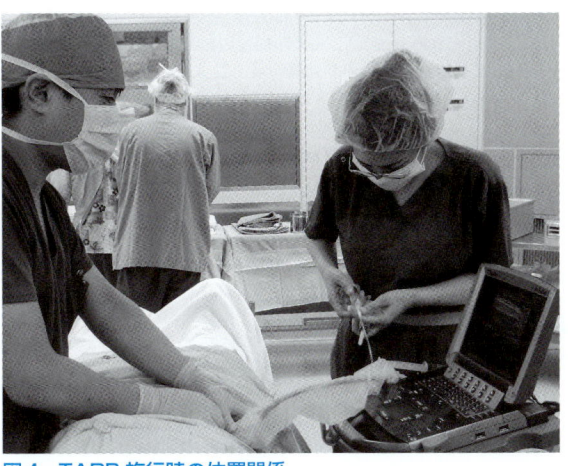

図4　TAPB施行時の位置関係
患者の右に超音波装置，患者の左に術者。超音波装置と術者と穿刺針の位置を一直線上に合わせる。

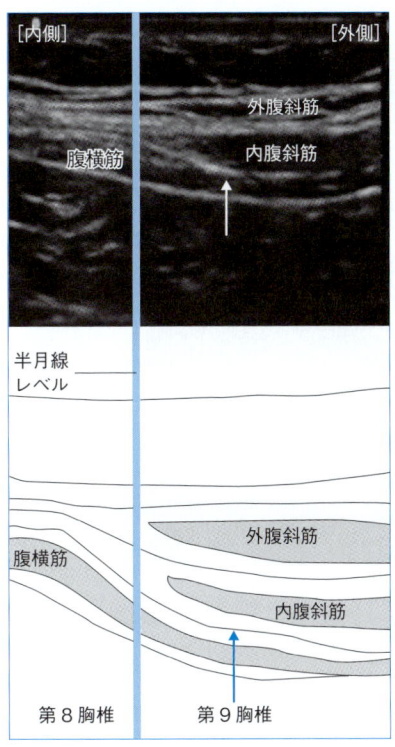

図5　肋骨弓下TAPBのプレスキャン画像
腹横筋膜面が半月線レベルより外側のはっきり分かれるところに局所麻酔薬を注入すればよい。図では矢印部を目標にする。

術終了前にフェンタニル計 200μg を静注し，その後，フェンタニルの IV-PCA を 20μg/hr（ボーラス投与量 20μg，ロックアウト時間 10 分）で開始して，内臓痛の管理を行う。

腹腔鏡補助下手術で TAPB を行った症例でも，IV-PCA の併用は必須である。関西医科大学附属枚方病院では，術後の IV-PCA は 48 時間行っている。48 時間で，内臓痛はコントロールできるようになる。

TAPB を行った場合を，従来のように，硬膜外麻酔が施行できずに，術後鎮痛に IV-PCA のみで管理した症例と比較すると，翌日までの IV-PCA を含めたフェンタニルの追加投与量は減少する。関西医大枚方病院で 2009～2010 年に行われた腹腔鏡下胃切除術で，TAPB を行わずに IV-PCA で管理した症例の PCA ボーラス投与回数は，術後最初の 24 時間は 14.3±3.3 回，次の 48 時間は 7.5±2.5 回で，ジクロフェナク坐薬の総使用数は，7.2±1.5（個）であった。一方で，TAPB を始めた 2011 年には，PCA ボーラス投与回数が術後最初の 24 時間で 7.7±1.7 回，次の 48 時間で 4.9±1.6 回，ジクロフェナク坐薬の総使用数は 4.1±1.0（個）になった。

フェンタニルの追加投与の減少は，術後の呼吸抑制や循環抑制などの合併症を少なくする。特に，肥満患者や呼吸状態が悪い患者などで，術後のオピオイドの持続投与の濃度設定が困難な場合に，TAPB は大変有用である。

■ TAPB 追加のタイミング

表 1 に手術前後で，TAPB を施行すること

	長所	短所
術前	先行鎮痛や術中の筋弛緩作用 局所麻酔薬中毒の予防	注入した薬液が漏れる可能性がある 術後より，鎮痛時間が短い
術後	術前より，鎮痛時間が長い 予想外の切開にも対応できる	局所麻酔薬中毒の危険性 腹横筋膜面がわかりにくくなる

表1　TAPBを施行するタイミングによる相異点

コラム1

第6胸神経から第8胸神経に切開・ポートが挿入されたときは？

腹腔鏡補助下胃切除術の正中剣状突起下〔第6胸神経（T_6）〜第7胸神経（T_7）支配領域〕へのポート挿入や小切開，さらに開腹手術に移行したときのT_8領域に入る皮膚切開に対しても，適切に胸神経前枝の遮断が必要である。

T_6〜T_7領域に対しては，腹直筋鞘ブロック（RSB）を施行する。TAPBと同様に高周波数リニアプローブを使用する。図Aのように腹直筋を描出して，腹直筋鞘後葉に局所麻酔薬を投与する。0.2%ロピバカインを腹直筋鞘後葉に計10 mLを分割投与すれば，鎮痛効果が得られる。

T_8領域には，図5を参考にして半月線レベルからのTAPBが必要である〔症例4「婦人科悪性腫瘍手術に対する肋骨弓下腹横筋膜面ブロック」（81ページ）も参照〕。

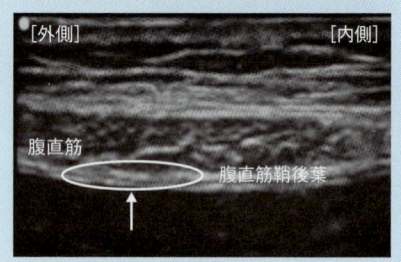

図A　RSB施行時のプレスキャン画像
矢印が指すだ円部分に局所麻酔薬を注入する。

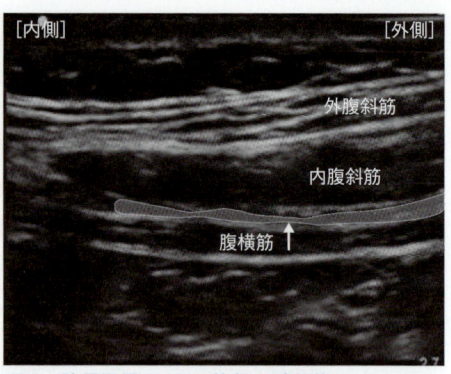

図6　肋骨弓下TAPB施行3時間後
矢印のところに，局所麻酔薬の残存がある。

の長所と短所をまとめた。

TAPBの注意点として，ブロック施行後に局所麻酔薬の血中濃度が上昇することがある。ロピバカインを体重当たり3 mg準備し，生理食塩液で計40 mLに希釈して，後方TAPBで左右に各20 mLずつを投与した後のロピバカインの血中濃度を測定したところ，ブロック施行15〜90分後まで，中毒症状が起きるとされる2.2 μg/mLを超えていたと報告[5]されている。血中濃度が1.88 μg/mLで痙攣から心停止になった[6]，1.0 μg/mLで中枢神経症状が出たという報告[7]があることを考えると，手術前のみに施行することが安全と考えられる。実際，TAPB施行後3時間前後なら，超音波画像で腹横筋膜面に局所麻酔薬が存在していることが確認できる（図6）。

一方，長時間手術では，術後も長時間，鎮痛作用が継続することが望ましい。そうすることにより麻薬使用量が減少し，合併症の低下や早期離床，早期退院につながる。

そこで筆者は，手術内容にもよるが，手術時間が3時間以内なら追加なし，3〜6時間なら，手術終了後に超音波で局所麻酔薬の残存の確認を行い，残存があれば追加投与は行わず，残存がなければ術前と同量を追加投与するようにしている。手術が6時間を超過する場合は，原則として6時間が経過した時点で追加投与している。これまで局所麻酔薬中毒などの合併症は起こっていない。

もちろん術後に追加投与したときには，手術室で最低30分，つまり血中濃度のピークになる時間までは，中毒症状の有無の観察を行ってから帰室させる。また低体重，肝機能障害，腎機能障害のある患者では，追加投与する局所麻酔薬量を少なめにするなどの配慮も必要である。

術後経過

手術は6時間で終了した．手術時間が予定より長くなったので，術後覚醒前にもTAPBを施行した．術後のPCAボーラス投与回数は，最初の24時間で6回，次の24時間で1回だった．その後は，ジクロフェナク坐薬25 mgを計3回使用しただけで，疼痛管理できた．

■本症例のポイント

周術期に抗凝固・抗血小板療法を受ける患者が増えていることや，腹腔鏡下手術の増加に伴い，周術期の鎮痛方法として，硬膜外麻酔ではなくTAPB＋IV-PCAを選択する症例が増えている．TAPBを有効に使うためには，切開創の位置と大きさが重要である．

- T_{10}〜L_1の脊髄神経前枝を遮断するには，後方TAPB
- T_{10}から上位の胸神経を遮断するには，肋骨弓下TAPB

をうまく使い分けることにより，確実に体性痛を抑えることができる．

患者の術前の状態や術後の抗凝固療法のために硬膜外麻酔ができず，術後はIV-PCAのみという時代から，さらにTAPBを追加する時代になってきた．IV-PCAによるオピオイドの使用量を減少させ，合併症を減らし，よりよい周術期管理が可能になることが期待される．

（上嶋 浩順）

文 献

1. McDonnell JG, O'Donnell BD, Curley G, et al. The analgesic efficacy of transversus abdominis plane block after abdominal surgery : a prospective randomized controlled trial. Anesth Analg 2007 ; 104 : 193–7.
2. McDonell JG, O'Donnell BD, Farrell T, et al. Transversus abdominis plane block : a cadaveric and radiological evaluation. Reg Anesth Pain Med 2007 ; 32 : 399–404.
3. Farooq M, Carey M. A case of liver trauma with a blunt regional anesthesia needle while performing transversus abdominis plane block. Reg Anesth Pain Med 2008 ; 33 : 274–5.
4. McDermott G, Korba E, Mata U, et al. Should we stop doing blind transversus abdominis plane blocks? Br J Anaesth 2012 ; 108 : 499–502.
5. Griffiths JD, Barron FA, Grant S, et al. Plasma ropivacaine concentrations after ultrasound-guided transversus abdominis plane block. Br J Anaesth 2010 ; 105 : 853–6.
6. Chazalon P, Tourtier JP, Villevielle T, et al. Ropivacaine-induced cardiac arrest after peripheral nerve block : successful resuscitation. Anesthesi-

---

コラム2
硬膜外麻酔とTAPB＋IV-PCAはどちらが効果的か？

TAPBと硬膜外麻酔との比較は，2007年の腹部手術時のTAPBの有用性を示したMcDonnellらの論文[1]に対するLetters to the Editor以来，その必要性が唱えられてきた．しかし，その後も硬膜外麻酔との比較はほとんど行われていない．2011年にKadamら[7]が硬膜外麻酔とTAPBを後向きで比較した研究では，TAPBのほうが，硬膜外麻酔よりフェンタニルの投与量が多くなっている．

そこで筆者は，関西医大枚方病院の外科医に，TAPBと硬膜外麻酔との印象についてアンケート調査を行った（図B，表A）．その回答から，外科医は，術後鎮痛効果は硬膜外麻酔を推奨しているが，合併症のことを考えるとTAPB＋IV-PCAがよいと考えていることがうかがえる．術後の疼痛の程度と合併症のバランスを考えると，現段階では，開腹手術なら硬膜外麻酔，腹腔鏡下手術ならTAPB＋IV-PCAを選択するとよいということだろうか．

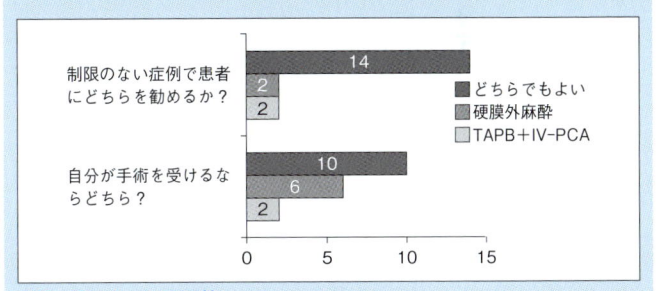

図B アンケートの回答
TAPBを行った症例の執刀外科医18人（上部消化器外科6人，下部消化器外科6人，肝胆膵外科6人）が回答．臨床経験は5〜19年で，14人が外科専門医，4人が外科専門医取得前．

	制限のない症例で患者にどちらを勧めるか？	自分が手術を受けるならどちら？
TAPB＋IV-PCA	・IV-PCAを使いこなせば，血圧低下などの合併症が少ない	・頻度は少ないが，硬膜外麻酔の合併症は重篤
硬膜外麻酔	・硬膜外麻酔のほうが術後鎮痛作用が強い ・周術期抗凝固療法が施行できる	・術後鎮痛効果が長くて良好 ・上手な人に頼めば，合併症もなく，穿刺時も痛くない
どちらでもよい	・開腹手術なら硬膜外麻酔，腹腔鏡下手術ならTAPB＋IV-PCA ・症例によって使い分ける	・開腹手術なら硬膜外麻酔，腹腔鏡下手術ならTAPB＋IV-PCA ・症例によって使い分ける

表A アンケートの回答

ology 2003 ; 99 : 1449-51.
7. Kadam VR, Moran JL. Epidural infusions versus transversus abdominis plane (TAP) block infusions : retrospective study. J Anesth 2011 ; 25 : 786-7.

症例 6
腹腔鏡下卵巣腫瘍核出術に対する後方腹横筋膜面ブロックと腹直筋鞘ブロック

複数の神経ブロックを併用して臍部の痛みを確実に取り除く

本症例で行うブロック ▶▶ 後方腹横筋膜面ブロック／腹直筋鞘ブロック

症例

37歳の女性。身長163 cm，体重65 kg。検診で70×60 mmの右卵巣囊腫を指摘され，腹腔鏡下卵巣腫瘍核出術が予定された。特記すべき既往歴はない。

動画配信中 ※ご確認いただくには、ページxのIDとパスワードが必要です。

【動画タイトル】
腹直筋鞘ブロックと後方腹横筋膜面ブロックのプレスキャン
腹直筋鞘ブロック（外側→内側アプローチ）
腹直筋鞘ブロック（内側→外側アプローチ）
後方腹横筋膜面ブロック

詳しくはページx参照！

良性卵巣腫瘍に対する外科的治療法は，腹腔鏡下手術が主流となっている。一般に，腹腔鏡下手術は低侵襲といわれるが，術後数時間は強い痛みを生じ，開腹手術より多くの鎮痛薬を必要とする場合もある[1]。一方で，腹腔鏡下卵巣腫瘍核出術を受ける患者は，比較的若年の女性が多く，術後悪心・嘔吐（PONV）を生じやすいため，オピオイド鎮痛薬の使用は極力減らしたい。

そこで長崎大学病院（以下，当院）では，婦人科腹腔鏡下手術の術後鎮痛法として，後方腹横筋膜面ブロック transversus abdominis plane block（TAPB）と腹直筋鞘ブロック rectus sheath block（RSB）を超音波ガイド下に実施している。

■ 術前評価

患者の全身状態は良好であり，特記すべき既往歴もなかった。

■ ブロックの範囲と麻酔計画

一般的に腹腔鏡下卵巣腫瘍核出術は，臍部のカメラポートに加え，下腹部に2～3か所のポートを挿入して行われる。つまり皮膚切開創は，皮膚分節で第10胸神経（T_{10}）～第12胸神経（T_{12}）の範囲に限局する（図1）。このため，下腹部の鎮痛効果を得られる後方TAPB[2〜4]がしばしば用いられるが，超音波ガイド下後方TAPBでは，T_{10}付近の皮膚分節がブロックされない可能性がある[2,3]。

婦人科開腹手術では，臍より尾側に皮膚切開創が限定されることが多いが，婦人科腹腔鏡下手術では，臍部のカメラポートが最大の創となる場合もあり，この部分の鎮痛は術後も確実に得たい。そこで当院では，臍レベルでのRSBを併用している。ただし，肋骨弓下TAPBの併用もよい適応となり得る[5]。

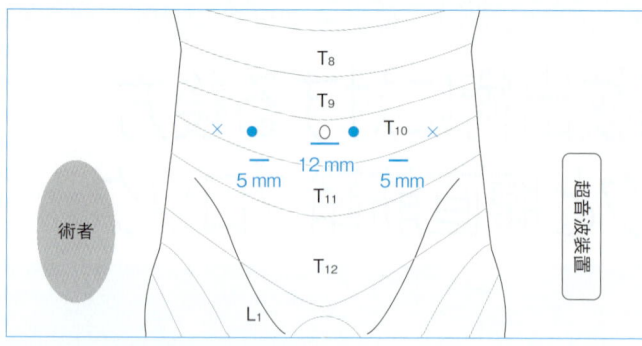

図1 皮膚切開位置と刺入位置
●：RSB 刺入位置，×：TAPB 刺入位置，―：皮膚切開部位（数字はポートサイズ）
臍のレベルに一致して4か所の刺入点となる。TAPBの刺入点（両端）は左右対称となるが，RSBの刺入点は，アプローチが異なるため，左右非対称となる。

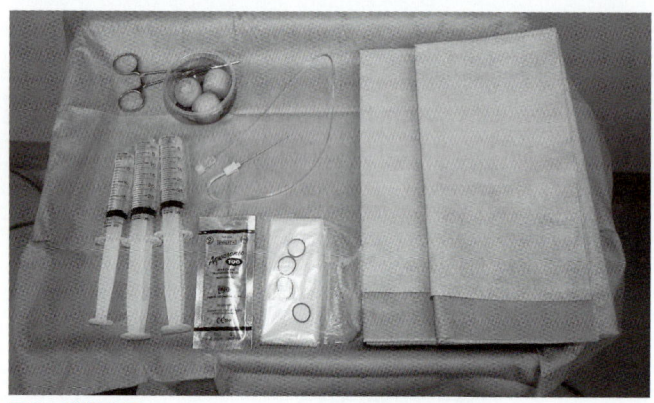

図2 準備物品
消毒用綿球と鉗子，シリンジ3本（30 mL×2, 20 mL×1），ゼリー，プローブカバー（150 cm），覆布2枚

図3 術者，ブロック針，プローブ，超音波装置の位置関係
臍を挟むように，患者側面の一方に術者，他方に超音波装置を配置する。ブロック針，プローブを含めて，すべてが一直線上になるようにする。視線の上下を最小限にするには，超音波装置のモニターも低目がよい。だたし，低すぎると超音波プローブにより画面が見えなくなるので，注意が必要である。筆者は左利きなので，ブロック針を左手，プローブを右手に持っているが，通常は反対となる。

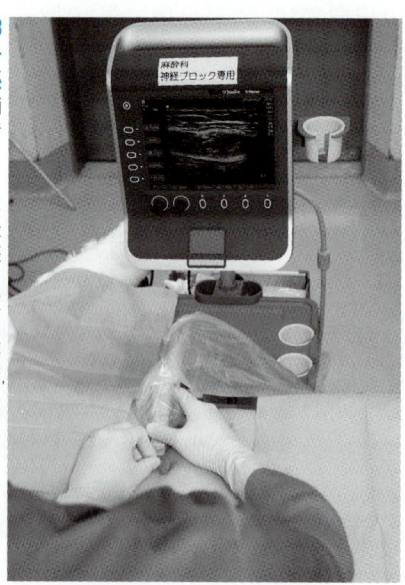

麻酔管理は全身麻酔単独とし，神経ブロックを行うタイミングは麻酔覚醒前としている。いずれの神経ブロックも単回投与であるため，覚醒後の効果持続時間を少しでも長くしたい，というのが最大の理由である。

■**麻酔の実際**

プロポフォール 70 mg とレミフェンタニル 0.5 μg/kg/min で導入し，ロクロニウム投与後に気管挿管し，調節呼吸を行う。セボフルラン 1.5％とレミフェンタニル 0.2〜0.5 μg/kg/min で麻酔を維持する。8 mmHg 程度の圧で気腹を行い，術中は開脚位の頭低位とする。必要に応じて換気条件を変更し，呼気終末二酸化炭素分圧（$P_{ET}CO_2$）および最高気道内圧を適切な範囲内に調節する。

手術は，臍部の 12 mm カメラポート，臍下部左右の 5 mm 鉗子操作用ポートの3ポートで行われる（図1）。右の鉗子用ポートの皮膚切開を 2〜3 cm ほど延長し，体外法で卵巣嚢腫を核出する。ドレナージチューブは留置されない。

手術終了時に，フルルビプロフェン アキセチル 50 mg を緩徐に静注する。また，PONV 対策として，ドロペリドール 2.5 mg も静注する。後述の超音波ガイド下神経ブロックを行った後に，覚醒前に transitional opioid として，フェンタニル 100 μg を静注する。

■**ブロックの実際**

手術終了後，麻酔覚醒前に超音波ガイド下で両側の後方 TAPB および RSB を行う。手術終了に先立って，局所麻酔薬などの神経ブロックに必要な物品は準備しておく（図2）。すみやかな覚醒を意識しすぎて麻酔を浅くすると，ブロック針穿刺時に体動を生じる場合があるため，セボフルランの濃度は変えず，レミフェンタニル 0.1 μg/kg/min で継続する。

仰臥位のまま両上肢を外転し，後方TAPBの際に側腹部にプローブを当てやすい体位とする．術者は，患者の臍部を正面に見る位置でベッドサイドに立ち，その反対側に超音波装置を配置する．そうすることで，術者－ブロック針－プローブ－超音波装置が一直線に並ぶ（図3）．

術者の腕が最も安定するように，手術台の高さを調節する．プローブおよび刺入点に対する視線と，超音波画像に対する視線の移動が最小限となるように，超音波装置の高さを調整することも，手技を容易にするコツである．臍を中心に側腹部まで十分に消毒を行い，いずれのブロックも水平断面上にプローブを置き，筋の横断面像を描出して，平行法で穿刺する．

穿刺箇所は合計4か所となるが，すべて臍レベルに一直線に並ぶため（図1），術者は移動することなくブロックを完了できる．

コラム 1

腹部大動脈

臍部腹直筋の直下に腹部大動脈が描出されることがある（図A）．特に痩せ型の女性の場合，皮下組織だけでなく腹直筋も非常に薄い．このような場合は，針の刺入方向の延長線上に大動脈が存在しないように注意して手技を行う．また，平行法の基本である「必ず先端を描出した状態でブロック針を進める」ことを厳守する．

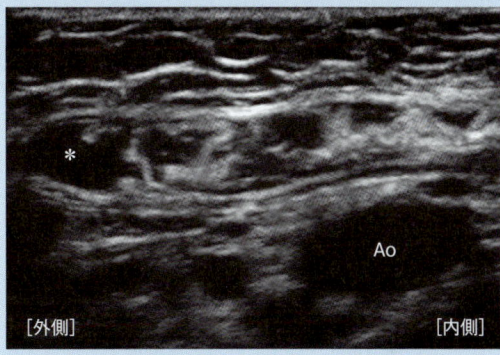

図A　臍レベルの腹直筋直下に存在する腹部大動脈
＊は左腹直筋の外側縁を示す．腹直筋内側の直下に円形で拍動性，低エコー性の腹部大動脈（Ao）がある．

◎ RSB

まずRSBを行う．高周波数リニアプローブとソノレクトニードル®type CCR（22ゲージ，70 mm）を用いる．プローブをブロック側の臍傍部に当てる．腹直筋短軸像が描出されるので，腹直筋外側縁付近が画像の中心にくるように，プローブの位置を調節する．このレベルでは，腹直筋と腹腔の間に，腹直筋鞘後葉と腹横筋膜による二重層が描出される．脊髄神経前枝は，腹直筋鞘の外側後面から筋鞘内に入り，筋腹付近で前面を貫通して前皮枝となること，腹直筋内側縁直下付近には，腹部大動脈を認める場合があること（コラム1）などから，腹直筋外側縁付近で，腹直筋鞘後葉のすぐ浅層を目標としてブロック針を刺入する．

ブロック針の刺入は，術者側から超音波装置側に向けて針を進める方法が容易であるため，術者から見て近位のRSBは，外側－内側アプローチ（図4），遠位では内側－外側アプローチを用いる．0.2％ロピバカインを10 mLずつ投与する．

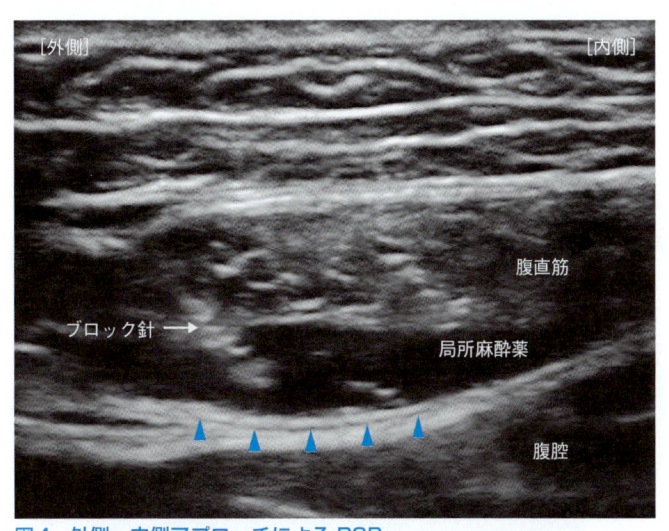

図4　外側－内側アプローチによるRSB
腹直筋外側部と腹直筋鞘後葉（▲）の間に局所麻酔薬が広がっている．

この程度の量を注入すると，頭尾側方向に，少なくとも5 cm程度（プローブの横幅程度）は，低エコー性の液体貯留像を認める．尾側に広がりやすい印象があり，臍

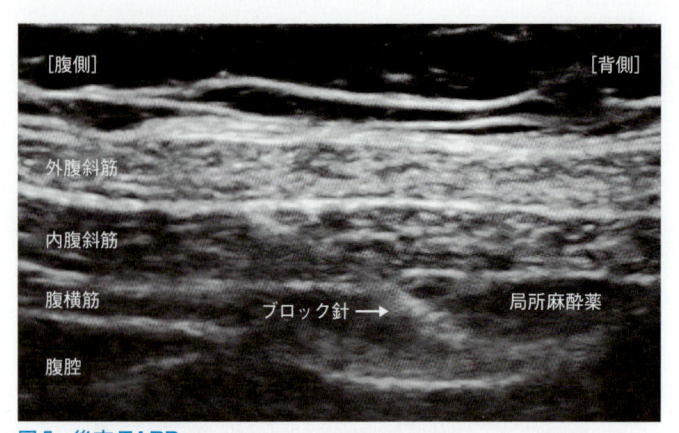

図5 後方 TAPB
腹横筋－内腹斜筋間にある筋膜と腹横筋の間に局所麻酔薬が広がっている。

コラム2

皮下気腫と神経ブロック

TAPB や RSB は，浅層でのブロックが可能なため，超音波画像の描出は比較的容易である。日本超音波区域麻酔研究会（JSURA）の分類では，最も難易度の低いレベル1に区分されている。

しかし，腹腔鏡下手術後に行う場合，気腹に伴う皮下気腫が画像描出の妨げとなる場合もある（図B）。皮下組織と外腹斜筋の間に存在する気腫が高エコー性に描出され，それより深層は音響陰影となり，描出が不明瞭となる。腹直筋前面ではあまり認めず，TAPB の実施に影響することが多い。経験を積んだ術者であれば，慎重にプローブの位置を調整し，少なくともブロック針先端が目的とする腹横筋の表層に到達する付近の描出が明瞭となる部位を探すことで，ブロックを実施することも可能である。

それでも技術的に困難であると判断した場合は，決して無理はせず，撤退する勇気をもつことも重要である。

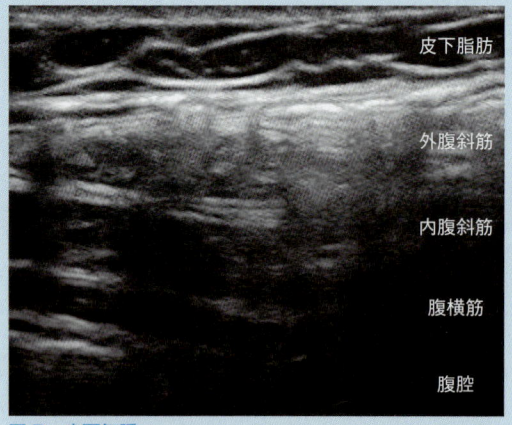

図B 皮下気腫
皮下脂肪層と外腹斜筋の間に空気の存在を示す高エコー性の陰影を複数認める。その深層では，筋，筋膜の描出が不明瞭だが，この画像でも筋膜の同定は可能なので，慣れた術者であればブロック手技は可能である。

傍部で腹直筋鞘の描出が不明瞭な場合は，プローブをやや頭側へ平行移動して，最適な超音波画像を得るとよい。

◎後方 TAPB

引き続きプローブを外側へスライドさせ，腹横筋，内腹斜筋，外腹斜筋の3層を描出し，両側の後方 TAPB を行う（コラム2）。腹直筋と同じ層にあるのが内腹斜筋である。血液の逆流がないことを確認し，脊髄神経前枝の走行する内腹斜筋－腹横筋間の筋膜と腹横筋の間[6]に局所麻酔薬を注入すると，低エコー性に描出される局所麻酔薬が，高エコー性に描出される筋膜の深側に凸レンズ状に広がる（図5）。片側に 0.2％ロピバカインを 30 mL ずつ投与する。

◎ロピバカインの投与量

ロピバカインの極量は 3 mg/kg 程度とされ[4]，本症例では，約 200 mg（0.2％ロピバカイン 100 mL）となる。ほとんどの症例は，本症例と同程度の用量で問題ないが，体重の軽い症例では，必要に応じて減量する。当院での最大投与量は 200 mg（100 mL）としている。

ロピバカイン 3 mg/kg を用いた超音波ガイド下 TAPB でも，血中濃度は安全域を超えるとの報告[7]もあり，ロピバカインの血中濃度がピークとなるブロック後 30 分[7,8]までは，手術室内で患者の様子を観察することにしている。

術後経過

手術時間は1時間35分，麻酔時間は神経ブロックに要した時間も含めて2時間55分であった。手術室退室時は無痛であり，ストレッチャーへ移動する際の体動時痛も認めなかった。病棟帰室後5時間で腰痛と下腹部の鈍痛が出現したが，ジクロフェナク坐薬 25 mg で軽快した。臍周囲の痛みを訴えることはなかった。PONV は認めず，術翌日から経口摂取を開始し，それ以降は，ロキソプロフェンの内服で鎮痛を図った。術後3

日目には退院となった。

■ **本症例のポイント**

臍部のカメラポート挿入部の術後鎮痛を確実に得るために，当院では後方 TAPB に加えて，RSB を併用している．後方 TAPB と RSB は，患者の体位変換や術者の移動が必要ないので，短時間で実施可能である．

　術直後の痛みを軽減させることを，神経ブロック併用の主な目的と考えているため，当院では，手術終了後にのみ，神経ブロックを行っている．術中の麻酔管理を容易にする目的で，術前に神経ブロックを行うこともあるが，その場合も，手間はかかるが，術後に再度神経ブロックを追加することで，覚醒後の鎮痛効果持続時間を確保することができる．ただし，局所麻酔薬の総量には注意が必要である．カテーテルを留置しての持続ブロックも有用ではある．しかし，持続投与だけでは，鎮痛効果が不十分となりがちなので，間欠的ボーラス投与を追加することで，良好な鎮痛を得る．

　硬膜外麻酔は，腹部手術に対して非常に質の高い鎮痛効果を発揮するが，硬膜外血腫や神経損傷などの危険を伴う．これらを考慮し，婦人科手術では，開腹手術に対しても硬膜外麻酔は推奨できない[9]という意見もある．TAPB および RSB は，腹壁由来の体性痛しか制御できないため，内臓痛や術後に仰臥位で安静にしていることによる腰痛などに対しては，鎮痛薬の使用がしばしば必要となる．

「神経ブロックをしたからほかの鎮痛薬は不要」とするのではなく，multimodal analgesia の概念で対応することが重要である．多くの場合，ジクロフェナク坐薬の使用やペンタゾシンの筋注で良好な鎮痛が得られる．

（村田 寛明）

文　献

1. Ekstein P, Szold A, Sagie B, et al. Laparoscopic surgery may be associated with severe pain and high analgesia requirements in the immediate postoperative period. Ann Surg 2006 ; 243 : 41-6.
2. Tran TM, Ivanusic JJ, Hebbard P, et al. Determination of spread of injectate after ultrasound-guided transversus abdominis plane block : a cadaveric study. Br J Anaesth 2009 ; 102 : 123-7.
3. Shibata Y, Sato Y, Fujiwara Y, et al. Transversus abdominis plane block. Anesth Analg 2007 ; 105 : 883.
4. Børglum J, Jensen K, Christensen AF, et al. Distribution patterns, dermatomal anesthesia, and ropivacaine serum concentrations after bilateral dual transversus abdominis plane block. Reg Anesth Pain Med 2012 ; 37 : 294-301.
5. Børglum J, Maschmann C, Belhage B, et al. Ultrasound-guided bilateral dual transversus abdominis plane block : a new four-point approach. Acta Anaesthesiol Scand 2011 ; 55 : 658-63.
6. Rozen WM, Tran TM, Ashton MW, et al. Refining the course of the thoracolumbar nerves : a new understanding of the innervation of the anterior abdominal wall. Clin Anat 2008 ; 21 : 325-33.
7. Griffiths JD, Barron FA, Grant S, et al. Plasma ropivacaine concentrations after ultrasound-guided transversus abdominis plane block. Br J Anaesth 2010 ; 105: 853-6.
8. Latzke D, Marhofer P, Kettner SC, et al. Pharmacokinetics of the local anesthetic ropivacaine after transversus abdominis plane block in healthy volunteers. Eur J Clin Pharmacol 2012 ; 68 : 419-25.
9. White PF, Kehlet H. Improving postoperative pain management : what are the unresolved issues? Anesthesiology 2010 ; 112 : 220-5.

症例 7

婦人科開腹手術に対する腹横筋膜面ブロックと持続創部浸潤麻酔の併用

術後悪心・嘔吐を予防しながら術翌日の確実な離床を実現する

本症例で行うブロック ▶▶ 後方腹横筋膜面ブロック

症例

46歳の女性。身長160 cm、体重60 kg。健診で多発性の子宮筋腫を指摘された。ヘモグロビン（Hb）値9.0 g/dL、子宮底は臍上3 cmに達していた。腹式単純子宮全摘術が予定された。特筆すべき既往はない。ASA-PS Ⅱ。術後1日目夜から5日間、1日2回エノキサパリン2000単位皮下注を行う予定である。

婦人科開腹手術には、子宮や卵巣の良・悪性腫瘍手術があり、皮膚切開の向きや大きさ、腹腔内への侵襲の程度が異なる。小さな創であっても術後に強い痛みを訴えることもあり、体性痛と内臓痛の両方に対処することが重要となる。患者は比較的若い女性が多く、術後悪心・嘔吐（PONV）対策も必須となる。以前、筆者らは、婦人科開腹手術は全身麻酔＋硬膜外麻酔で行っていた。しかし、周術期に肺血栓塞栓症・深部静脈血栓症予防のために抗凝固薬が投与されるようになり、全身麻酔に超音波ガイド下末梢神経ブロックと持続創部浸潤麻酔、フェンタニル持続静注を併用する麻酔法に切り替え、良好な結果を得ている。

■術前評価

患者は、術前検査で貧血を認めていた。手術までに近医で鉄剤を投与され、手術当日のHb値は11.0 g/dLまで改善していた。また、巨大子宮筋腫のため、術前に下肢静脈超音波検査を施行したが、両側下肢深部静脈には血栓を認めなかった。肥満、腹部手術の既往、側副血行路があるような症状は認めず、後方腹横筋膜面ブロック transversus abdominis plane block（TAPB）は問題なく行えると考えられた。

■ブロックの範囲と麻酔計画

◎切開方法

住友病院（以下、当院）では、腹式単純子宮全摘術は下腹部横切開（Pfannenstiel腹壁横切開）または正中切開で行っている。腹壁横切開の場合、皮膚と筋膜を横方向に切開した後、筋膜下を剝離し、白線および腹膜を縦方向に切開して腹腔内へ到達する[1]。本症例は腹壁横切開で予定された。

◎後方TAPB

本症例での皮膚切開部位、白線・腹膜切開部位、剝離部位と後方TAPBの効果範囲を図1[1〜3]に示す。

本症例の切開・剝離部位は、後方TAPB

でほぼ確実に鎮痛される部位に含まれている．子宮筋腫が巨大で，腹壁正中縦切開が臍上まで及ぶ症例では，創に応じて肋骨弓下TAPB，あるいは腹直筋鞘ブロック（RSB）を追加することもある[4]．

◎持続創部浸潤麻酔

単回後方TAPBの効果は，長くても12時間程度である[2]．当院では，閉創時に術野から創部へカテーテルを留置し，術後に局所麻酔薬を持続投与することで，単回ブロック効果消失後の，腹壁の体性痛への対処を行っている．

◎内臓痛

婦人科手術による痛みでは，内臓痛の抑制が重要である．子宮筋層の収縮，子宮頸部の拡張，卵管や卵巣の牽引や伸展，腹膜や骨盤腔内面への機械的刺激により，強い疼痛が引き起こされる[5]．TAPBでは内臓痛を抑制できないため，術中術後にオピオイド（レミフェンタニル，フェンタニル）を使用する．またmultimodal approachとして，作用機序の異なる薬物を組み合わせていくことも重要であり，非ステロイド性抗炎症薬（NSAIDs），ケタミンを併用する．

■ブロックの実際

◎準備

短ベベルの神経ブロック針（21ゲージ，70 mm）に，延長チューブと三方活栓を接続して使用する．局所麻酔薬は，ロピバカイン3 mg/kgを60 mLの溶液に希釈

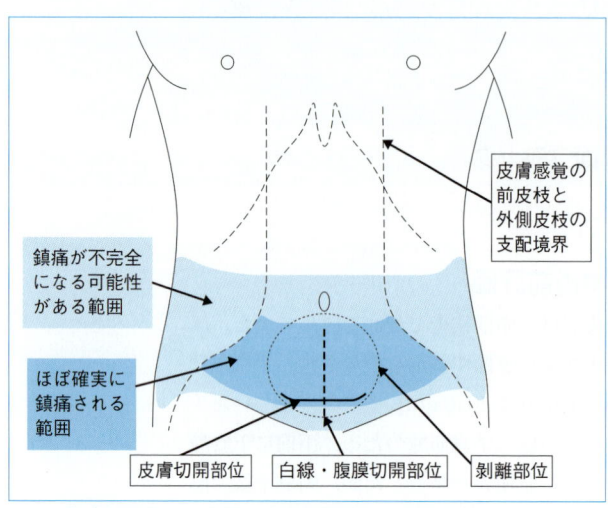

図1 皮膚切開部位，白線・腹膜切開部位，剥離部位と後方TAPBの効果範囲
（中田真木．Pfannenstiel切開の工夫．産婦手術 1997；8：61-8，紫藤明美．腹横筋膜面ブロック．In：佐倉伸一編．周術期超音波ガイド下神経ブロック．東京：真興交易医書出版部，2011：452-71，紫藤明美ほか．TAPブロックの実際．Anet 2012；16（3）：25-9より，作成）

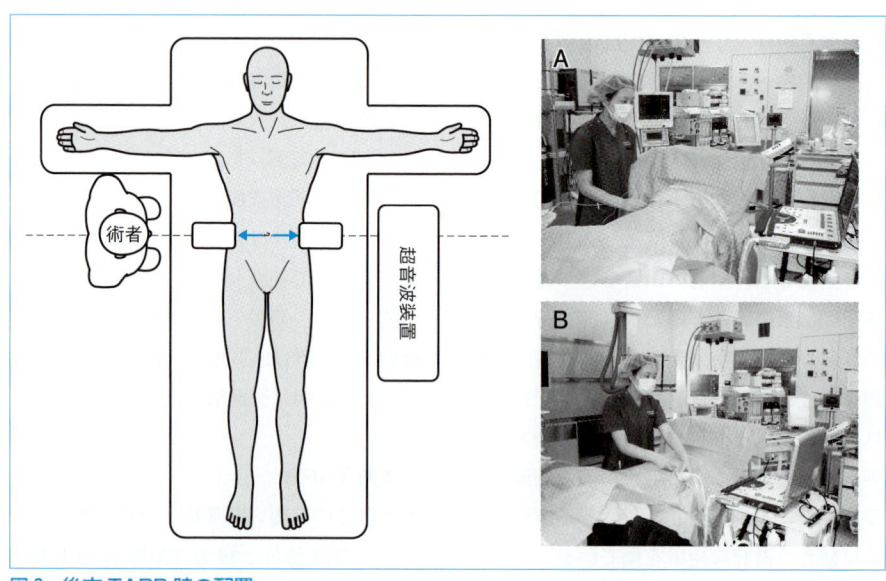

図2 後方TAPB時の配置
写真A：右側穿刺時，写真B：左側穿刺時
矢印は穿刺方向．

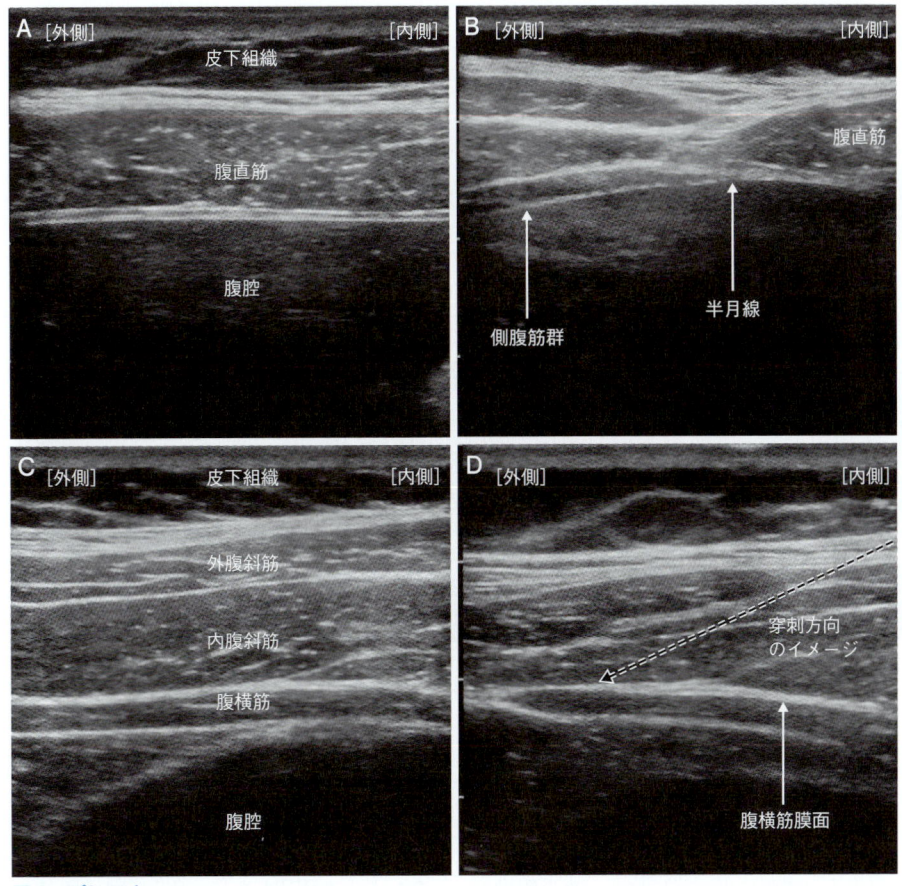

図3 プレスキャン
A：腹直筋のレベル，B：半月線のレベル，C：側腹筋群のレベル，D：腹横筋膜面への穿刺イメージ

（本症例では0.75％ロピバカイン24 mL＋生理食塩液36 mL）して使用する。プローブは，高周波数リニアプローブ（13.0 MHz）を使用する。

◉**全身麻酔導入**

患者入室後，まず全身麻酔の導入を行う。レミフェンタニルとプロポフォールによる全静脈麻酔（TIVA）で導入し，ロクロニウム36 mgを静注し，筋弛緩モニターとして四連（TOF）刺激を用い，TOFカウントが0となった時点で気管挿管する。その後，レミフェンタニルを0.05 μg/kg/minへ減量し，bispectral index（BIS）値が40～50に安定するようにプロポフォールの量を調整して，術中は目標血中濃度2.5 μg/mLで維持する。

◉**後方TAPB**

患者を仰臥位で両腕を肩の高さに開いた状態にして，ブロック手技を行う。術者は患者の横に立ち，患者の体幹を挟んで正面に超音波装置を配置し，画面，プローブ，針，術者の身体が一直線上になるようにする（図2）。術者の立ち位置と反対側をブロックする際に，患者の体格が大きく，プローブを持つ手が届きにくい場合は，術者側を下にしてベッドを傾斜させるのも一つの方法である。

プレスキャンを行い，臍の横にプローブを当て腹直筋を確認（図3A）し，外側に動かして半月線，側腹筋群を順に確認していくと（図3B），腹横筋膜面を同定しやすい（図3C，D）。深度設定は，側腹筋群が画面の上1/2に収まる程度に調整する[2]。

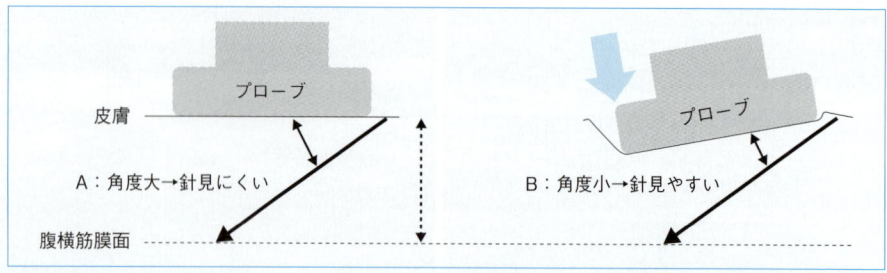

図4 プローブを押し込む
腹横筋膜面が同じ深さでも，プローブに傾きをつけたBのほうがAより針を視認しやすくなる。

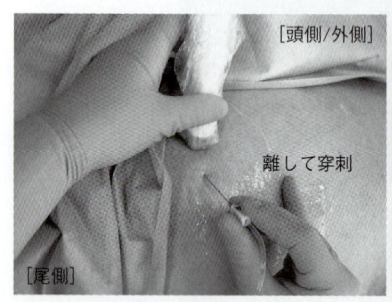

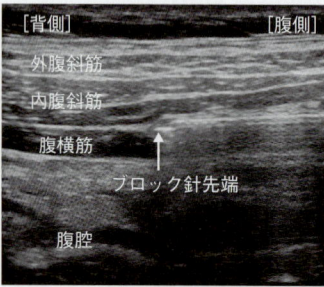

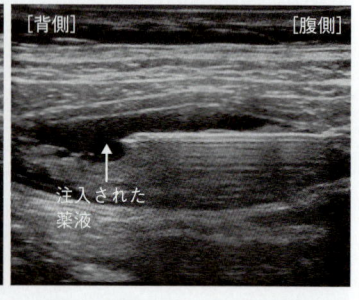

図5 穿刺と薬液注入
プローブ端から離れた位置から穿刺し，針をプローブに平行に進めると視認しやすくなる。

　皮膚消毒を行い，プローブを滅菌カバーで覆った後，プローブを皮膚に対して垂直に当て，側腹筋群が平行に見えるように調整する。穿刺は平行法で行う。皮下組織が厚い患者は，皮膚から腹横筋膜面までの距離が長くなり，プローブに対する針の角度が大きく，針が視認しにくくなる。この場合，プローブの背側端を押し込み，針の角度が小さくなるよう工夫するのも一つの方法である（図4）。

　ブロックする位置が決まったら，術者は脇を締めて腕や指を患者の身体につけてプローブを固定し，画像が動かないようにする。針の刺入点は，腹横筋膜面の深さの分だけプローブの端から離す（図5）。プローブ端から針の穿刺位置を離すことで，針がよりプローブに対して平行に刺入され，画面で視認しやすくなる。しかし，超音波ビーム上に針をのせることが難しくなるため，穿刺位置の決定が重要である。

　針先を常に描出しながら進めると，外腹斜筋と内腹斜筋間の筋膜を貫く時にpop感がある。内腹斜筋と腹横筋間の筋膜を貫く2回目のpop感を感じたら針を一度とめて，次に腹横筋膜面に刺入をするように，針の先端をもう少し進める。血液の逆流がないことを確認した後，0.5〜1.0 mLのロピバカインを注入し，腹横筋膜面に注入されていることを確かめる。その後，血液の逆流がないことを確かめながら，2〜3 mLずつ薬液を注入し，内腹斜筋と腹横筋の間が凸レンズ状に広がっていくのを確認する（図5）。左右にそれぞれロピバカインを30 mLずつ注入し，ブロック手技を終了する。

■ **麻酔の実際**

　ブロック手技が終了し，BIS値が40〜50に安定したことを確認した後，手術開始前に鎮痛補助薬としてケタミン30 mg（0.5 mg/kg）とフルルビプロフェン アキセチル50 mgを静注し，レミフェンタニルを0.1 μg/kg/minに増量する。手術開始後すぐは，血圧，心拍数ともに変動しにくいが，手術操作が腹腔内へ及ぶと，血圧上昇を認めることが多い。その際には，レ

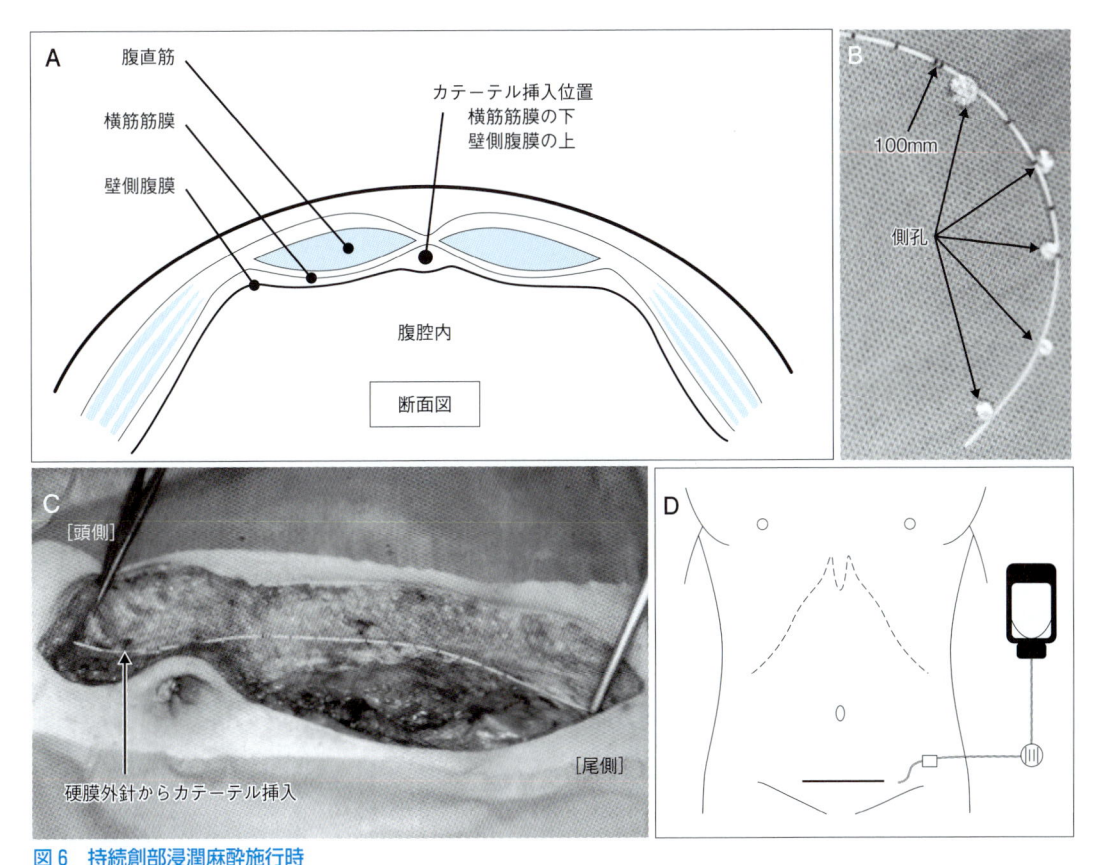

図6　持続創部浸潤麻酔施行時
A：持続創部浸潤麻酔用カテーテル挿入位置の模式図，B：多孔式カテーテル，C：カテーテル挿入時の写真（注意：皮膚は腹壁縦切開時のもの），D：持続創部浸潤麻酔の模式図

ミフェンタニルを増量する。本症例では0.2 μg/kg/minとする。

ケタミンはBIS値を上昇させるため，投与後のBIS値は60以上となる。プロポフォールの目標血中濃度を2.5 μg/mLで維持することで，ケタミン投与から約1時間後にはBIS値は50以下となるだろう。

筋弛緩モニターは，ロクロニウムの初回投与後30分程度するとTOFカウントが再び出現してくるため，TOFカウント2となった時点で，ロクロニウム10 mgを随時追加投与する。

手術開始から約1時間後には，術後鎮痛のためにフェンタニル静注を開始し，薬物動態シミュレーションを指標にして，覚醒時の効果部位濃度が1.5 ng/mL前後となるように調整する（術中合計300 μg投与）。

出血により一時的に収縮期血圧が下がる場合は，輸液を増量する。閉創開始時に，PONV予防のためにドロペリドール1 mgとデキサメタゾン3.3 mgを静注する。

当院では，持続創部浸潤麻酔用のカテーテル留置は，婦人科医が行う。腹腔内臓器を損傷しないように気をつけて，腹膜閉創直前，もしくは直後に行っている（図6）。創の端から2 cm離れた位置から硬膜外針（17ゲージ，80 mm）を筋膜下まで刺入し，多孔式カテーテル〔先端から10, 30, 50, 70, 90 mmの位置に五つの側孔があるタイプ〕を挿入する。カテーテルは側孔すべてが腹膜上にあるように調整し，筋膜，皮下組織を縫合して閉創する。腹壁横切開の創長は12 cm，カテーテルは腹膜上に12 cm挿入し，皮膚での位置は先端から20 cmとする。

コラム1

局所麻酔薬中毒

婦人科開腹手術でロピバカイン3 mg/kgを生理食塩液で計40 mLに希釈し，両側TAPBとして20 mLずつ投与した後，静脈血ロピバカイン血漿濃度を測定した報告[14]がある。これによると，平均総ロピバカイン血漿濃度は，ブロック後90分まで中枢神経中毒閾値（2.2 µg/mL）を超えていた。本症例のように，さらにロピバカインを追加投与する場合は注意が必要である。

当院で本症例と同じ麻酔をした7症例について，持続創部浸潤麻酔開始前，16, 40, 64時間後の静脈血総ロピバカイン血漿濃度を測定したところ，いずれも中枢神経中毒閾値を下回っていた。当院では，これまで局所麻酔薬中毒を発症した患者はいない。

コラム2

コスト

現在，全身麻酔併用の末梢神経ブロックや持続創部浸潤麻酔は，診療報酬点数の加算が認められていない。当院では，使用する針，カテーテルやディスポーザブルポンプは病院の持ち出しとなっている。今後，これらの手技が広く行われるためには，診療報酬点数加算が認められることが望まれる。

術後経過

カテーテルにフィルターをつけ，0.2%ロピバカイン300 mLを充填したディスポーザブルポンプに接続した。手術時間は2時間32分で，抜管して意識状態を確認後，持続創部浸潤麻酔として0.2%ロピバカイン6 mL/hrを開始し，50時間継続した。また，フェンタニル持続静注25 µg/hrを開始した。手術室退室時の安静時，咳嗽時の視覚アナログスケール（VAS）はともに20 mmであった。

術後1日目夜からセレコキシブ（200 mg×2回/日）を5日間内服した。フェンタニル持続静注は術後2日目昼に終了し，術後3日目朝に持続創部浸潤麻酔用カテーテルを抜去した。創部やカテーテル刺入部への薬液漏れは，ガーゼ付きテープに少し染みができる程度で，追加処置は必要なかった。術後，鎮痛薬は追加する必要はなく，PONVもみられなかった。術後安静時/咳嗽時のVAS（mm）は，術後3時間で20/32，術後1日目の朝17/33，夕7/14，術後2日目の朝0/7，夕0/8，術後3日目の朝0/13，夕0/28であった。

術後1日目の午前10時半に離床し，尿道カテーテルを抜去した。術後1日目の昼から食事開始となった。術後1日目のHb値は9.5 g/dL，術後1日目の夜から5日間，1日2回エノキサパリン2000単位皮下注を施行し，術後6日目のHb値は9.7 g/dLで貧血進行は認めなかった。術後7日目，創部の癒合は良好で，合併症を認めなかったため，退院となった。

■本症例のポイント

◎ multimodal approach

婦人科開腹手術は体性痛と内臓痛の両方に対し，しっかりとした鎮痛を図ることが重要である。本症例では，体性痛に対して，術中と術後半日は後方TAPBにより，その後，術後2日目までは持続創部浸潤麻酔により鎮痛を図った。内臓痛に対して，術中はレミフェンタニル，術後はフェンタニル持続静注で鎮痛を図り，鎮痛補助薬としてNSAIDsとケタミンを用いた。術中術後を通じて体性痛と内臓痛の両方に対処したmultimodal approachを行うことで，よりよい鎮痛が得られ，副作用を最小限にすることができる。

◎ オピオイド

術直後や病棟帰室後から，体表面の痛みはないが下腹部奥の強い痛みを訴えたり，術後1日目の夕に痛みはないが浮遊感があり，フェンタニルの持続静注を中止すると症状が消失する患者がいる。これらは，適切な量のフェンタニルが投与されていない可能性が高い。オピオイドの最小有効鎮痛濃度（MEAC）は個人差が大きく[6]，術中から，それぞれの患者にとって適切な濃度に合わせることが難しい場合もある[*1]。

◎ PONV

成人のPONV発症危険因子は，①女性，②非喫煙者，③PONVの既往，④術中術

*1 今後は，静脈内患者自己調節鎮痛（IV-PCA）の導入を検討している。

後のオピオイドの使用，⑤開腹手術，などであり，婦人科開腹手術を受ける患者は高リスクであることが多い．PONV発症の高リスク患者には，予防薬として異なる作用機序をもつ2～3剤を併用投与することが望ましい[7]．

筆者らは，麻酔法としてTIVAを選択したうえで，デキサメタゾン3.3 mgとドロペリドール1 mgの予防的投与を術中に行っている．

◎ほかの術後鎮痛法

創部にカテーテルを留置し，局所麻酔薬を持続的に投与する方法は以前から行われている[8]．しかし，創傷治癒に悪影響を及ぼす[9]という意見があり，手術終了後にTAPBやRSBを再度施行して鎮痛時間を延長する方法[10]や，持続TAPBを術後に行う方法[11]，腹腔内へカテーテルを留置し，局所麻酔薬を投与する方法[12]も報告されている．

しかし持続創部浸潤麻酔は，術後のオピオイド使用量を減らし，PONV発生を減らすことができる[13]．また，身体へ留置するカテーテルが1本であり，カテーテルが2本となる持続TAPBと比較すると，留置手技やポンプの取り扱いが簡便なため，筆者は持続創部浸潤麻酔を選択している．

婦人科開腹手術は，さまざまな術式が広く一般的に行われているが，十分な鎮痛が必要な手術である．創に合わせた末梢神経ブロックを選択し，multimodal approachを駆使して，PONVを予防しながら術翌日の確実な離床を目指す，よりよい麻酔方法を探していきたい．

（中本 あい）

文献

1. 中田真木. Pfannenstiel切開の工夫. 産婦手術 1997；8：61-8.
2. 紫藤明美. 腹横筋膜面ブロック. In：佐倉伸一編. 周術期超音波ガイド下神経ブロック. 東京：真興交易医書出版部，2011：452-71.
3. 紫藤明美，佐倉伸一. TAPブロックの実際. Anet 2012；16（3）：25-9.
4. 柴田康之. 腹横筋膜面ブロック. In：小松 徹，佐藤 裕，白神豪太郎ほか編. 新超音波ガイド下区域麻酔法―超音波画像を利用した神経ブロック法のすべて―. 東京：克誠堂出版，2012：153-8.
5. 川真田樹人. 疼痛の発生機序. 産婦治療 2010；101：105-10.
6. 高橋正裕，古家 仁. 静脈内オピオイドの理論と実際. In：垣花 学，成田年編. オピオイド 基礎を知って臨床で使いこなす. 東京：克誠堂出版，2012：122-37.
7. Gan TJ, Meyer T, Apfel CC, et al. Consensus guidelines for managing postoperative nausea and vomiting. Anesth Analg 2003；97：62-71.
8. Liu SS, Richman JM, Thirlby RC, Efficacy of continuous wound catheters delivering local anesthetic for postoperative analgesia：a quantitative and qualitative systematic review of randomized controlled trials. J Am Coll Surg 2006；203：914-32.
9. Brower MC, Johnson ME. Adverse effects of local anesthetic infiltration on wound healing. Reg Anesth Pain Med 2003；28：233-40.
10. 赤根亜希子，柴田康之. 超音波ガイド下末梢神経ブロックとIV-PCAを併用する術後鎮痛. LiSA 2011；18：788-93.
11. Hebbard PD, Barrington MJ, Vasey C. Ultrasound-guided continuous oblique subcostal transversus abdominis plane blockade：description of anatomy and clinical technique. Reg Anesth Pain Med 2010；35：436-41.
12. Gupta A, Perniola A, Axelsson K, et al. Postoperative pain after abdominal hysterectomy：a double-blind comparison between placebo and local anesthetic infused intraperitoneally. Anesth Analg 2004；99：1173-9.
13. Zohar E, Fredman B, Phillipov A, et al. The analgesic efficacy of patient-controlled bupivacaine wound instillation after total abdominal hysterectomy with bilateral salpingo-oophorectomy. Anesth Analg 2001；93：482-7.
14. Griffiths JD, Barron FA, Grant S, et al. Plasma ropivacaine concentrations after ultrasound-guided transversus abdominis plane block. Br J Anaesth 2010；105：853-6.

Action PLAN 1
海外の末梢神経ブロック系の学会に参加する

■海外の学会に参加するために

海外の学会というと，どういう印象をもっているだろうか。「いつか自分も行ってみたい」，「英語なんてできる気がしないので絶対行きたくない」など，いろいろな声が聞こえてきそうである。

麻酔科領域で言えば，米国麻酔科学会（ASA）や，国際麻酔学研究会議（IARS），欧州麻酔学会（ESA）などが有名であるが，これらは規模も大きく，敷居が高いと感じる人も多いだろう。少なくとも筆者はそうだった。しかし，このような大きな学会でも，いつも一緒に働いている先輩が参加することで，具体的な話を聞くことができ，少しずつ身近に感じるようになっていった。

予行演習や報告会などを通じて，学会の雰囲気を知ることができる。自分とそれほど臨床経験に違いのない医師が，英語で堂々と発表している姿にショックを受けた。準備は大変そうだが，一度参加した人はまた行きたいという。麻薬のようなものだろうか。もし海外学会に参加してみたいけど，なかなか踏み切れないときは，実際に参加した先輩の話を聞くのがオススメである。

■末梢神経ブロックと学会

麻酔全般がテーマの学会でも，近年，末梢神経ブロック（PNB）について議論される時間は多い。2012年のASAのセッション検索で"nerve block"と入力すると，102個もヒットする。こういった大きな学会に参加して，PNBについて勉強する方法もあるが，もっと濃厚な，神経ブロックに特化した学会やワークショップもたくさん存在する。

そのなかで，参加しやすいものの一つに，NYSORAが主催するシンポジウムがある。NYSORAとは，The New York School of Regional Anesthesiaという1995年に設立された組織で，ニューヨークを本拠地として，PNBを広めるための体系的な教育活動を行っている。

2007年には，シンガポールで1st Pan-Asian NYSORA Symposium on Regional Anesthesia and Pain Medicineが開催され，2013年2月には，第7回のAsia Symposiumがフィリピンのマニラで開催されるなど，アジアでのPNBシンポジウムも広がっている。筆者も参加したAsia Symposiumは，PNBの勉強ばかりに特化した内容で，充実した2日間であった。上肢，下肢の一般的な解剖やブロックの施行方法などに加え，神経周囲注入と神経内注入についても言及され，PNBにかかわる幅広い話題が取り上げられた。

2007年のシンガポールでのNYSORAシンポジウムから，旭川医科大学末梢神経ブロックチームは海外学会に参加するようになった。その後も，メンバーがいろいろな学会に参加しているが，参加目的は年々変化していっているように感じる。

2007〜2008年くらいの超音波ガイド下末梢神経ブロック（US-PNB）が広がりつつあった初期は，PNBの適応と実施例といった，基本的なことを学ぶために世界に出て行っていた。その後，日本でもUS-PNBを学べる機会が増加し，一般的なことは，日本にいながらにして十分に学ぶことができるようになった。そうすると次の目標として，日本では見ることのできないこと，学ぶ機会が少ないものを求めるようになる。その最たるものがcadaver workshopである。

■cadaver workshop

筆者が受講したものは，欧州区域麻酔学会（ESRA）が主催しているもので，オーストリアのインスブルック大学解剖学講座で，実際のcadaver（解剖用の献体）を使って，PNBに必要な解剖を学ぶというものであった。3日間の日程で，頭のてっぺんから足の先までのブロックを学ぶことができ，座学とハンズオンを適度に織り交ぜて，受講生を飽きさせないように配慮されていた。

実際に参加して印象的だったのは，ランドマーク法の重要性が強調されていることであった。筆者が麻酔科医になってからは，当院では，超音波ガイド下では行うがランドマーク法では行わないというブロックが多々ある。これだけ超音波ガイド下法の有用性が叫ばれている昨今，根本にあるのは解剖学的な知識であることはわかっていても，つい超音波画像に頼ってしまうことも多いので

はないだろうか。その点，cadaver workshopでは，体表からのランドマークを指標として実際に穿刺を行い，必ずその先に神経があることを実感することができる。cadaverには，神経が露出できるよう，すでにメスが入っており，それより浅層の皮膚や筋肉などはめくって位置関係を把握できる。

上肢，下肢，体幹，頸部，背部といった部位ごとにcadaverが並んでおり，それぞれに麻酔科や解剖学の医師，整形外科医などの指導者がいる。受講者が各cadaverを回り，学んでいくという形式である。実際にcadaverに穿刺してみて，神経に到達するまでの経路を目視できるのは，貴重な経験である。飛行機を乗り継いで参加した甲斐があったと感じる瞬間であった。

現在，cadaver workshopはいろいろな学会と併催されることが増えており，受講機会も増えてきている。ASAなど，学会会場に併設された解剖ができる施設へ移動して行う場合もある。欧州では，学会会場からチャーターされたバスで解剖ができる施設へ移動して行うこともある。

このcadaver workshopのさらなる特徴の一つに，Diplomaの受験資格というものがある。近年，日本でも心臓血管麻酔専門医制度が始まるなど，麻酔方法，手技の多様化により，各方面のスペシャリスト養成という機運が高まりつつある。日本では現在，区域麻酔に関する専門医制度はないが，古くから区域麻酔が広く行われている欧州では，ESRAが認定したDiploma制度がある。2005年から制定されたこの制度は，欧州で区域麻酔に対する知識を広めることを目的とし，筆記の一次試験と口頭試問の二次試験からなる。受験資格は年によって変更されることもあるが，一次試験は2年間の麻酔科研修が終了し，ESRA会員であって，ESRAなどが認定しているワークショップへ参加していれば，受験することができる[*1]。二次試験を受験するためには，150件以上の脊柱管ブロック，150件以上のPNBの経験があり，cadaver workshopを受講していることが必須である。Diplomaに認定されることが目的ではないが，Diploma受験のために，解剖学から合併症までについて広く学ぶことは，決して無駄ではないだろう。

■好みの学会を選ぶ

これまでは学ぶ側であったが，日本の現状であれば，積極的に世界へ情報を発信できる状況であると考える。世界中で，人工膝関節置換術の術後鎮痛にPNBがよいと考えている，硬膜外麻酔が適応とならない症例に頭を悩ませている，腕神経叢ブロックの効果に満足を得ている，こういった現状がわかったことも，海外に積極的に出ていった成果である。

PNBを学ぶことのできる海外学会を探すにあたって便利なのは，ESRAのサイト上にあるMeeting Calender（http://esraeurope.org/meetings/calendar/）である。

London Pain Forum Winter Symposiumや9th ESRA Winter Week, 3rd World Congress on Regional Anaesthesia and Pain Therapyなどがすぐに見つかる。これに加えて，NYSORAのホームページ（http://www.nysora.com/）を検索すると，NWAC World Anesthesia Convention Bangkokや12th Annual NYSORA Symposiumが見つかる。

上記以外にも世界中でPNBを学ぶ機会は溢れている。定期的にプログラムを確認し，自分が興味のある分野を多く取り上げている学会に参加してみるのがよいだろう。日頃の業務のリフレッシュをかねて，行ってみたかった土地に足を運ぶことも有意義であろう。

2012年のESRA World Congressはフランスのボルドーで開催された。言わずと知れたワインの聖地である。31回を数えるこの学会は，ぶどう収穫時期にはやや早い9月5日〜9日の4日間の日程で行われた。脊柱管ブロックcentral nerve block，末梢神経ブロックperipheral nerve block，産科麻酔obstetric，術後痛管理postoperative pain management，慢性痛管理chronic pain management，小児麻酔pediatric，超音波診断法ultrasonography，その他miscellaneousといった

[*1]《http://esraeurope.org/assets/medias/2012/06/Diploma-pre-requ-only-2013-FINAL3.pdf》参照。

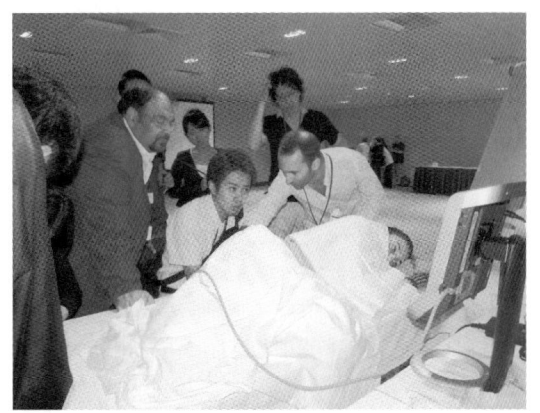

写真　海外のワークショップにて
プローブを動かしているのは，旭川医科大学の神田浩嗣医師

八つの大きなカテゴリーに分けられたシンポジウムやワークショップが，最大6列同時に開催された。それに加えて，同時間帯にcadaver workshopやUS-PNBのワークショップ **(写真)** などが開催され，人気のワークショップは約2か月前には満席となるほどであった。

欧州の学会では，第一言語が英語ではない演者も多く，聞き取りやすい英語が多いように感じた。解剖学的な単語がわかると聞き取れるセッションも多い。ただし筆者の英語力では，ディスカッションは難しく，悔しい思いをすることも多かった。

不慣れな英語で，イタリア人の男性講師に対して，斜角筋間アプローチでカテーテルを挿入するとき，何cmくらい入れていますかと質問したら，「3cmも入れたら耳から出ちゃうよ」という冗談で返してくれたことは，理解することができた。

こういった学会に参加して一番「面白い」と思うのは，具体的な症例提示である。局所麻酔薬中毒のセッションでは，元気だった20代女性が局所麻酔薬中毒で命を落としたという実際の症例提示もあった。日本ではそういう症例がオープンにされる機会は少ないだろう。

■感謝の気持ちを忘れずに

海外の学会に参加する目的は人それぞれである。しかし，われわれが行っている医療行為が，世界的にも認知されていると認識することは，医師として非常に重要なことだろう。是非とも海外学会への参加をオススメするが，やはり日常業務への影響は避けられない。一緒に働いている仲間が留守中に働いてくれているために参加が可能となる。感謝の気持ちと学んできたことを少しでも還元するという姿勢が最重要事項と心得る必要がある。

（小野寺 美子）

症例 8

覚醒下脳外科手術における頭皮ブロック

大後頭神経ブロックで覚醒中も確実な鎮痛を

本症例で行うブロック ▶▶ 大後頭神経ブロック／眼窩上神経ブロック

症例

44歳の女性。身長148 cm，体重46 kg。3か月前に左前頭葉腫瘍に対して開頭腫瘍切除術を受けた。手術後の頭部CT検査で腫瘍の残存が見つかり，言語中枢近傍であるため，覚醒下脳外科手術が予定された。

言語野近傍の脳腫瘍切除術では，術中に患者を覚醒させて脳機能マッピング後に腫瘍を切除する覚醒下脳外科手術が行われる。この手術では開頭中に覚醒させることから，区域麻酔による確実な鎮痛が不可欠である。覚醒下脳外科手術のガイドライン[1]では，眼窩上神経ブロックと大後頭神経ブロックが推奨されている。筆者は，大後頭神経ブロックを超音波ガイド下に行い，術中の良好な鎮痛を得ている。

■術前評価

手術前に神経学的な異常はなく，全身状態にも問題はなかった。手術前日に手術室に入室させ，手術中の体位などについてシミュレーションを行った。

■ブロック範囲と麻酔計画

頭部の皮膚神経支配を示す（**図1**）。前頭部は眼窩上神経，後頭部は大後頭神経支配である。また，側頭部の一部は耳介側頭神経支配となる。眼窩上神経は，三叉神経第1枝の末梢枝である。眼窩上神経ブロックは，眼窩上切痕を目印にして容易に行うことができる。

大後頭神経は，第2頸神経（C_2）の後

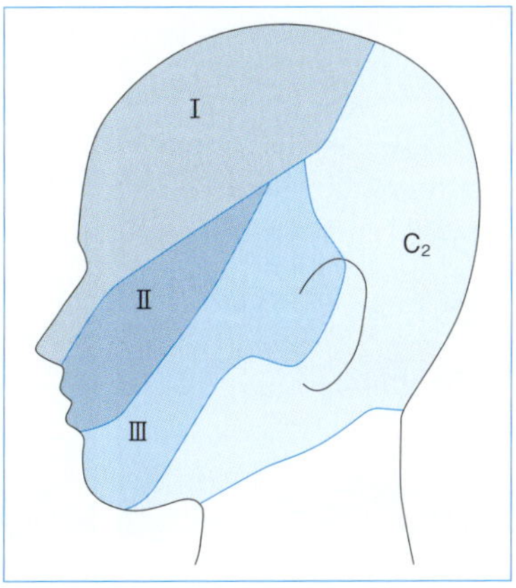

図1
頭部の神経支配
Ⅰ：三叉神経第1枝
Ⅱ：三叉神経第2枝
Ⅲ：三叉神経第3枝
C_2：第2頸神経

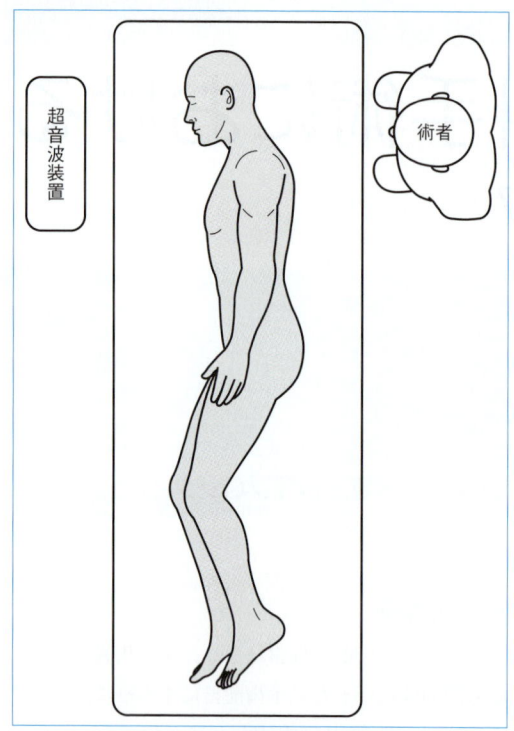

図2　大後頭神経ブロック施行時の体位と配置

創部への浸潤麻酔に加えて，頭皮ブロックとして大後頭神経ブロックと眼窩上神経ブロックを行うこととする．

手術開始から覚醒までは全身麻酔とする．その後，覚醒させて脳機能マッピングを行い，可能であれば覚醒させたまま腫瘍を切除し，切除後に再度，全身麻酔を導入して手術を終了する予定とした．

■ ブロックの実際

患者の入室後，モニターを装着し，静脈路を確保した後に患者を側臥位として大後頭神経ブロックを施行する．

◎ 大後頭神経ブロック

ペインクリニックなどで行う大後頭神経ブロックは通常，腹臥位で行う[3]．しかし，手術台上で行うことから，当院では，患者を側臥位とし，頸部を軽く屈曲させて施行している（図2）．

第2頸椎の棘突起と乳様突起の1cm程度下方を結ぶ線上にプローブを当てる．皮膚表面から，皮膚組織，僧帽筋，頭半棘筋，下頭斜筋，第2頸椎椎弓板の順に確認できる（図3）．頭半棘筋と下頭斜筋の間に大後頭神経は走行しているので，ここに局所麻酔薬を投与する．下頭斜筋の外側には椎骨動脈が走行している．プレスキャンで椎骨動脈の位置も確認しておく．

神経ブロック針（22ゲージ，50mm）

枝であり，環椎と下頭斜筋の間から出て僧帽筋を貫き，後頭部の皮膚に分布する．ランドマーク法では，後頭部の上項線で後頭動脈の拍動を触知し，その内側を穿刺していたが，正確なブロックは困難であった．超音波ガイド下で，より中枢でブロックする方法が開発されて，確実にブロックできるようになった[2,3]．

本症例では，覚醒中の鎮痛を得るために，

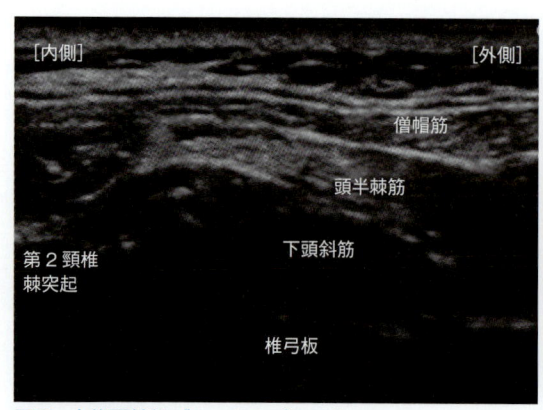

図3　大後頭神経ブロックのプレスキャン

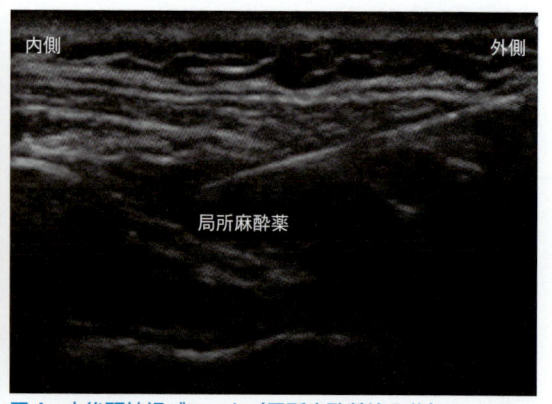

図4　大後頭神経ブロック（局所麻酔薬注入後）

を用いて，平行法で外側から針を刺入する．針が頭半棘筋と下頭斜筋の間に達したら，血液の逆流，放散痛がないことを確認して，局所麻酔薬を投与する（図4）．本症例では，0.375％ロピバカイン5 mLを使用する．

■ 麻酔の実際

麻酔は，プロポフォール（目標血中濃度3 μg/mL）＋レミフェンタニル（0.5 μg/kg/min）による全静脈麻酔（TIVA）で導入し，ロクロニウムを30 mg投与後，声門上器具を挿入し，以後，調節呼吸で管理する．

声門上器具を挿入した全身麻酔では，自発呼吸下に維持している施設も多いが，当院ではレミフェンタニルを使用すること，陽圧換気に適した器具[*1]を使用していることから，通常の症例でも調節呼吸で管理している．麻酔導入後に右内頸静脈に中心静脈路を確保し，両側の眼窩上神経ブロックを行う．

◎ 眼窩上神経ブロック

眼窩上神経は眼窩上縁で3〜4本に分かれる．眼窩上神経ブロックの際には，眼窩上切痕を触れ，その頭側の眉上に23ゲージ注射針を穿刺し，0.375％ロピバカインがやや広範に広がるように片側に2 mLずつを注入する（図5）．

bispectral index（BIS）値40〜50を目標に，プロポフォールの目標血中濃度3.0 μg/mL，レミフェンタニル0.1 μg/kg/minで維持する．頭部はピン固定し，浸潤麻酔としてピン挿入部に0.375％ロピバカイン5 mLを，執刀前に皮膚切開部に0.375％ロピバカイン20 mLを投与する．

症例経過

開頭術開始後1時間10分で麻酔薬の投与を中止し，その10分後に患者は覚醒したので声門上器具を抜去した．

覚醒後は，脳表に電気刺激を与えながら物品呼称などのタスクを施行したが，言語野は

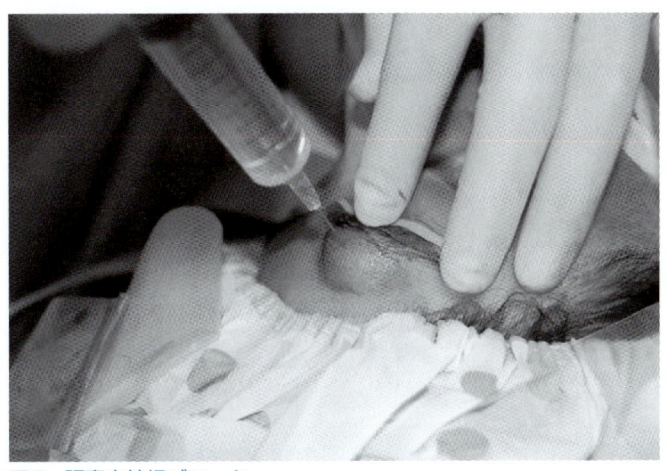

図5 眼窩上神経ブロック

[*1] Supremeやi-gelを用いている．

コラム1

覚醒下脳外科手術と局所麻酔薬中毒

覚醒下手術では，使用する局所麻酔薬量が多くなるので，局所麻酔薬中毒に注意が必要である．ロピバカインは3.6 mg/kgまでは局所麻酔薬中毒を起こさなかったという報告[4]があるため，筆者はこの量を基準にロピバカインを使用している．実際には0.375％ロピバカインを末梢神経ブロックとピン固定部への浸潤麻酔としておのおの20 mL，術野の浸潤麻酔に20 mL程度を使用する．術中に鎮痛が不足した場合は，リドカインの浸潤麻酔で対応するが，必要とすることはほとんどない．

開頭部には認められなかった．適宜タスクへの反応を評価しながら腫瘍を切除した．患者は覚醒中に疼痛を訴えなかったが，血圧が徐々に上昇してきたのでプロポフォール0.5 μg/mLとレミフェンタニル0.05 μg/kg/minを再開した．呼吸状態に影響はなかった．覚醒時間3時間30分で腫瘍切除が終了し，再度プロポフォール3 μg/mLで患者を入眠させ，声門上器具を挿入した．手術時間6時間30分で終了した．

覚醒は良好であり，声門上器具を抜去後に病棟へ帰室した．術後，言語機能に異常を認めなかった．術後痛は軽度であり，追加の鎮痛薬を使用することなく経過した．

> **コラム 2**
>
> **脳外科手術と頭皮ブロック**
>
> 覚醒下脳外科手術で行う頭皮ブロックは，通常の脳外科手術においても術後痛対策や術中の鎮痛補助に有用である。
> 　前頭開頭では眼窩上神経ブロックを，後頭蓋窩の手術では大後頭神経ブロックを，その他の領域では適宜両者を併用する。

■本症例のポイント

覚醒下手術では，覚醒中の鎮痛を区域麻酔で得ることが重要である。本症例では，創部とピン固定部への浸潤麻酔に加え，大後頭神経ブロックと眼窩上神経ブロックを行い，良好な鎮痛を得ることができた。

覚醒中はタスクが正確に行えるように，麻酔薬の投与は中止することが推奨されている[1]。しかし，覚醒中は十分な鎮痛が得られていても高血圧に悩まされることが多い。本症例では，覚醒時間が長くなることが予想されたので，少量のレミフェンタニルとプロポフォールを患者の状態をみながら使用し，患者のストレス軽減を図った。

●　●　●

覚醒下脳外科手術の麻酔は，開始当時は麻酔科医にとってチャレンジングな麻酔であった。しかし，その後の声門上器具の進化とレミフェンタニルの登場により，安全かつ容易に行えるようになった。さらに，超音波ガイド下大後頭神経ブロックを加えることで，より患者に優しい麻酔が可能である。

（森本 康裕）

文献

1. Kayama T. The guidelines for awake craniotomy guidelines committee of the Japan awake surgery conference. Neurol Med Chir (Tokyo) 2012；52：119-41.
2. Greher M, Moriggl B, Curatolo M, et al. Sonographic visualization and ultrasound-guided blockade of the greater occipital nerve: a comparison of two selective techniques confirmed by anatomical dissection. Br J Anaesth 2010；104：637-42.
3. 北山眞任, 佐藤 裕, 廣田和美. 大後頭神経ブロック. In：小松 徹, 佐藤 裕, 白神豪太郎ほか編. 新超音波ガイド下区域麻酔法. 東京：克誠堂出版, 2012：52-7.
4. Costello TG, Cormack JR, Hoy C, et al. Plasma ropivacaine levels following scalp block for awake craniotomy. J Neurosurg Anesthesiol 2004；16：147-50.

症例 9
意識下気管挿管に使う末梢神経ブロック

上喉頭神経ブロックと経喉頭ブロックを併用して有害反射を最小限に

本症例で行うブロック ▶▶ 上喉頭神経ブロック / 経喉頭ブロック

症例

76歳の女性。身長156 cm，体重60 kg。呼吸苦にて来院し，咽後膿瘍と診断された。呼吸困難を認めたため，気管切開術が予定された。既往歴として，糖尿病，関節リウマチ，大動脈弁狭窄症，狭心症，軽度の認知症がある。

動画配信中 ※ ご確認いただくには，ページxのIDとパスワードが必要です。

【動画タイトル】
上喉頭神経周囲の超音波映像

詳しくはページx参照！

膿瘍や炎症に伴う浮腫により気道が狭窄している症例は，麻酔導入時に換気・挿管困難となる可能性がある。局所麻酔下に気管切開を行うという選択肢もあるが，患者の協力を得るのが困難な場合や，すでに呼吸困難症状が出現している場合には，まず気管挿管を優先すべきである。

筆者はこのようなとき，筋弛緩薬の投与により換気が困難になる可能性を考慮し，エアウェイスコープ®や気管支鏡を用いた意識下挿管を選択している[1]。このとき，上喉頭神経ブロックと経喉頭ブロックを併用することで，挿管の妨げとなる有害反射や循環動態の変動を最小限とすることが可能である。

■術前評価

血圧95/52 mmHg，心拍数120 bpm。呼吸苦があり，静脈血酸素飽和度は90％（室内空気）と低下を認めた。小顎，上顎前突，開口は1横指程度。頸部に熱感，浮腫，後屈制限を認め，舌骨，輪状甲状間膜の触知は困難であった。CT検査で，咽頭左側を主体とした膿瘍の形成と気管の右側偏位を認めた。

2型糖尿病に対してインスリンの投与を行っており，グリコヘモグロビン8.2％，血糖値250 mg/dLであった。末梢神経障害は認めなかった。関節リウマチによる頸椎亜脱臼や間質性肺炎は否定された。経胸壁心臓超音波検査にて，最大圧較差50 mmHgの大動脈弁狭窄症を認めた。左室壁は全周性に肥厚しており，心室中隔で2.0 cm，左室駆出率40％で，壁運動は全周性に低下していた。腎機能障害は認めなかった。

■ブロックの範囲と麻酔計画

意識下で気管支鏡による挿管を成功させるには，気管チューブの経路に十分な局所麻

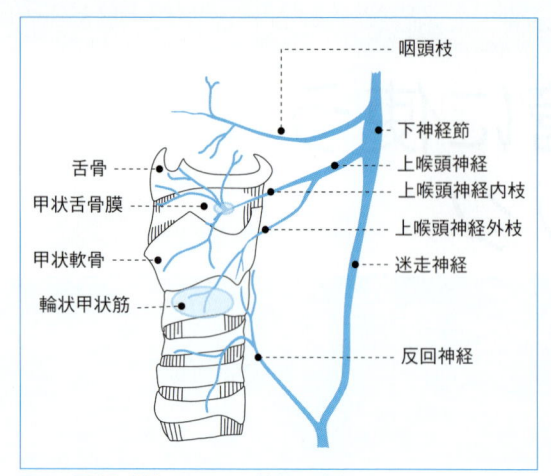

図1　頸部（左）における神経の走行

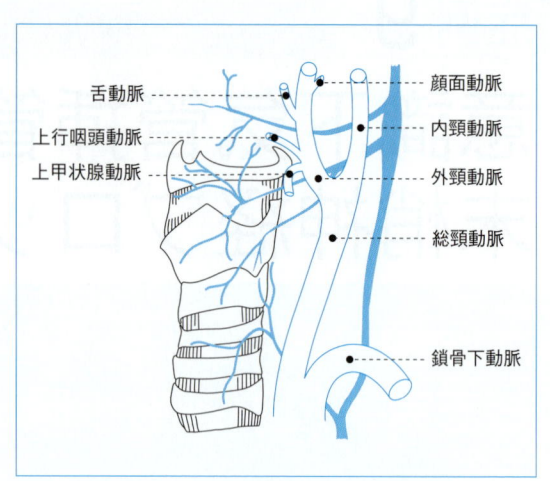

（ラベル：咽頭枝、下神経節、上喉頭神経、上喉頭神経内枝、上喉頭神経外枝、迷走神経、反回神経、舌骨、甲状舌骨膜、甲状軟骨、輪状甲状筋）

図2　頸部（左）における神経と血管の位置関係

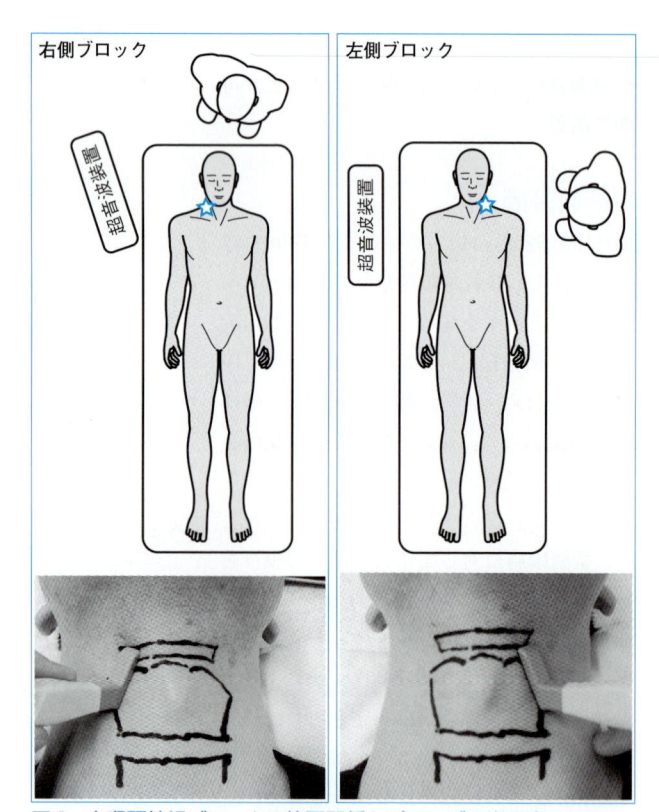

（ラベル：舌動脈、上行咽頭動脈、上甲状腺動脈、顔面動脈、内頸動脈、外頸動脈、総頸動脈、鎖骨下動脈）

図3　上喉頭神経ブロックの位置関係とプローブの当て方

（右側ブロック／左側ブロック、超音波装置）

鼻出血により気管支鏡の視野が悪化することがないからである。

　上喉頭神経は，下神経節で迷走神経から分かれ，舌骨の高さで細い外枝と太い内枝に分かれる。外枝が運動神経であり，喉頭咽頭筋と輪状甲状筋に分布する。内枝は感覚神経であり，舌骨大角の1 cm程度下で，甲状舌骨膜を前方に向かい，上喉頭動脈とともに貫いて喉頭腔内に入り，喉頭蓋の下面から声帯までの感覚を支配する（図1）。

　反回神経は迷走神経から分かれ，声帯より下の喉頭粘膜の感覚を支配する。右側では鎖骨下動脈の前方，左側では大動脈弓の前方を回ってワナを作り，喉頭に達するまでに食道枝，気管枝を出す（図2）。この反回神経の終末が下喉頭神経であり，前枝と後枝に分かれる。前枝は外側輪状披裂筋，甲状披裂筋，声帯筋，甲状喉頭蓋筋，披裂喉頭蓋筋に分布する。後枝は上喉頭神経の交通枝とつながり，後輪状披裂筋，横および斜披裂筋に分布し，声門裂より下方の喉頭粘膜にも分布している[2]。

　喉頭蓋の上面，咽頭，舌の後ろ1/3の感覚は舌咽神経が支配している。舌咽神経は第IX脳神経であり，脳幹から出て脊髄上部の側面を走行し，迷走神経に近づいていく。末梢は口蓋咽頭弓の基部を通る。

　本症例は，開口障害があるため，舌咽神

酔を行い，有害反射を抑制することが鍵となる。まずは挿管を経鼻でするか経口でするかを決定する。どちらを選択するかは，麻酔科医の好みによるところが大きいが，筆者は，患者が開口可能であれば，できるかぎり経口挿管を選択している。これは，

経ブロックは困難で，口腔内への局所麻酔薬の噴霧でとどめる．一方，頸部は浮腫が著しく，舌骨や輪状甲状間膜の触知は困難であるため，超音波ガイド下に施行することとする．

■ ブロックの実際
体位は仰臥位とし，頸部は正中位で伸展させる．鎮静薬の投与は行わない．

◎ 上喉頭神経ブロック
超音波装置を患者の肩の位置で右側方に設置する．術者の立ち位置は，右側のブロックでは患者の頭側，左側のブロックでは患者の左側方である（図3）．

高周波数のホッケースティック型リニアプローブを下顎骨下縁に平行に当て，下方に移動させていく．深度は3cm程度で十分なことが多い．顎下三角の部分で，顎下腺が描出される．この部位で超音波画像を注意深く観察すると，顎下腺の下縁に沿って拍動する舌動脈の長軸像を捉えることができる．

次にプローブを尾側，外側に0.5cm程度移動させると，外頸動脈の短軸像が円形の構造物として描出される．外頸動脈の内側を観察すると，ここから分岐する血管が描出される．これが上甲状腺動脈である．この血管をさらに内側に追っていくと，上喉頭動脈が分岐する（図4）．この位置では，上喉頭動脈の内側に，表面が高エコー性で

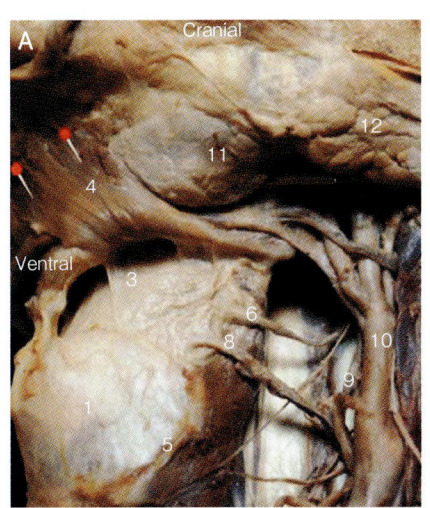

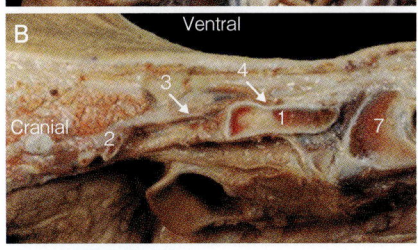

図4 頸部の構造物
(Barberet G, et al. Ultrasound description of a superior laryngeal nerve space as an anatomical basis for echoguided regional anaesthesia. Br J Anaesth 2012；109：125-6より)
A：外側から見た頸部 lateral section，B：斜角矢状断面 oblique parasagittal section，Cranial：頭側，Ventral：腹側
1：甲状軟骨，2：舌骨，3：甲状舌骨膜 4：甲状舌骨筋（反転している），5：甲状舌骨筋（切断部），6：上喉頭神経内枝，7：輪状軟骨，8：上喉頭動脈，9：上甲状腺動脈，10：外頸動脈，11：顎下腺，12：耳下腺

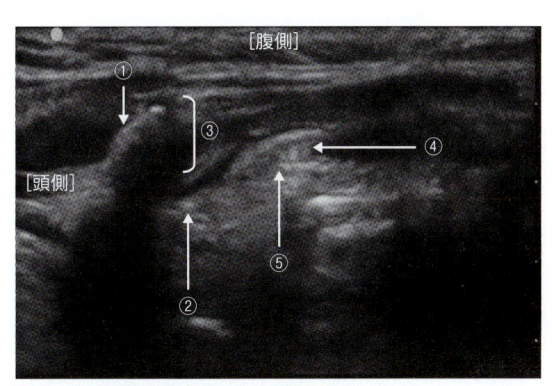

図5 上喉頭神経ブロック：プレスキャン
①舌骨，②甲状舌骨膜，③甲状舌骨筋，④上喉頭神経，⑤上喉頭動脈

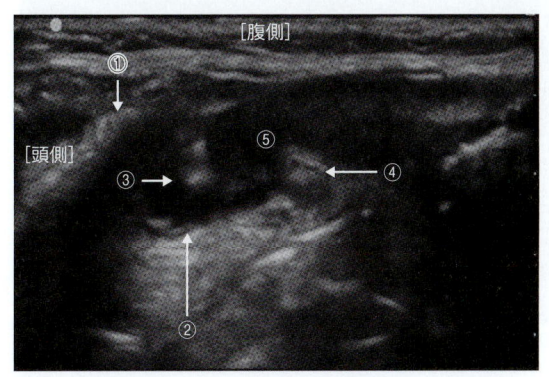

図6 上喉頭神経ブロック 局所麻酔薬投与後（交差法）
①舌骨，②甲状舌骨膜，③穿刺針，④上喉頭神経，⑤局所麻酔薬

音響陰影を伴う構造物が描出されるが，これは舌骨大角で，この位置でプローブを矢状断となるように回転させると，高エコー性の上喉頭神経内枝が確認できる[3]（図5）。

この部位で，注射針（22ゲージ）を外側から舌骨大角の下縁に向けて交差法で甲状舌骨筋の筋膜下に刺入し，吸引による血液逆流を確認しながら神経周囲で2%リドカイン1.5 mLを投与する（図6）。対側にも，同様の手技を行う。

◎経喉頭ブロック

高周波数ホッケースティック型プローブを頸部正中に当てる（図7）。中央には表面が高エコー性の甲状軟骨，輪状軟骨が描出される。外側には胸鎖乳突筋が描出される。上下方向にプローブを移動させると，輪状軟骨と甲状軟骨の間の表面が窪んだ部位が確認できる（図8）。ここが輪状甲状間膜である[4]。

2%リドカイン3 mLをシリンジに吸引し，22ゲージ静脈留置針を接続する。交差法で陰圧をかけながら刺入し，空気が吸引できたのを確認した後，内筒を抜去して外筒を留置する。留置した外筒に再度シリンジを接続し，空気が吸引できることを確認した後，4%リドカイン3 mLを投与する。この際，刺激がかなり大きいので咳反射が生じるが，一時的である。

■麻酔の実際

ブロック施行後，患者の口腔内にバイトブロックを挿入し，気管支鏡を挿入する。気管支鏡には，あらかじめ挿管チューブを通しておく。この際，患者の下顎を挙上すると喉頭蓋が咽頭後壁から離れ，視野の確保が容易である。喉頭蓋の下に沿わせるように気管支鏡を進め，先端を挙上させると声帯が確認できるので，患者の呼吸に合わせて声帯が開大しているときに気管支鏡を挿入する。患者に咳反射がないことを確認後，挿管チューブを進める。

挿管チューブと気管支鏡の径に大きな差があると，披裂軟骨や喉頭蓋が障害となり，チューブの気管内への挿入が困難となる[5]。

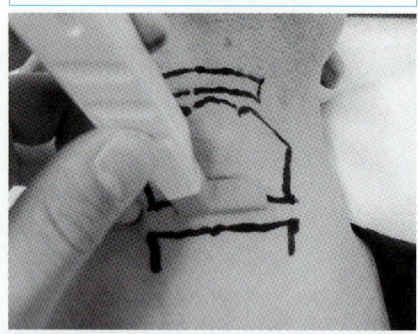

図7 経喉頭ブロックの位置関係とプローブの当て方

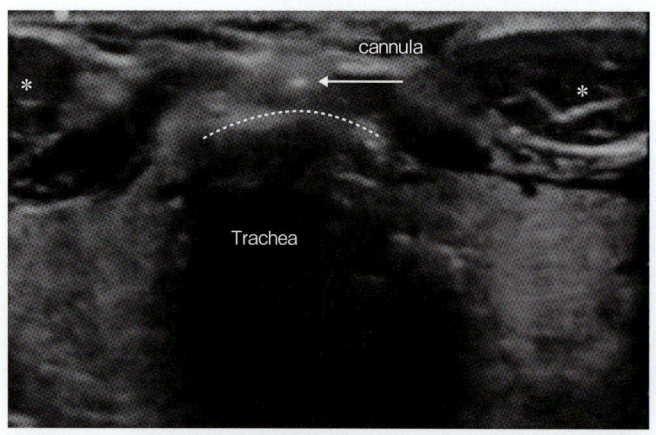

図8 局所麻酔薬投与後（交差法）
(Suzuki A, et al, et al. Ultrasound-guided Cannula Cricothyroidotomy. Anesthesiology 2012；117：1128より)
←：穿刺針　＊：胸鎖乳突筋　…：輪状甲状間膜

これに対しては，チューブを反時計回りに90°回転させることや，先端の形状に特徴のある Parker 気管チューブ®を使用することが有効である。

気管挿管が完了しても，前述のブロックが成功していれば咳反射は強く出現せず，患者は苦痛を訴えない。チューブが気管内に存在すること（食道挿管でないこと）を確認してから麻酔導入を行い，全身麻酔を開始する。

麻酔法は，吸入麻酔でもプロポフォール＋レミフェンタニルによる全静脈麻酔（TIVA）でもよい。

術後経過

気管切開は 30 分で終了した。気管切開を施行されているため，術後には発声できず，ブロックによる声帯への影響は確認できなかった。血管損傷による血腫も出現しなかった。ブロック施行後 1 時間 30 分の時点で気管内・口腔内吸引に対する反射は回復していた。挿管時の苦痛は数値的評価スケール（NRS）で 2/10 であった。

■本症例のポイント

軽度の認知症を有する本症例では，頸部伸展位を維持したままで，局所麻酔下での気管切開の実施への協力は困難と考えられるため，神経ブロック併用の意識下挿管を選択する。開口制限と上顎前突によってエアウェイスコープの挿入は困難なため，気管支鏡を用いる。感染による血管虚脱，心疾患の既往があり，麻酔導入薬によるさらな

コラム

より確実なアプローチを

本症例のように，舌骨が触知できない症例では，盲目的に上喉頭神経の位置を確認することは困難であるし，膿瘍が近くにあることを考えると，無駄な穿刺は極力避けるべきである。また，局所麻酔薬の投与量が多い場合や，血管内へ誤投与をした場合，局所麻酔薬中毒が発生することが知られている[6]。上肢や下肢の末梢神経ブロックのように，必ずしも全例で神経の同定ができるわけではなく，目標とする上喉頭動脈も血管径が細く，しばしば描出が困難である[7]。

一方で，超音波で矢状断像を描出すると，甲状舌骨筋と甲状舌骨膜の間の上喉頭神経が走行する部位を，舌骨の下部に容易に確認できる。この部位への色素投与で上喉頭神経が染色されることが，人標本を用いた研究[8]で明らかとなっており（図A），上喉頭神経が同定できない場合でも，舌骨下縁に局所麻酔薬が広がれば，十分な効果が得られることを意味する。

筆者ら[9]は以前，ランドマーク法に準じて，水平断で舌骨大角の外側下側からアプローチする方法を報告したが，現在は，舌骨の確認がより容易であることから，矢状断で舌骨を描出し，尾側から平行法で穿刺している。また，ホッケースティック型プローブを使用すれば，プローブの尾側から平行法による刺入も可能である。

輪状甲状間膜穿刺に関しては，体表解剖を利用した触知では，部位の同定が必ずしも容易ではない，という報告[10]があるが，超音波を利用すれば同定は容易である。

超音波ガイド下に手技を行うことで，これまでのランドマーク法と比べて，部位の誤りや血管穿刺などを防止しつつ，より確実な局所麻酔薬の投与が可能である。

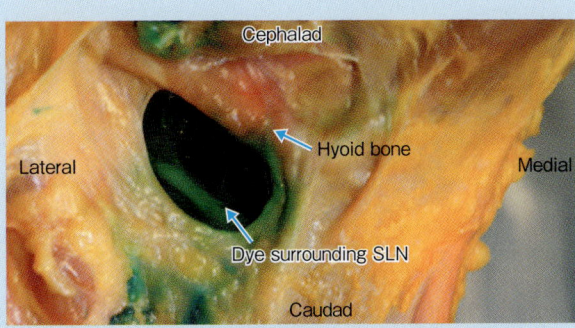

図A　色素注入後に染色された上喉頭神経
(Kaur B, et al. A method for ultrasonographic visualization and injection of the superior laryngeal nerve : volunteer study and cadaver simulation. Anesth Analg 2012 : 115 : 1242-5 より)
Lateral：外側，Cephalad：頭側，Caudad：尾側，Medial：内側，Hyoid bone：舌骨，Dye surrounding SLN：染料で囲まれた上喉頭神経

る血管虚脱や，挿管刺激による頻脈を防ぐための手段として，これらのブロックは有用である．

本法実施にあたり，留意点がいくつかある．腸閉塞や食後のフルストマック患者では，気管内への局所麻酔によって誤嚥を引き起こす可能性があるため，経喉頭ブロックは避けるべきである．頸椎損傷や関節リウマチによる頸椎亜脱臼があれば，激しい咳反射を伴うために，経喉頭ブロックは禁忌となる．患者が抗凝固療法を行っている場合は，血管損傷によって頸部に血腫が形成される可能性がある．これらの症例では，4％リドカインを噴霧器で投与するとよいが，ブロックに比べて時間がかかり，十分な効果を得ることが難しい場合がある．

虚血性心疾患がなければ，抗コリン薬の投与により，痰量を減少させるのはよい方法である．

(飯田 高史)

文献

1. American Society of Anesthesiologists Task Force on Management of the Difficult Airway. Practice guidelines for management of the difficult airway : an updated report by the American Society of Anesthesiologists Task Force on Management of the Difficult Airway. Anesthesiology 2003 ; 98 : 1269-77.
2. Monfared A, Kim D, Jaikumar S, et al. Microsurgical anatomy of the superior and recurrent laryngeal nerves. Neurosurgery 2001 ; 49 : 925-32.
3. Manikandan S, Neema PK, Rathod RC, et al. Ultrasound-guided bilateral superior laryngeal nerve block to aid awake endotracheal intubation in a patient with cervical spine disease for emergency surgery. Anaesth Intensive Care 2010 ; 38 : 946-8.
4. Suzuki A, Iida T, Kunisawa T, et al. Ultrasound-guided cannula cricothyroidotomy. Anesthesiology 2012 ; 117 : 1128.
5. 青山和義．意識下気管挿管の適応と手技．臨麻 2011 ; 35 : 538-47.
6. Takahashi Sato K, Suzuki M, Izuha A, et al. Two cases of idiopathic superior laryngeal neuralgia treated by superior laryngeal nerve block with a high concentration of lidocaine. J Clin Anesth 2007 ; 19 : 237-8.
7. Barberet G, Henry Y, Tatu L, et al. Ultrasound description of a superior laryngeal nerve space as an anatomical basis for echoguided regional anaesthesia. Br J Anaesth 2012 ; 109 : 126-8.
8. Kaur B, Tang R, Sawka A, et al. A method for ultrasonographic visualization and injection of the superior laryngeal nerve : volunteer study and cadaver simulation. Anesth Analg 2012 ; 115 : 1242-5.
9. Iida T, Suzuki A, Kunisawa T, et al. Ultrasound-guided superior laryngeal nerve block and translaryngeal block for awake tracheal intubation in a patient with laryngeal abscess. J Anesth 2013 ; 27 : 309-10.
10. Aslani A, Ng SC, Hurley M, et al. Accuracy of identification of the cricothyroid membrane in female subjects using palpation : an observational study. Anesth Analg 2012 ; 114 : 987-9.

症例 10
橈骨遠位端骨折手術に対する腕神経叢ブロック腋窩アプローチ

呼吸器合併症発症のリスクがある患者に自発呼吸の温存が可能

本症例で行うブロック ▶▶▶ 腕神経叢ブロック腋窩アプローチ

症例

76歳の女性。身長158 cm，体重52 kg。靴を履こうとして自宅の玄関で転倒し，右橈骨遠位端骨折と診断され，観血的整復術が予定された。2年前に脳梗塞を患った後遺症で，左半身の不全麻痺があり，アスピリンを内服している。また，50年来の喫煙歴があり，1秒率65％，1秒量1.1Lと閉塞性換気障害を認め，胸部X線では気腫性変化を認めた。そのほかの血液検査所見，心電図などに異常所見は認められなかった。

腕神経叢ブロック腋窩アプローチは，以前からランドマーク法や神経刺激法で行われてきたが，その成功率は決して高くなく，時に筋皮神経領域の効果が不十分なこともあった。筋皮神経や橈骨神経が頭側で腋窩動脈から離れることや，この部位での神経や動静脈の走行に個人差が大きいことがその理由である[1]。また，大量の局所麻酔薬を使用するため，ほかのアプローチと比べて，局所麻酔薬中毒のリスクが高かった。整形外科医がブロックを行ってから手洗いや消毒をしている間に患者が痙攣を起こし，助けを求められた経験は一度や二度ではない。

しかし，最近では腕神経叢ブロック腋窩アプローチも超音波ガイド下で行うようになり，より確実で安全な手技となっている。

■術前評価

患者は高齢で，脳梗塞の既往，高度の肺機能低下があり，周術期脳梗塞や呼吸器合併症の発症リスクを考慮すると，全身麻酔は避けたい。

本症例はアスピリンを内服しているが，腋窩アプローチは出血した際に圧迫止血が可能な浅部のブロックなので，実施可能である。カラードプラーで腋窩動静脈の位置を把握したうえで行う。術野からの出血に関しても，上腕に巻いたターニケットによりコントロール可能である。

■ブロックの範囲と麻酔計画

橈骨遠位端骨折に対する手術法には，経皮的ピンニング，プレートによる内固定，創外固定がある。経皮的ピンニングは固定力不足であり，創外固定は早期からリハビリテーションができず，内固定のなかでも背側プレートは，伸筋腱断裂が問題となる。一方，掌側ロッキングプレートは，強固な固定が得られ，早期リハビリテーションが可能である。本症例では掌側ロッキングプレートによる観血的骨接合術が予定された。

本症例は前腕の手術であり，腕神経叢ブロック腋窩アプローチで対応可能である。筋皮神経支配領域に皮膚切開が加わるので，

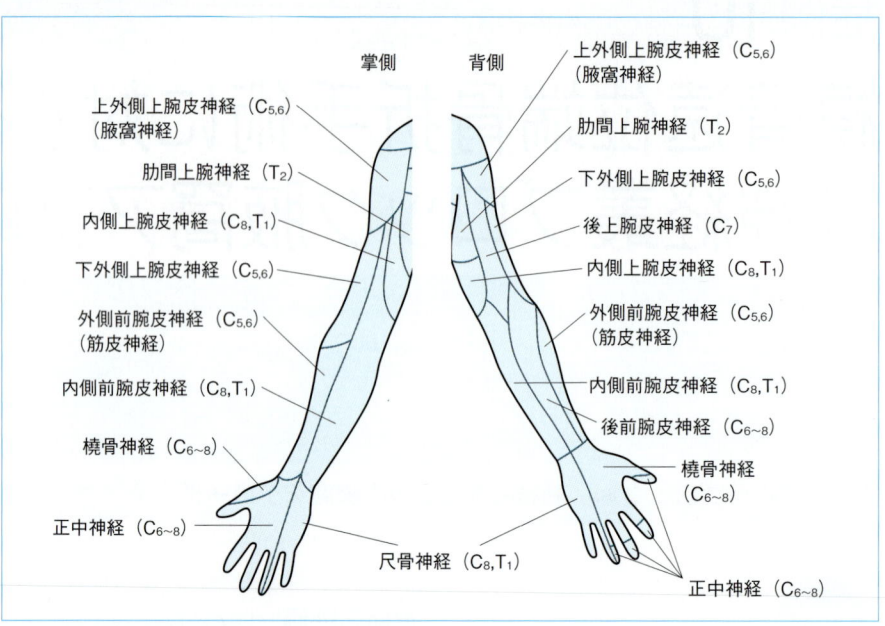

図1 腕の皮膚の神経支配

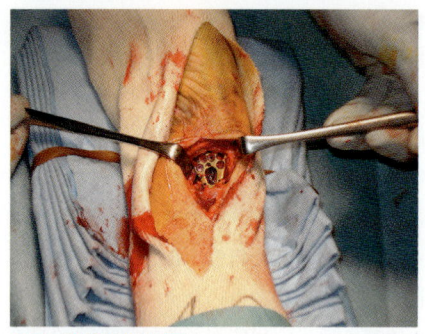

図2 皮膚切開位置
掌側ロッキングプレートが観察できる。皮膚切開の位置は筋皮神経支配領域。

筋皮神経も確実にブロックしなければならない（図1, 2）。

本症例は，全身麻酔のリスクが高いため，自発呼吸を温存した鎮静による腕神経叢ブロック腋窩アプローチとする。

■ブロックの実際

◎患者体位

仰臥位とし，顔をブロック側と反対の左側に向ける。ブロック側の上肢は体幹に対して90°外転し，前腕は回外させる。肘関節は伸展させたままでもよい（図3）。

患者の体をブロック側のベッドぎりぎりまで寄せると，より腋窩の中枢から穿刺しやすい体位となり，ブロック手技を容易にする。

◎プローブの当て方

浅層部に存在する神経がターゲットなので，高周波数リニアプローブを使用する。腋窩のできるだけ中枢部分に，上腕の長軸に対して垂直にプローブを当てて神経を描出する。腋窩の中枢から少し末梢へプローブを動かして観察すると，神経の同定がしやすい（図4）。

◎プレスキャン

まず円形の腋窩動脈を同定する（図5）。腋窩動脈を同定したら，各神経を同定する。正中神経，尺骨神経，橈骨神経は高エコー性像に囲まれた円形や楕円形の低エコー性像の集合体として確認でき，蜂の巣のように見えるのが特徴である。

筋皮神経は，高エコー性像の中にある低エコー性像の組織として確認できるが，ほかの神経と見え方が少し異なる。筋皮神経

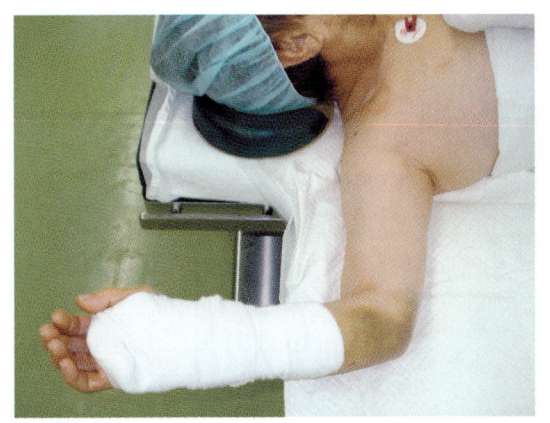

図3　患者体位

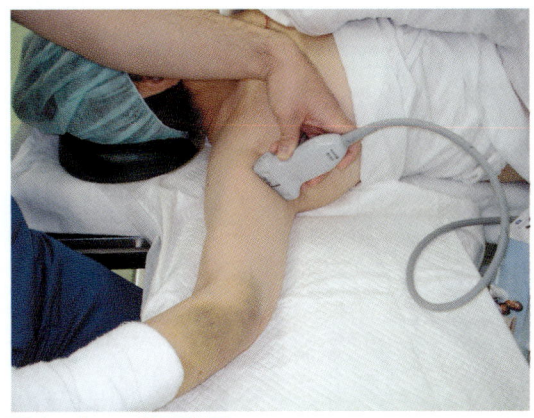

図4　プローブ使用位置

は通常，上腕二頭筋と烏口腕筋の間に位置する。プローブを腋窩の近位に移動させることによって，腋窩動脈に向かって近づく神経を探す（図6）。あたかも，オタマジャクシが腋窩動脈に飛び込んでいくかのように見えるため，この同定は容易である。

正中神経は腋窩動脈の外側に，尺骨神経は腋窩動脈の内側に，橈骨神経は腋窩動脈の背側にあるとされるが，個人差は大きい[2]。正中神経は，プローブを末梢に移動させても上腕動脈から離れずに並走する。橈骨神経と尺骨神経は同定に悩むケースもある。橈骨神経は，広背筋より遠位で上腕深動脈とともに上腕三頭筋の内側頭と長頭の間を通って，上腕骨の背側に回る。広背筋と大円筋が描出できる部位から末梢にプローブを移動させると，上腕三頭筋長頭と内側頭の間に橈骨神経と上腕深動脈を同定できる。尺骨神経は，次第に上腕後面に向けて走行し，肘部で尺骨神経溝を通過するため，尺骨神経溝から逆行性に中枢に向けてプローブを移動すると，同定が容易である。

プレスキャンが終了したら，穿刺部位およびプローブの固定部位をマーキングしておく。穿刺部位の皮膚がたわむと穿刺がしにくい場合があるので，テープなどで皮膚を引っ張っておくと穿刺しやすい。

◎ 神経ブロック施行時の環境

ベッドの高さを調節し，術者は椅子に座る

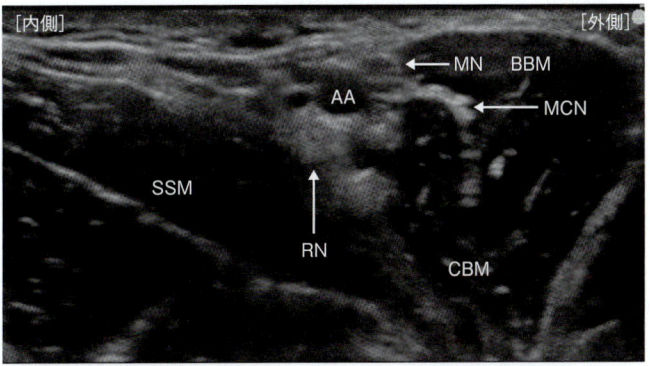

図5　腋窩の中枢のプレスキャン画像
腋窩動脈（AA），筋皮神経（MCN），正中神経（MN），橈骨神経（RN）が描出できる。尺骨神経は不明瞭。
BBM：上腕二頭筋，CBM：烏口腕筋，SSM：肩甲下筋

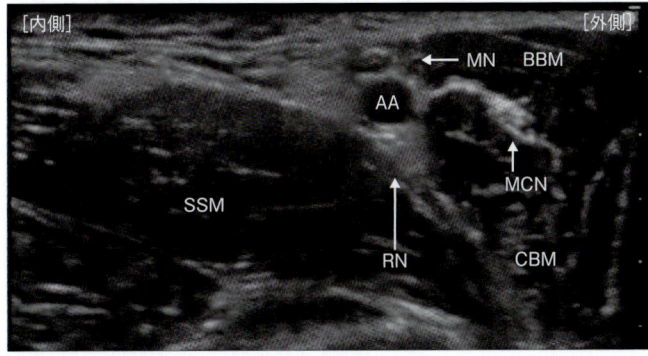

図6　神経の同定
図5よりやや末梢のプレスキャン画像。筋皮神経（MCN）がより明瞭に見える。尺骨神経は不明瞭。

（図7）。座るだけで姿勢の安定が得られ，プローブの固定性も増す。術者と超音波装置の位置関係も重要である。図7のように，針の刺入方向とモニター画面が垂直になるように配置する。

> **コラム**
>
> ### 術前診察と患者への説明
>
> 筆者は，術前診察時からできるだけブロック施行時と同じ体位を取ってもらい，プレスキャンを行うようにしている。これにより，当該症例の神経の走行を確認でき，ブロック施行時のイメージトレーニングが可能となり，実際のブロックの安定につながる。特に初心者は，術前診察時とブロック施行時と2回プレスキャンを行うことで，超音波画像にも慣れることができる。
>
> 術前診察時には，プレスキャンを行いながら患者に画像を提示し，ブロックの説明を行う。ブロック自体への理解はもちろん，特に術後に患者や家族が気にする手のしびれなどに対する理解も得られる。
>
> 本症例は高齢であるため，可能ならこのプレスキャンと説明に家族も同席してもらうとよい。

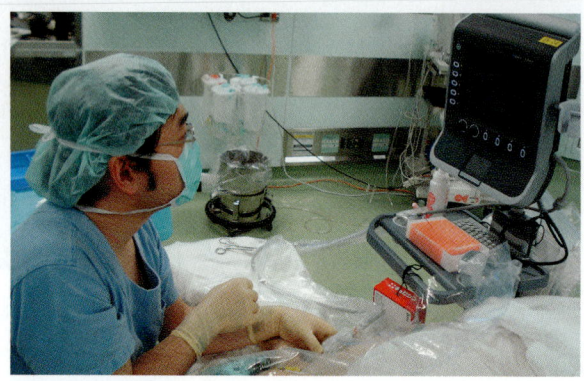

図7　術者の位置
針の刺入方向とモニター画面が垂直になるように配置する。座るとより安定した姿勢となる。

- 綿球数個またはスポンジスティック数本
- 穴あき覆布1枚
- クロルヘキシジンアルコール
- 穿刺用の針（20ゲージのTuohy針など）
- 30 mLロック付き注射器
- 5 mL注射器（浸潤麻酔用）
- 延長チューブ（細いもの，必要時）
- 滅菌済みプローブカバー
- 18ゲージ針（ブロック用局所麻酔薬充填用）
- 皮内針

表1　患者入室前に準備する資器材

◎資器材

患者が入室する前に，資器材（表1）を用意しておく。穿刺針は，20ゲージまたは22ゲージのTuohy針（80 mm）を用いる。局所麻酔薬は，2%リドカイン10 mLと0.5%レボブピバカイン10 mLを生理食塩液10 mLで希釈し，計20～25 mL使用する。穿刺部位の浸潤麻酔用に0.5%リドカインを3～5 mL準備しておく。

◎本穿刺

穿刺前にクロルヘキシジンアルコールで皮膚消毒を行う。患者に穴あきの清潔覆布を掛け，プローブを滅菌済みプローブカバーに通し，清潔操作とする。

穿刺予定の皮下に0.5%リドカイン3 mLで浸潤麻酔を行った後，まずは筋皮神経を同定し（図8），ブロック針を神経に接するように誘導する。軽く吸引して血液の逆流がないことを確認してから，3 mLの局所麻酔薬を注入する（図9）。続いて正中神経を同定し，針を正中神経と腋窩動脈の間に誘導する。ここでも，吸引によって血液の逆流がないことを確認し，5 mLの局所麻酔薬を注入する（図10）。続いて尺骨神経を同定し，上腕動脈と尺骨神経の間に局所麻酔薬5 mLを注入する。最後に，橈骨神経と上腕動脈の間に局所麻酔薬5 mL程度を注入する。

筆者は，以上のような局所麻酔薬を注入してできたスペースを使いながら，さらに深部の神経へ針を誘導する方法を取っている。針が通過する経路を作り出し，血管や神経の誤穿刺を予防する点で有用である。浅部から深部へとアプローチしていくので，局所麻酔薬に空気が混入すると超音波画像が空気による音響陰影で得られなくなるので注意する。

■ブロック後の麻酔管理

ブロック手技が完了してから，10～15分待って効果判定を行い，特に筋皮神経領域でしっかり鎮痛が得られていることを確認する。その後，プロポフォールで鎮静を開始し，自発呼吸下に管理する。

◎注意点

ほかの神経ブロックと比べて，効果発現が

得られるまで時間がかかる。ブロック手技終了直後に効果が弱いからといって、麻酔法の変更を考慮する必要はない。ブロックの効果が完成するまでに30分かかることもある。最終的に効果が不十分で、術中に患者が疼痛を訴えた場合は、ケタミンの静注や創部への浸潤麻酔で十分対応可能である。

術後経過

術後の覚醒は良好で、疼痛の訴えはなかった。帰室直前にジクロフェナク坐薬25 mgを挿肛した。

　帰室後、飲食可とした。帰室直後から飲水は可能であり、食事は夕食から全量摂取した。術後疼痛は軽度であり、手術当日夜からロキソプロフェン（1錠60 mg）の内服（3 Tab 3×）を開始した。その後も疼痛の増強はみられず、翌日朝からリハビリテーションを開始した。

■本症例のポイント

橈骨神経と筋皮神経が末梢に向かうに従って、腋窩動脈から離れていくことを考えると、できるだけ中枢側でブロックを施行することが成功の鍵となる。また、すべての神経をきれいに同定できるケースばかりではないので、腋窩動脈周囲に局所麻酔薬を投与するという方法でもよい。各神経と腋窩動脈の狭い間隙に局所麻酔薬を注入すると、動脈壁に沿って中枢方向に局所麻酔薬が広がり、中枢の神経束に到達する可能性がある[1]。

（宮崎　直樹）

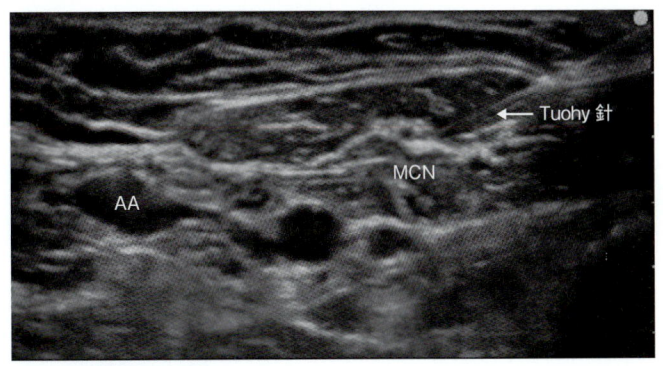

図8　筋皮神経の同定
筋皮神経（MCN）に針が接している。
AA：腋窩動脈

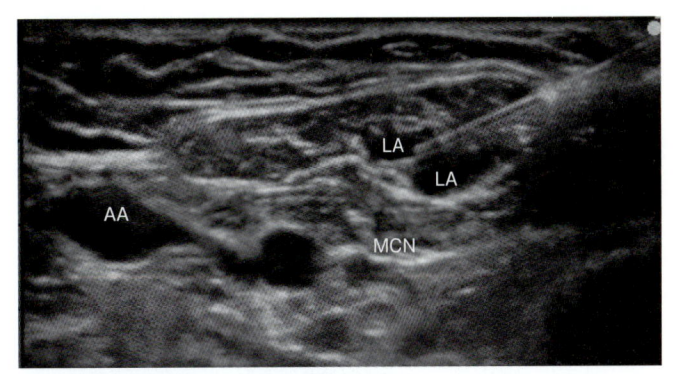

図9　筋皮神経周囲への局所麻酔薬の注入
筋皮神経（MCN）の周囲に局所麻酔薬（LA）の広がりを確認できる。

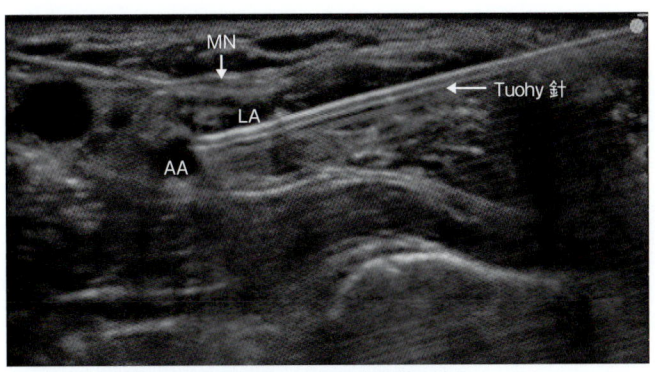

図10　正中神経と腋窩動脈間への局所麻酔薬の注入
針先が腋窩動脈（AA）と正中神経（MN）の間隙に位置。局所麻酔薬（LA）注入によって、腋窩動脈と正中神経の間にスペースが生じている。

文　献

1. 佐倉伸一．腕神経叢ブロック腋窩アプローチ．In：佐倉伸一編．周術期超音波ガイド下神経ブロック．東京：真興交易医書出版部，2011：246-67．
2. Retzl G, Kapral S, Greher M, et al. Ultrasonographic findings of the axillary part of the brachial plexus. Anesth Analg 2001 ; 92 : 1271-5.

症例 11
橈骨遠位端骨折手術に対する腕神経叢ブロック鎖骨上アプローチ

各アプローチの長所と短所から合併症を避ける方法を検討する

本症例で行うブロック ▶▶▶ 腕神経叢ブロック鎖骨上アプローチ

症例

76歳の女性。身長150 cm，体重62 kg。靴を履こうとして自宅の玄関で転倒し，右橈骨遠位端骨折と診断され，観血的整復術が予定された。4年前に脳梗塞を発症し，右半身の不全麻痺が残存している。杖歩行で日常生活は自立しているが，現在もアスピリンを内服している。脳梗塞を発症するまでおよそ50年間にわたり喫煙歴があり，胸部X線では気腫様変化がみられた。呼吸機能検査で，％肺活量81%，1秒率55%と閉塞性換気障害を認めた。

動画配信中 ※ ご確認いただくには，ページxのIDとパスワードが必要です。

【動画タイトル】
腕神経叢ブロック鎖骨上アプローチ1,2

詳しくはページx参照！

高齢の女性が自宅で転倒して腕を骨折し，観血的整復術が予定される。高齢化が進む現在，日常臨床でしばしば遭遇する。しかも患者は肺気腫を合併し，抗凝固薬を内服している。10年前であれば間違いなく全身麻酔単独で周術期管理を行っていただろう。しかし，今は鎖骨上アプローチによる腕神経叢ブロックを積極的に用いることができるようになった。これもひとえに超音波ガイド下法の普及によって，神経ブロック中の針の位置と局所麻酔薬の広がりを視覚的に把握し，出血や気胸などの重篤な合併症を防ぐことができるようになったからである。

■術前評価

本症例に腕神経叢ブロック鎖骨上アプローチを行う場合に問題となる合併症は，①肺気腫があり，閉塞性換気障害を認めること，②脳梗塞の既往があり，抗凝固薬を内服していること，である。

◎肺気腫の合併，閉塞性換気障害

肺気腫患者では，肺尖が鎖骨の上方に達することがあるため，鎖骨上アプローチによる気胸の発生には注意が必要である。一方，横隔神経麻痺は鎖骨上アプローチ施行症例のおよそ半数で起こるといわれ，それに伴い呼吸機能が10〜20%程度低下したという報告[1,2]もある。超音波ガイド下腕神経叢ブロック鎖骨上アプローチでは，横隔神経麻痺を起こさなかったという報告[3]もあるが，いったん横隔神経麻痺が発生すれば，局所麻酔薬が効いている間はブロック側の肺機能は著しく損なわれるため，筆者は術前の％肺活量が70%を下回る症例に

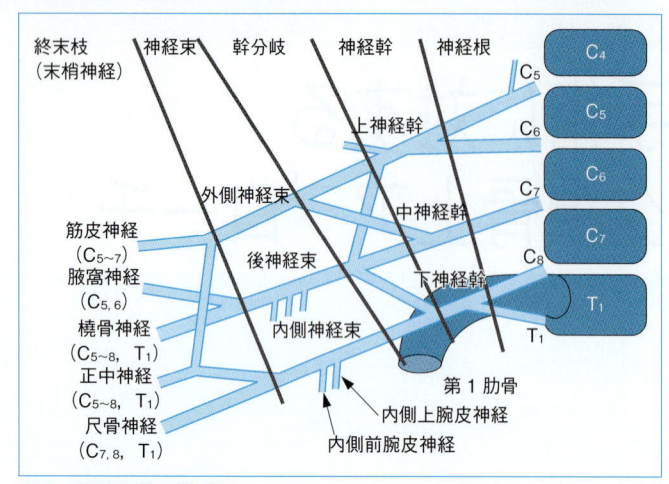

図1 腕神経叢の模式図
腕神経叢は鎖骨上（神経幹）から鎖骨下遠位にかけて複雑に交差，分岐を繰り返す。手術部位の鎮痛にはどの神経をブロックすればよいか，正確に把握することが，質の高いブロックへの近道である。

図中ラベル：終末枝（末梢神経），神経束，幹分岐，神経幹，神経根，上神経幹，中神経幹，下神経幹，外側神経束，後神経束，内側神経束，筋皮神経（$C_{5\sim7}$），腋窩神経（$C_{5,6}$），橈骨神経（$C_{5\sim8}$, T_1），正中神経（$C_{5\sim8}$, T_1），尺骨神経（$C_{7,8}$, T_1），第1肋骨，内側上腕皮神経，内側前腕皮神経，C_4, C_5, C_6, C_7, C_8, T_1

の橈骨直上から皮膚切開を行い，腕橈骨筋と浅指屈筋の間から橈骨表面へと達する。

皮膚は外側前腕皮神経（筋皮神経の末梢枝），腕橈骨筋は橈骨神経，橈骨表面の筋肉群は主に正中神経の支配を受けており，完全な鎮痛を得るには，第5頸神経（C_5）から第8頸神経（C_8）までのブロックが必要になる[5]。

腕神経叢は，鎖骨上ではC_5から第1胸神経（T_1）までが収束しているため，この部位でのブロックは最も針の移動が少なくすみ，さらに，ほかのアプローチに比べて，少量の局所麻酔薬の投与で広範囲の鎮痛を得ることができる。

一方，肘より遠位の手術では，通常，ターニケットを用いて上腕を駆血する。上腕の皮膚の内側は，主に内側上腕皮神経と内側前腕皮神経の支配を受ける。これらの神経はC_8, T_1枝であり，鎖骨下レベルで腕神経叢（内神経束）から分かれる（図1）。ターニケットペインを含めて鎮痛を得るのであれば，これらの神経より近位でブロックすることが必要であり，これらを両立できるのは腕神経叢ブロック鎖骨上アプローチだけである。

腕神経叢すべて（＝上肢全体）をブロックできれば，神経ブロックのみで周術期管理を行うことも可能であり，腕神経叢ブロック鎖骨上アプローチは最も適した方法である。しかし，鎖骨上アプローチで腕神経叢をすべてブロックするには，下神経幹の下方まで針を正確に誘導する必要がある。本症例のように，肺気腫を合併し，抗凝固薬を内服しているような場合に，気胸や血管穿刺などの合併症を起こすと，患者の受ける不利益は甚大なものとなる。

そこで，下神経幹の分岐のブロックは必須とせず，上・中神経幹の分岐，つまり超音波画像で見える神経叢の上2/3程度のところに局所麻酔薬を注入する※こととする。それでも，皮膚切開部位を含めた創部周囲の痛みを軽減させることはできる。た

ついては，腕神経叢ブロックを行っていない（斜角筋間アプローチも）。

本症例では，％肺活量が80％を超えていること，日常生活動作（ADL）は保たれていることから，腕神経叢ブロック鎖骨上アプローチの施行に問題はないと考える。

◎**抗凝固薬の内服**
本症例は骨折の緊急手術であり，抗凝固薬の作用が残ったままでの周術期管理となる。腕神経叢ブロックを含む末梢神経ブロックは禁忌ではない[4]が，鎖骨上における腕神経叢のそばには，肩甲上動脈などの血管が走行していることが少なからずある。万一の血管穿刺を考慮すると，太い穿刺針が必要な持続ブロックは避けるほうがよい。

◎**その他**
上記の気胸，横隔神経麻痺，血管穿刺以外の一般的な合併症（局所麻酔薬の血管内注入，交感神経節に薬液が浸潤することによるHorner症候群）については，その可能性を常に考慮しておく。

■**ブロックの範囲**
橈骨遠位端骨折の手術では，通常，手掌側

※編者注
鎖骨上アプローチでは，鎖骨下動脈と第1肋骨と腕神経叢で囲まれる部分に針先を進め，局所麻酔薬を注入する。そうすると，上・中・下神経幹の分岐すべてが遮断される。

アプローチ	長所	短所	対象手術部位
斜角筋間	・表層に神経が走行しているので手技が容易	・C_8, T_1領域の鎮痛が困難 ・頸部伸展を行い，頭を反対側に向ける必要あり	肩関節～上腕（前腕の手術には通常用いない）
鎖骨上	・腕神経叢が最も収束 ・比較的少量の局所麻酔薬でブロック可能 ・ターニケットペインを容易に抑制可能	・すぐ裏側に胸膜，内側に鎖骨下動脈が存在 ・頸部伸展を行い，頭を反対側に向ける必要あり	上腕から遠位
鎖骨下	・穿刺部を露出できれば施行可能	・すでに神経が分岐 ・やや深部に存在し，同定がやや困難 ・腋窩動静脈に神経束が近接する ・内側上腕・内側前腕皮神経がブロックできないと，ターニケットペインを抑制できない	肘から遠位
腋窩	・比較的表層に神経が存在 ・気胸の心配がない	・腕を上げられない患者には施行できない ・筋皮神経が離れている ・静脈が比較的豊富で，意図せぬ局所麻酔薬注入と中毒の可能性あり	肘から遠位

表1　腕神経叢ブロックのアプローチ法による長所と短所
一般的な合併症（出血，感染，神経障害，気胸など）については，ここでは触れていない。

だしこの場合は，腕神経叢ブロックが不完全遮断になってしまうことで，ターニケットペインをコントロールできないことも考慮して，全身麻酔を併用する。

■ アプローチの選択

全身麻酔を併用し，創部のみの鎮痛を目的とするのであれば，鎖骨下アプローチあるいは腋窩アプローチでも，高い成功率と十分な鎮痛効果を得ることができる[6]。しかし，鎖骨下アプローチあるいは腋窩アプローチでは，すでに腕神経叢が動脈（腋窩動脈，上腕動脈）周囲に枝分かれしている。腕神経叢後神経束（鎖骨下アプローチ）あるいは橈骨神経（腋窩アプローチ）は，動脈の背側を走行すること，さらに内神経束（鎖骨下アプローチ）と尺骨神経（腋窩アプローチ）は，静脈がそばにあることから，これらの神経枝をブロックしようとすると，針の移動が増える。それに伴い，血管穿刺の危険は高まる。

また，鎖骨下アプローチでは，ほかのアプローチに比べて神経が深部にあり，血管を誤穿刺した場合に，止血に難渋する可能性がある。腋窩アプローチでも，プローブで圧排された腋窩静脈に針先が刺入されていることに気づかず，局所麻酔薬を注入してしまう危険性がある[7], [*1]。

一方，鎖骨上アプローチでは，腕神経叢の後内側に鎖骨下動脈があることと，後ろに第1肋骨あるいは胸膜が存在することが問題となるが，腕神経叢は，これらの表層を走行しているため，超音波で針先を正確に描出しているかぎり，動脈あるいは胸膜まで針が進むことはない。腕神経叢ブロックの各アプローチにおける長所と短所をまとめた（表1）。

本症例では，術前から抗凝固薬を内服しており，術後も早期に内服再開が予想されることから，針の移動が増えることによる血管穿刺を極力避ける必要があると考える。また肺気腫はあるものの，超音波を用いて針先を確認することで，気胸を起こす可能性は非常に低いと判断し，全身麻酔に単回

*1　腕神経叢ブロック中の局所麻酔薬中毒の多くは腋窩アプローチ施行時に起きている。

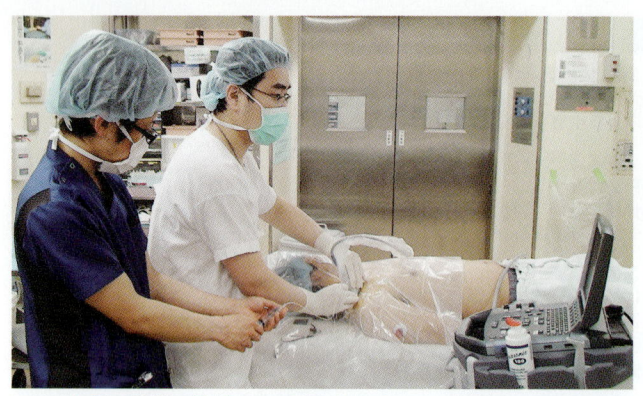

図2　右側の腕神経叢ブロック鎖骨上アプローチを行う場合の配置例
筆者は，針をやや左斜め方向に向けて進めるので，この配置で外側から内側へ針を進める。手前からまっすぐ針を進める場合は，超音波装置が患者の左側，術者の立ち位置が右肩の右側になる。

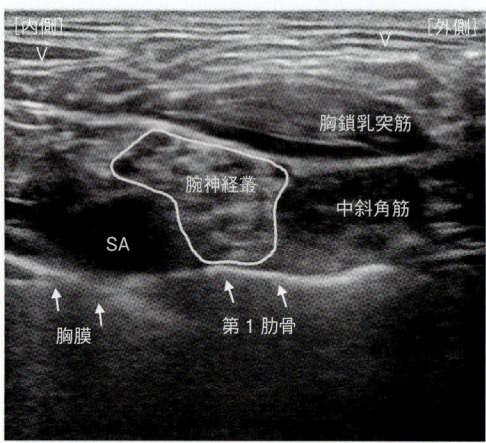

図3　プレスキャン画像
腕神経叢は，鎖骨下動脈（SA）の外側に，ぶどうの房のように見える。皮下には外頸静脈あるいはその枝（V）が位置することが多い（プローブの圧迫で潰れて見えないことも多い）。針の刺入経路について十分な注意が必要である。

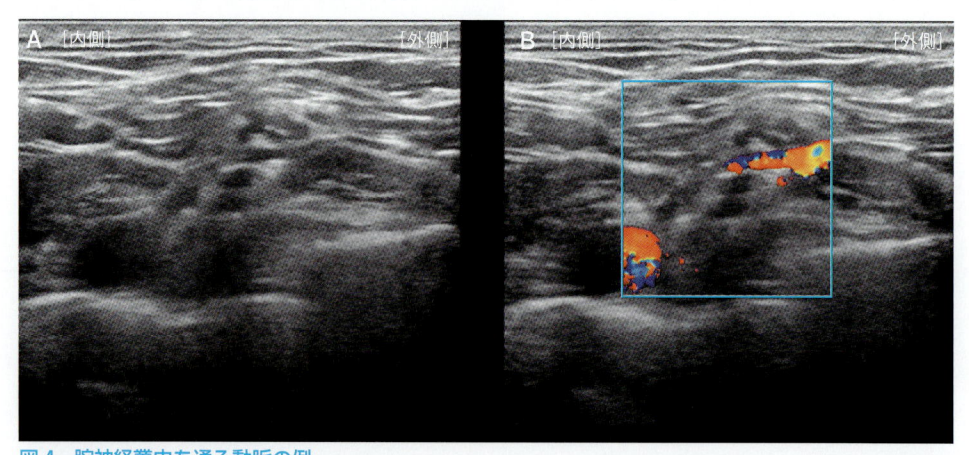

図4　腕神経叢内を通る動脈の例
通常の画像（A）では判別しにくいが，カラードプラー（B）を用いると腕神経叢の中を横切る肩甲上動脈を確認できる。

の腕神経叢ブロック鎖骨上アプローチを併用することとする。

■ブロックの実際

手術室入室後，標準モニター（心電図，血圧計，パルスオキシメータ）を装着し，静脈ラインを確保した後に，鎖骨上アプローチで腕神経叢ブロックを開始した。

神経ブロックに先立ち，フェンタニル約 $1\,\mu g/kg$（本症例では $50\,\mu g$）を鎮痛目的に投与する。仰臥位のまま，やや頸部を伸展させ，首を少し左に振ってもらい，ブロック手技に必要な術野を確保する。本症例は右腕の手術なので，術者の立ち位置は患者の頭側，超音波装置は患者の右体側に設置して，刺入点と超音波画面の視線の移動を最小限にする（図2）。

プレスキャンを行い，同時に刺入部に浸潤麻酔を行う（ブロック針刺入時の目印にもなる）。鎖骨上部では，腕神経叢は鎖骨下動脈のすぐ表層から外側にかけて接するように走行し，神経の収束がぶどうの房状に見えるのが特徴である（図3）。腕神経叢の下には，多くの場合，第1肋骨が接している。第1肋骨上の腕神経叢は分岐部レベルなので，ぶどうの房状に見える腕神経叢がどの神経根由来かを判断するには，詳細に観察しなければならない。

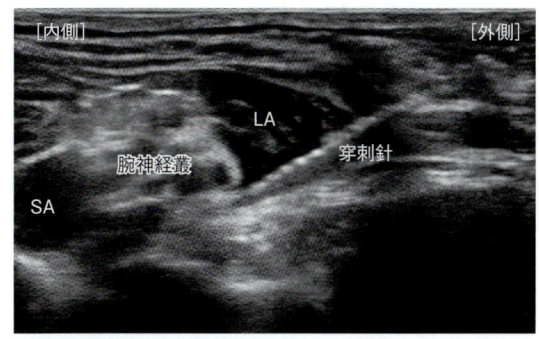

図5 平行法での鎖骨上穿刺1
腕神経叢の4時ぐらいの方向から神経叢内に針を進める。神経叢内に針が進んだことを認めたら，1 mLずつ局所麻酔薬（LA）を注入する。写真は局所麻酔薬を2か所に1 mLずつ注入したところ。神経叢の右側に薬液が浸潤している。

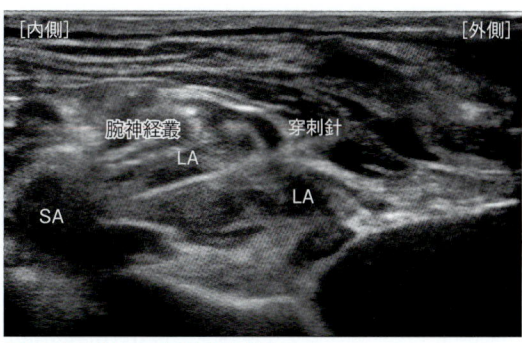

図6 平行法での鎖骨上穿刺2
図5からさらに針を進めた。鎖骨下動脈（SA）の右下方（4～5時の方向）に向けて針を進め，腕神経叢を浮かせるように局所麻酔薬を注入する。

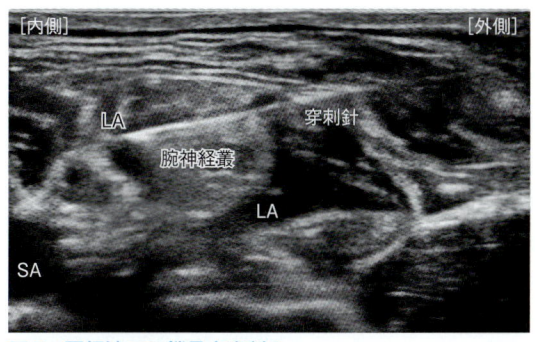

図7 平行法での鎖骨上穿刺3
腕神経叢の手前まで一度針を抜き，今度は浮かせた腕神経叢の表層に針を進めて局所麻酔薬を注入する。

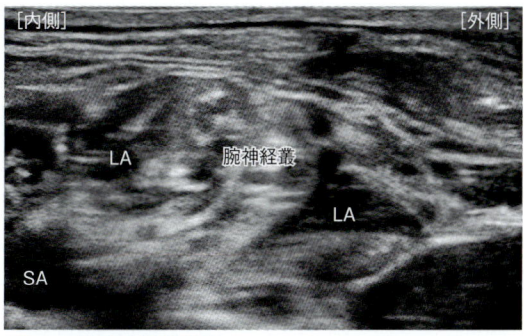

図8 局所麻酔薬注入後
腕神経叢全体の周囲に局所麻酔薬が浸潤しているのが観察できる。

　内側上腕・内側前腕皮神経領域の鎮痛（術中のターニケットペインも含めた鎮痛）も可能なこと，橈骨神経と正中神経の一部は下神経幹から分岐していることから，下神経幹の分岐を含む腕神経叢すべてをブロックできればベストである。神経の描出には，リニアプローブを用い，画面の深さは3 cm程度とする。なお，前述のように腕神経叢内に血管が走行していることが少なからずあるので，必ずカラードプラーで血管の走行を確認しておく（図4）。長さ50 mmの神経ブロック針（22ゲージ）で十分で，それより長い針は予期せずに針が深く刺入されてしまったときの血管穿刺，気胸の危険を高める。

　単回ブロックなので，ブロック針，消毒用の綿球とガーゼ，超音波用滅菌ゼリーとプローブカバーを用意する。清潔手袋を装着して，ブロック部位の消毒を行った後に，プローブにカバーを掛けて本穿刺に入る。

　筆者は，平行法を用い，まず右下方外側（4時ぐらいの方向）から腕神経叢内に針を挿入する（図5）。腕神経叢内に針先が挿入された後，血液の逆流がないことを確認する。その後，局所麻酔薬を1 mLずつ投与しながら針先の位置を調整し，腕神経叢全体に局所麻酔薬を注入する（図6, 7，動画参照）。

　その後，いったん少し針を戻し，あらためて上神経幹に針を誘導し，局所麻酔薬を追加投与する（図7，動画2参照）。局所麻酔薬は術中の十分な鎮痛と術後しばらくの疼痛の軽減を期待して，0.375%ロピバカインを用いる。腕神経叢全体の周囲に浸潤が確認できるまで，局所麻酔薬（通常15～20 mL）を投与する（図8）。

■麻酔の実際

下神経幹分岐がブロックできていない場合は，ターニケットを巻いている部分の内側の一部（肋間上腕神経の支配領域）のみに痛みを感じる．駆血を解除すれば痛みは治まるので，この痛みに対してはレミフェンタニルの投与が効果的である※．

筆者は，プロポフォール 0.5～1 mg/kg，レミフェンタニル 0.3 μg/kg/min で麻酔導入し，ロクロニウム 30 mg を投与して声門上器具を挿入した後，セボフルラン 1～1.5％ とレミフェンタニル 0.1～0.12 μg/kg/min にて麻酔維持を行う．

麻酔維持は，吸入麻酔薬で行っても，プロポフォールなどの静脈麻酔薬で行っても，どちらでもよい．本症例は脳梗塞後なので，脳灌流圧を維持するように血圧を保ち（できれば平均血圧 70 mmHg 以上），術後早期の完全な覚醒を担保する．

術後経過

手術時間はおよそ 2 時間であり，術後 5 時間程度は腕神経叢ブロックの効果が残っているために痛みを訴えることはなかった．帰室 3 時間後に飲水を再開し，術前からの内服薬はアスピリンを含めて術翌日から再開した．

術当日の夜中に痛みが強くなり，ロキソプロフェン 60 mg の内服とジクロフェナク坐薬 50 mg の挿肛を 1 回ずつ必要とした．術翌日朝までには右手（ブロック側）の運動麻痺はなくなり，リハビリテーションを開始した．術翌日と翌々日の眠前にロキソプロフェン 60 mg の内服を必要としたが，それ以外に追加の鎮痛は必要なく，本人の希望で術後 4 日目に退院となった．

※編者注
上腕内側の皮下に浸潤麻酔をすることでも対処可能である．超音波ガイド下に行えば静脈損傷も防げる．

■本症例のポイント

本症例では，抗凝固薬を内服しており，鎖骨下動脈の損傷を避けるために腕神経叢の幹分岐外側にのみアプローチした．第 1 肋骨上の腕神経叢は最も収束しているため，鎖骨上アプローチでは，針の移動を最小限にしつつ，上肢全体の鎮痛が可能である．超音波ガイド下末梢神経ブロックにある程度習熟していれば，鎖骨下動脈穿刺や気胸などの合併症の発生を確実に避けつつ，患者満足度の高い周術期鎮痛を提供することができる．

（谷西 秀紀）

文 献

1. Neal JM, Moore JM, Kopacz DJ, et al. Quantitative analysis of respiratory, motor, and sensory function after supraclavicular block. Anesth Analg 1998 ; 86 : 1239-44.
2. Mak PH, Irwin MG, Ooi CG, et al. Incidence of diaphragmatic paralysis following supraclavicular brachial plexus block and its effect on pulmonary function. Anaesthesia 2001 ; 56 : 352-6.
3. Renes SH, Spoormans HH, Gielen MJ, et al. Hemidiaphragmatic paresis can be avoided in ultrasound-guided supraclavicular brachial plexus block. Reg Anesth Pain Med 2009 ; 34 : 595-9.
4. Horlocker TT, Wedel DJ, Rowlingson JC, et al. Regional anesthesia in the patient receiving antithrombotic or thrombolytic therapy. American Society of Regional Anesthesia and Pain Medicine Evidence-Based Guidelines (Third Edition). Reg Anesth Pain Med 2010 ; 35 : 64-101.
5. Netter FH. Atlas of Human Anatomy, professional edition, 5th edition. Philadelphia : Saunders, Elsevier, 2010 : 402, 461, 463, 466.
6. Tran de QH, Russo G, Muñoz L, et al. A prospective, randomized comparison between ultrasound-guided supraclavicular, infraclavicular, and axillary brachial plexus blocks. Reg Anesth Pain Med 2009 ; 34 : 366-71.
7. Loubert C, Williams SR, Hélie F, et al. Complication during ultrasound-guided regional block : accidental intravascular injection of local anesthetic. Anesthesiology 2008 ; 108 : 759-60.

症例 12

肩関節手術に対する腕神経叢ブロック斜角筋間アプローチ

術後早期の強い疼痛は持続ブロックで抑える

本症例で行うブロック ▶▶▶ 腕神経叢ブロック斜角筋間アプローチ

症例

65歳の女性。身長155 cm，体重58 kg。3か月前に自転車を運転中に転倒して以来，右肩の疼痛を訴えるようになった。精査の結果，右肩の回旋筋腱板断裂が判明し，関節鏡下回旋筋腱板修復術 arthroscopic rotator cuff repair（ARCR）が予定された。高血圧があり，降圧薬2剤を内服しているが，安静時血圧は155/95 mmHgと，コントロールはやや不良である。高血圧以外に術前検査所見で大きな異常は認めなかった。

動画配信中 ※ ご確認いただくには，ページxのIDとパスワードが必要です。

【動画タイトル】
腕神経叢ブロック斜角筋間アプローチ 1，2

詳しくはページx参照！

回旋筋腱板 rotator cuff とは，肩甲骨と上腕骨をつなぐ棘上筋 supraspinatus，棘下筋 infraspinatus，肩甲下筋 subscapularis，小円筋 teres minor muscle で構成され（図1），腕を挙上するのに重要な役割を果たしている。転倒して手や肘をついたり，重いものを持ったりしたときに，これらの筋肉の腱が切れてしまうのが回旋筋腱板断裂である。断裂していても，時間とともに症状が軽快することもあるので，最初は保存療法で経過を観察することが多いが，保存療法で肩の痛みや挙上制限が改善しない場合には，手術の適応となる。近年は，関節鏡下に回旋筋腱板修復を行うことがほとんどとなり，術式の低侵襲化が図られているが，術後は創の大小にかかわらず強い疼痛を生じることが多い。

その強い疼痛に対して，腕神経叢ブロック斜角筋間アプローチを用いると，良好な鎮痛が得られる[1〜3]ことがわかってきた。そのため，近年の超音波ガイド下法の普及に伴い，全身麻酔に腕神経叢ブロックを併用することが多くなってきた。

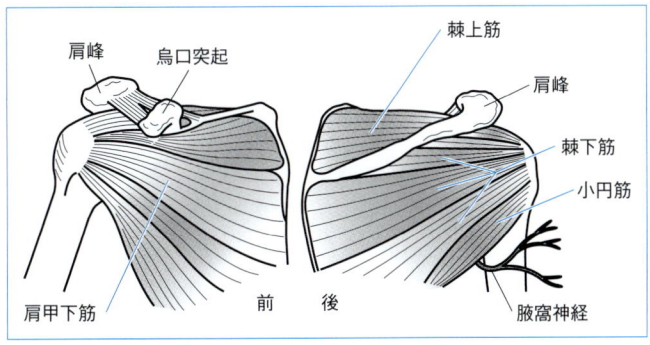

図1 回旋筋腱板を構成する筋肉
棘上筋，棘下筋，小円筋，肩甲下筋から構成される。これらの筋肉は，いずれも上腕骨頭と大結節の間に終止する。また，同部からは上腕二頭筋が起始する。

■術前評価

本症例は，ややコントロール不良の高血圧があることが問題である．通常，ARCRは坐位（ビーチチェア位）で行うために頭高位となる．そのため，術中は血圧を保ち，脳への十分な血流を確保する必要がある．ほかに術前評価で必ずチェックすべきものは，呼吸機能検査と凝固系検査での異常の有無，また周術期の抗凝固薬の内服の有無である．本症例では，いずれも特記すべき異常は認めない．

■ブロックの範囲と麻酔計画

ARCRでは，上腕骨頭と大結節との間（回旋筋腱板を構成する筋肉の終止点に当たる）に糸付きのアンカーを打ち込み，損傷した回旋筋腱板を固定する．回旋筋腱板を構成する筋肉のうち，棘上筋と棘下筋は肩甲上神経〔第5頸神経（C_5），第6頸神経（C_6）由来〕，小円筋は腋窩神経（C_5, C_6由来），肩甲下筋は肩甲下神経〔C_5～第7頸神経（C_7）由来〕の支配を受ける．また，上腕骨の近位端の骨膜は主に腋窩神経の支配を受けるため，肩関節周囲の手術には主としてC_5とC_6，つまり腕神経叢のうち上神経幹をブロックすることが必要となる．

一方，皮膚切開部は主として鎖骨上神経の支配領域となり，こちらは主として頸神経叢〔主として第3頸神経（C_3），第4頸神経（C_4）〕由来である．

鎖骨上神経は，腕神経叢の表層，胸鎖乳突筋の後面を走行すること，また頸神経叢と腕神経叢の間（C_4とC_5の間）に交通枝がある可能性[4]を考慮すると，腕神経叢ブロック斜角筋間アプローチが最も適している．ARCR後2日程度は強い疼痛が続くため，カテーテルを挿入し，この間の鎮痛ができればベストである[5~7]．

しかし，ブロックに伴う合併症の可能性も考慮しておかなければならない[8~10]．また，斜角筋の前面（胸鎖乳突筋の後面）には，鎖骨上神経と横隔神経（C_3, C_4由来）が走行しており，これらの神経も腕神経叢ブロック斜角筋間アプローチでブロックされる．鎖骨上神経のブロックは，鎮痛面ではありがたいが，横隔神経ブロックによる横隔膜の麻痺は患側肺の著しい機能低下をきたす．超音波ガイド下法によって横隔神経麻痺の可能性が減った[11]という報告はあるが，完全に予防できるわけではない．そのため筆者は，呼吸機能に問題のある患者，具体的には％肺活量で70％を下回る症例の場合は，斜角筋間アプローチは選択しない．

また，カテーテルの挿入に用いる針は，18ゲージ程度と太いことが多く，万一の血管穿刺による血腫の形成は，窒息などの重篤な合併症を起こす要因になり得る[12]．抗凝固薬内服中の患者は，斜角筋間アプローチの禁忌ではないが[13]，現状では筆者は持続ブロックは行わず，単回投与のみ施行している．

ARCRは，小断裂なら1時間程度，大断裂なら2時間程度の手術時間を必要とする．この間のビーチチェア位の保持は患者によっては苦痛であること，また術中の循環変動を最小限に抑える必要があることから，術中の麻酔管理は腕神経叢ブロック斜角筋間アプローチと全身麻酔の併用を選択する．

筆者は，手術終了時の体位変換に伴う咳反射をできるだけ防ぐために，声門上器具挿入を第一選択としているが，体位変換時の下顎へのバンド固定による圧迫で換気が難しくなることがしばしばある．術野の消毒前に換気困難に陥った場合は，躊躇せずに気管挿管に切り替える．

本症例はブロックに際して，大きな問題となる合併症はないと判断し，斜角筋間アプローチによってカテーテルを挿入し，その後，全身麻酔を併用することとする．

■ブロックの実際

患者入室後，末梢静脈路を確保してから，

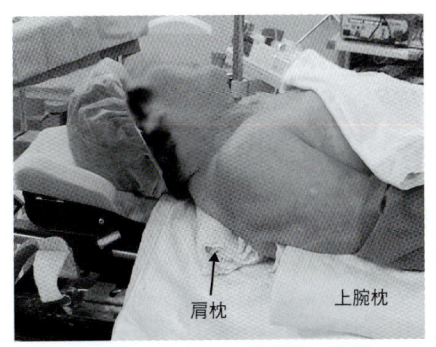

図2 斜角筋間アプローチ施行時の体位
上腕の下に枕を入れることで頸部が落ち込まないように配慮する。枕だけで不十分な場合は肩枕を挿入する。

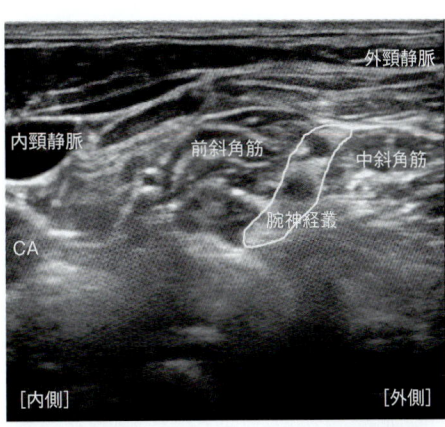

図3 プレスキャン画像
CA：内頸動脈
前斜角筋と中斜角筋の間に腕神経叢が存在する（線で囲まれた部分）。超音波画像上は、各神経根がそら豆のように見える。内頸静脈、外頸静脈をはじめ、周囲の血管の位置関係も把握しておく。

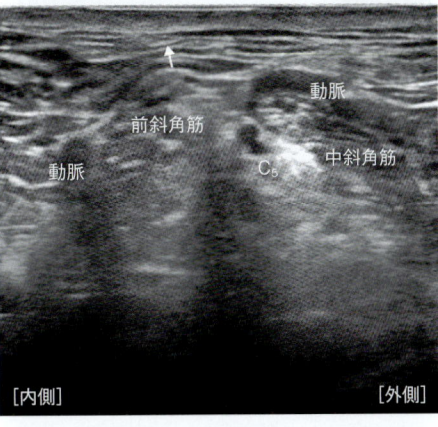

図4 解剖学的破格の例
前斜角筋の内側からC_5の表面にかけて動脈が走行している。また、この症例は細く見えるが、矢印のところに外頸静脈も存在しているため、交差法による穿刺は困難と考えられる。

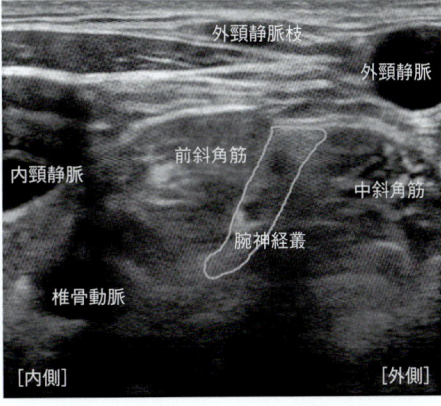

図5 外頸静脈枝が腕神経叢の直上に存在する例
外頸静脈本幹と枝との間の距離が5mm程度しかないため、首の屈曲の程度にかかわらず交差法による穿刺は難易度が高いと推定される。

ブロック施行時の鎮痛処置としてフェンタニル50μgをあらかじめ静脈内投与する。顔をやや左に向け、右の斜角筋間付近を伸展させる（図2）。穿刺に先立ち、必ずプレスキャンを行い、神経とその周囲の血管の位置関係を確認する（図3）。斜角筋間の腕神経叢の前面に動脈が走行したり（図4）、顔を向ける角度によっては斜角筋間の直上に外頸静脈が存在したりする（図5）ため、プレスキャン時に針の刺入経路についてシミュレーションを行っておく。どうしても血管穿刺の可能性が排除できない場合は、持続ブロックは中止して単回投与とする。

本症例では、プレスキャンの結果、カテーテル挿入の障害になるような血管や解剖学的破格は認められなかった。消毒、ドレーピングの後、交差法でC_5とC_6の間に針を誘導し、0.375％ロピバカインを6〜8mL投与し、その後にカテーテルを挿入する（コラム）。

■麻酔の実際

麻酔導入はプロポフォール90mg、レミフェンタニル0.3μg/kg/minにて行い、ロクロニウム30mg投与後に声門上器具を挿入し、調節呼吸とする。ビーチチェア位を取り、体位固定を行う（図6）。ビーチチェア位を取る際に、収縮期血圧が一時的に低下することがある。収縮期血圧を100mmHgに保つように適宜、昇圧薬（エフェドリン）を使用する。昇圧薬への反応が悪い場合（おおむね3分以上血圧が戻らない場合）は、いったん体位を仰臥位に戻し、血圧が戻ってから再度、体位を取るようにする。創部の鎮痛は、ほぼ完全にできているため、術中は声門上器具（あるいは気管挿管）と体位によるストレスを取り

図6
ARCR 術中の体位
下顎に巻いたバンドの重みで，声門上器具が閉塞して換気不能にならないように調整する。体位を整えた段階で換気不能に陥る場合は躊躇せずに気管挿管による全身麻酔に切り替える。

＊1 施設によっては，灌流液にアドレナリンを添加して出血量の抑制を図っている。

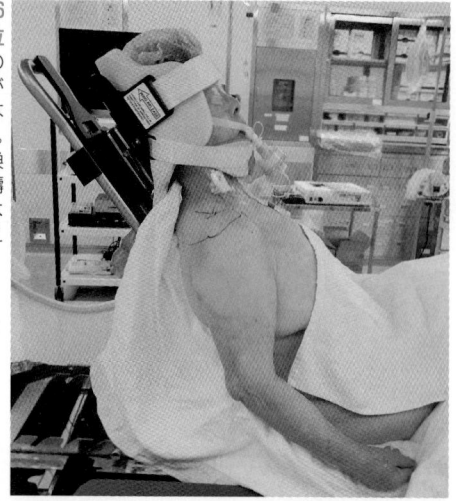

除く程度の浅い麻酔で維持可能である。

本症例では，セボフルラン 1.2％ とレミフェンタニル $0.1〜0.12\,\mu g/kg/min$ の投与にて麻酔維持を行う。術前からやややコントロール不良の高血圧を合併しているため，術中の収縮期血圧は $100〜120\,mmHg$ に保つようにする。また，術中の創部への灌流液にはアドレナリンの添加を行わないよう，執刀医に依頼する[＊1]。

本症例では transitional opioid としてのフェンタニルの追加投与は行わない。通常，transitional opioid の投与は必要ない

コラム

斜角筋間へのカテーテル挿入

斜角筋間へのカテーテルの挿入法については，主に交差法，平行法，後方アプローチがある。筆者は，皮膚から腕神経叢までの距離が最短になること，挿入時にカテーテルと神経の走行をほぼ平行に合わせることができることから，交差法による穿刺を第一選択としている。

右肩の手術の場合のブロック施行時の配置を示す（図A）。筆者はやや針を左斜め奥に向かって進めるため，患者頭部の左側に立ち，頭側にカテーテルなどのブロックに必要な道具を自分の右側に配置する。腕神経叢と血管の位置関係，特に表層を走行する外頸静脈との位置関係を把握するために穿刺前のプレスキャンは必須である。プレスキャンでは，$C_5〜C_7$ の各神経根あるいは上神経幹を描出し，ブロック針の刺入経路のシミュレーションを行う（図3）。筆者はプレスキャンと同時に皮膚の浸潤麻酔を行い，針の刺入経路の目安にしている。血管が腕神経叢の直上にある場合は，針の刺入点を外頸静脈の外側にずらし，外側から斜めに針を誘導するようにする（図B）。

消毒の後，穴あき覆布を頸部に掛ける。本穿刺では針を C_5，C_6 の内側に誘導し，C_5 と C_6 の間で最初の局所麻酔薬を投与する。局所麻酔薬は 0.375％ロピバカインを用い，必ず 1mL ずつ注入する。3mL 程度で C_5 と C_6 の左側は局所麻酔薬で浸潤される。このときに腕神経叢の外側に薬液の浸潤があれば，そのままさらに 3〜4mL 追加投与する（動画1参照）。腕神経叢の外側に薬液の浸潤がなければ，いったん針を C_5 の手前まで引き，C_5 の外側から C_5 と C_6 の間に針を誘導する。針が誘導できたら，同様に 1mL ずつ局所麻酔薬を 3〜4mL 投与する（総投与量 6〜7mL）。

いったんプローブを置いて左手で針を持ち，カテーテルを挿入する。カテーテルは遠位方向に挿入し，挿入長は 4cm とする。筆者は挿入長を 2cm にしていた時期もあったが，挿入長が浅いと首の屈曲，伸展で容易に抜けてしまう。カテーテルが挿入できたら今度はプローブを身体の長軸方向に当て，刺入点から腕神経叢内に入っていくカテーテルを確認する。C_5 と C_6 の間をカテーテルが通過するのが見えれば完璧である（図C）。カテーテルとシリンジを接続し，超音波画像でカテーテルを見ながら局所麻酔薬を 1mL ずつ計 2〜3mL 試験投与する。このとき，腕神経叢内に局所麻酔薬が入っていくのをリアルタイムに確認できれば（局所麻酔薬による低エコー性の領域が増える），斜角筋間から鎖骨上の間にかけてのブロックが確実に行われていることの証明となる（動画2参照）。

ここまでで，総量 9〜10mL の局所麻酔薬が投与されている。10mL あれば ARCR 中から術後早期の鎮痛には十分[14, 15]であり，同時に手術終了時の手指の運動機能を保つことが可能である。カテーテル内への試験投与が終わったらテープで固定する。テープ固定に際しては，事故抜去と薬液漏れの双方への対処が必要である。筆者は，皮膚接合用テープ（ステリストリップ），医療用粘着テープ（シルキーポア），二次治癒ハイドロゲル創傷被覆・保護材（テガダーム）の3重貼りにしている（図D）。ARCR の術野がやや外側ということもあり，カテーテルやそれを固定するテープが邪魔をすることはない。

が，筆者は，気管挿管となった場合は覚醒時のバッキングを防ぐのを主たる目的に，関節鏡を抜く前にフェンタニル50μgを追加投与している．

手術終了後，麻酔から覚醒した後に，患側の手指の動きを確認する．母指側のしびれを認めることがあるが，離握手はできるはずである．離握手ができることを確認した後に，0.1％ロピバカインの持続投与（4 mL/hr）を開始する〔患者自己調節鎮痛（PCA）を行う場合は，ボーラス投与量3 mL，ロックアウト時間60分に設定〕．本症例では，ディスポーザブルポンプを用いたPCAを開始する．

術後経過

術後数時間は母指の動きづらさを認めたが，創部痛はまったくなく経過した．術当日夜に疼痛が出現し，2回ボーラス投与を行った．術翌日にはやや右手のしびれ感が残り，肩周辺の違和感はあったものの，明らかな疼痛は認めなかった．術翌日夜から眠前にのみロキソプロフェンの内服を開始し，ボーラス投与をすることなく経過した．術後第2病日の日中にカテーテルを抜去し，その後，リハビリテーションを開始した．持続投与の中止と

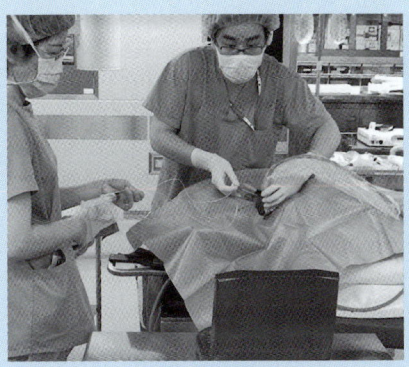

図A　カテーテル挿入時の配置
薬物を注入する介助者とカテーテルを置くトレイを術者の右側に配置し（右利きの場合），プローブを持つ左手を固定したまま右手の操作ができるようにする．また術者-刺入点-超音波画面を一直線に保ち，カテーテル挿入時の視線移動が最小限となるようにする．

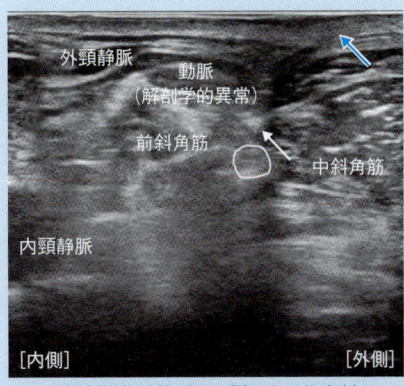

図B　解剖学的破格がある例における穿刺
図4と同症例．破格となる動脈と外頸静脈を避けてやや外側（青矢印）から針を刺入し，ターゲット（白丸で囲まれた部分がC_5）に向けて針を進めていく（白矢印が針の先端）．

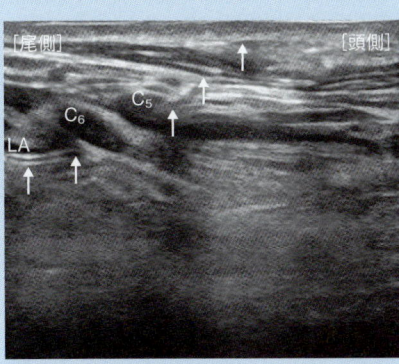

図C　カテーテル挿入の確認
LA：局所麻酔薬
カテーテルに平行にプローブを当て，挿入されたカテーテルを直視できるようにする（矢印）．全症例で図のように神経根を同定するのは困難かもしれない．筆者は神経叢内に4 cm挿入し，局所麻酔薬が注入されるのをリアルタイムに観察できれば適切な位置にカテーテル先端があると判断している．

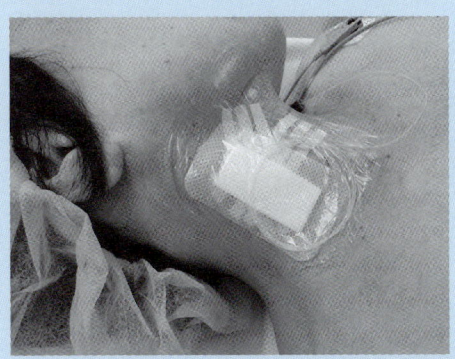

図D　カテーテルの固定の例
カテーテル自体を皮膚接合用テープ2枚で固定した後，薬液漏れを吸収するための医療用粘着テープ，さらに全体を固定するための局所管理ハイドロゲル創傷被覆・保護材を貼り，3重に固定することにしている．疼痛を伴う侵襲を避けるために，針糸による固定は行わない．

リハビリテーションの開始によって，多少の疼痛を認めたが，眠前のロキソプロフェンの内服のみで十分な睡眠を取ることができた．

■ **本症例のポイント**

斜角筋間アプローチによる持続腕神経叢ブロックは，強い疼痛が予想される ARCR 後の術後早期をほぼ無痛で管理できる．しかし，斜角筋間アプローチには局所麻酔薬による横隔神経麻痺や血管穿刺による血腫形成など，いくつかの重篤な合併症の可能性があり，施行の際には，その適応について厳密に評価を行う必要がある．また，プレスキャンで腕神経叢と周辺組織（特に血管の走行）の位置関係を正確に把握することが必須である．カテーテルが挿入できれば最善であるが，カテーテル挿入を断念せざるを得ない場合でも，禁忌のないかぎり単回投与は積極的に行うべきである．

（谷西 秀紀）

文 献

1. Hadzic A, Williams BA, Karaca PE, et al. For outpatient rotator cuff surgery, Nerve block anesthesia provides superior same-day recovery over general anesthesia. Anesthesiology 2005；102：1001-7.
2. Singelyn FJ, Lhotel L, Fabre B. Pain relief after arthroscopic shoulder surgery：a comparison of intraarticular analgesia, suprascapular nerve block, and interscalene brachial plexus block. Anesth Analg 2004；99：589-92.
3. Wu CL, Rouse LM, Chen JM, et al. Comparison of postoperative pain in patients receiving interscalene block or general anesthesia for shoulder surgery. Orthopedics 2002；25：45-8.
4. Netter FH. Atlas of Human Anatomy, professional edition, 5th edition. Philadelphia：Saunders, Elsevier, 2010：128.
5. Delaunay L, Souron V, Lafosse L, et al. Analgesia after arthroscopic rotator cuff repair：subacromial versus interscalene continuous infusion of ropivacaine. Reg Anesth Pain Med 2005；30：117-22.
6. Kean J, Wigderowitz CA, Coventry DM. Continuous interscalene infusion and single injection using levobupivacaine for analgesia after surgery of the shoulder. A double-blind, randomised controlled trial. J Bone Joint Surg 2006；88：1173-7.
7. Fredrickson MJ, Ball CM, Dalgleish AJ. Analgesic effectiveness of a continuous versus single-injection interscalene block for minor arthroscopic shoulder surgery. Reg Anesth Pain Med 2010；35：28-33.
8. Borgeat A, Ekatodramis G, Kalberer F, et al. Acute and nonacute complications associated with interscalene block and shoulder surgery：a prospective study. Anesthesiology 2001；95：875-80.
9. Ekatodramis G, Macaire P, Borgeat A. Prolonged Horner syndrome due to neck hematoma after continuous interscalene block. Anesthesiology 2001；95：801-3.
10. Liu SS, Gordon MA, Shaw PM, et al. A prospective clinical registry of ultrasound-guided regional anesthesia for ambulatory shoulder surgery. Anesth Analg 2010；111：617-23.
11. Renes SH, Rettig HC, Gielen MJ, et al. Ultrasound-guided low-dose interscalene brachial plexus block reduces the incidence of hemidiaphragmatic paresis. Reg Anesth Pain Med 2009；34：498-502.
12. Clendenen SR, Robards CB, Wang RD, et al. Continuous interscalene block associated with neck hematoma and postoperative sepsis. Anesth Analg 2010；110：1236-8.
13. Horlocker TT, Wedel DJ, Rowlingson JC, et al. Regional anesthesia in the patient receiving antithrombotic or thrombolytic therapy：American Society of Regional Anesthesia and Pain Medicine Evidence-Based Guidelines (Third Edition). Reg Anesth Pain Med 2010；35：64-101.
14. 谷西秀紀，竹久紫乃，佐藤健治ほか．10 mL 以下の局所麻酔薬を用いた単回の斜角筋間ブロックが関節鏡下肩板再建術の術後鎮痛に与える効果．麻酔 2011；60：1073-7.
15. Riazi S, Carmichael N, Awad I, et al. Effect of local anaesthetic volume (20 vs 5 mL) on the efficacy and respiratory consequences of ultrasound-guided interscalene brachial plexus block. Br J Anaesth 2008；101：549-56.

症例 13
血気胸改善後の鎖骨骨接合術に対する腕神経叢ブロックと鎮静

全身麻酔による気胸の再発を避け早期離床で患者満足につなげる

本症例で行うブロック ▶▶▶ 腕神経叢ブロック斜角筋間アプローチ / 浅頸神経叢ブロック

症例

24歳の男性。身長172 cm，体重65 kg。バイク運転中に転倒し，右鎖骨骨折と肋骨骨折を伴う血気胸となったが，血気胸の程度が軽く，胸腔ドレーンを留置せずに保存的に経過観察になった。血気胸が改善した受傷3週間後に鎖骨の骨接合術が予定された。特記すべき既往はなく，その他の検査データ，心電図検査などにも問題はない。

動画配信中 ※ ご確認いただくには，ページxのIDとパスワードが必要です。

【動画タイトル】
腕神経叢ブロック斜角筋間アプローチ

詳しくはページx参照！

血気胸後の全身麻酔や陽圧換気は，気胸再発の懸念があるので，避けたいと感じるだろう。外傷性気胸の発症後，どれくらい経過すれば安全に飛行機に搭乗できるかを調べた報告[1]では，2週間後の搭乗で呼吸器合併症は生じなかった。実際に血気胸発症3週目で気管挿管，陽圧換気を行って，気胸が再発するという報告は見当たらず，臨床における安全域は明確になっていない。もっとも，術直前の胸部X線写真で肺が十分に膨らみ，気胸が改善していることは最低条件だと思われる[2]。そこで筆者は，気胸再発の懸念を払拭し，安全に手術を施行するための麻酔管理として，末梢神経ブロック peripheral nerve block（PNB）＋鎮静を選択することが多い。

■術前評価

生来健康で，特記すべき既往歴なし。バイク運転中に交差点内で右折してきた対向車線の自動車と衝突し，右鎖骨と第4，第5肋骨骨折を伴う血気胸を発症したが，肺の虚脱は軽度で，胸腔ドレーンを留置せず，保存的に経過観察をしていた。受傷2週目には気胸はかなり改善しており，今回3週目に鎖骨骨折に対する骨接合術が予定された。手術前日の胸部X線写真で，右肺は完全に膨らんでいた。以上から，直近の血気胸以外に問題はなく，ASA-PSはⅡの評価となる。胸腔ドレーンを挿入することなく，保存的に3週間経過した後の胸部X線写真上で気胸が改善していれば，全身麻酔という選択肢も禁忌ではない。

術中に陽圧換気を行って全身麻酔で管理する際に，一番注意すべきことは気胸の再発である。バイタルサインに注意しながら，超音波を用いて，スライディングサインやseashore signなどの有無を観察する[3]（メ

> **メモ**
> **超音波画像による気胸の検出**
>
> 胸膜の呼吸性の動きを表すものがスライディングサインで，正常であれば胸膜が横にスライドしている像が確認できる．気胸があると，スライディングサインは消失する．そのほかに，胸膜の癒着，無気肺，無呼吸でもスライディングサインは消失するので，ほかの超音波所見や聴診所見，臨床症状などを参考に，気胸の診断を行う．スライディングサインの消失以外にも，コメットテイルアーチファクトの消失，M-modeにおけるsea-shore sign（sandy pattern）の消失なども，超音波画像による気胸の検出には有用である[4, 5]．

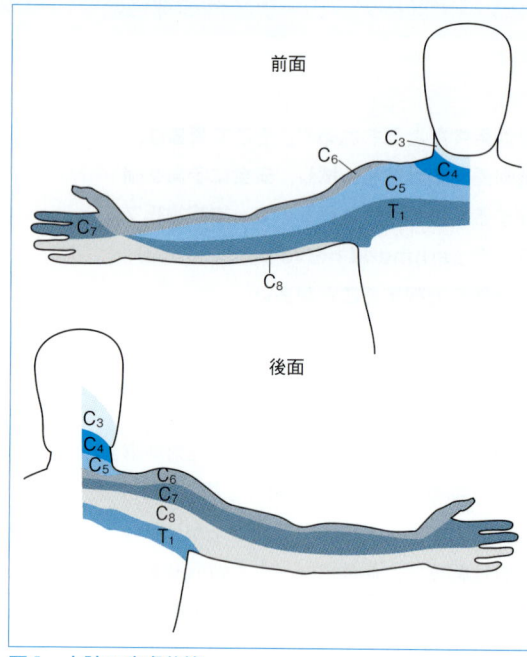

図1　上肢の皮膚分節

モ）．もし気胸が再発し，さらに緊張性気胸を起こした場合は，素早く察知して，直ちに適切な処置（脱気，胸腔ドレーン留置）を行うことが最も重要である．さらに，そのリスクを，患者ならびに家族が理解し，納得していることも重要である．

■麻酔計画

本症例の麻酔管理法の選択肢としては，全身麻酔かPNB（＋鎮静）が考えられる．全身麻酔の利点は，術中の完全な意識消失と鎮痛が得られること，欠点としては陽圧換気に伴う気胸再発のリスクが少なからずあるということである．

一方，PNBの利点は，陽圧換気を回避できるため，気胸再発のリスクがないこと，術直後の早期から日常生活に戻れることである．欠点としては，痛覚遮断が不十分なことがあり得ること，同一体位による腰背部痛の出現などが挙げられる．

症例経過

全身麻酔とPNBの2通りの麻酔管理を説明したところ，患者は，普段から体を動かす仕事に従事しており，早期のリハビリテーション，職場復帰を強く望み，腕神経叢ブロックに鎮静を併用する麻酔管理を希望した．そこで，腕神経叢ブロックを行うとともに，術後の疼痛管理を考慮して，カテーテルも留置することとした．

■ブロックの範囲

PNB単独で麻酔管理を行う際に重要なのは，十分な鎮痛域を得ることである．一般に鎖骨骨折の手術では，プレート固定や髄内釘固定が行われる[6]．ブロックのターゲットとなる神経は，第5頸神経（C_5）と第6頸神経（C_6）で[7]（図1），さらに鎖骨上神経（C_4）もカバーしておきたい[8]．

そこで，PNBとして，腕神経叢ブロック斜角筋間アプローチを選択する．C_5ならびにC_6の周囲に局所麻酔薬を投与し，さらに，胸鎖乳突筋の後縁，もしくは中斜角筋の直上の皮下に局所麻酔薬を投与する．この局所麻酔の目的は，乳様突起と胸鎖乳突筋鎖骨頭とを結んだ中点の胸鎖乳突筋後縁から出てくる浅頸神経叢をブロックすることである[9]．浅頸神経叢ブロックにより，鎖骨上神経の支配領域もブロックできる．

■実際の麻酔法

◎神経ブロック前

前日の麻酔科診察時に超音波画像を供覧し，PNBの説明を行う．手術当日，前投薬な

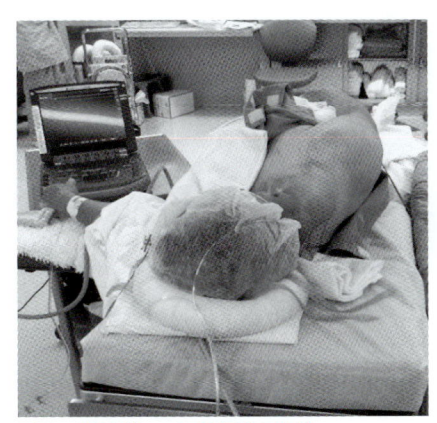

図2 神経ブロック施行時の体位

しで歩行入室後，末梢静脈ラインを確保し，心電図，非観血的血圧測定，経皮的酸素飽和度などの一般的なモニターを装着する。その後，可能なら患側を上にした側臥位とし，操作部位を広くする目的で，肩は痛みのないかぎり尾側へ牽引し，頭部は健側に側屈するように枕の高さを調整する（図2）。

疼痛が強い場合には，頸部後方からアプローチしやすいように背中に枕を入れて，作業スペースを確保して，仰臥位のまま行う。あるいはビーチチェア位にして行うこともある。

◎プレスキャン

体位を確保後，プレスキャンを行う。術者，ブロック部位，超音波画面は一直線になるように配置する（図3）。

まず，鎖骨下動脈を探し，画面上で腕神経叢を同定する。頸椎の横突起の形状を確認しながら，プローブを頭側にスライドさせていく。上中（下）の神経幹を丁寧にスキャンし，上神経幹もしくはC_5ならびにC_6の神経根が確認できる部位を穿刺ポイントとする。第5，第6頸椎横突起には前結節と後結節があるが，第7頸椎横突起には後結節しかないことから，頸椎レベルは同定できる[10]（図4）。最適な超音波画像が得られるように，プローブの微調整を行う。また，外頸静脈，椎骨動脈などの位

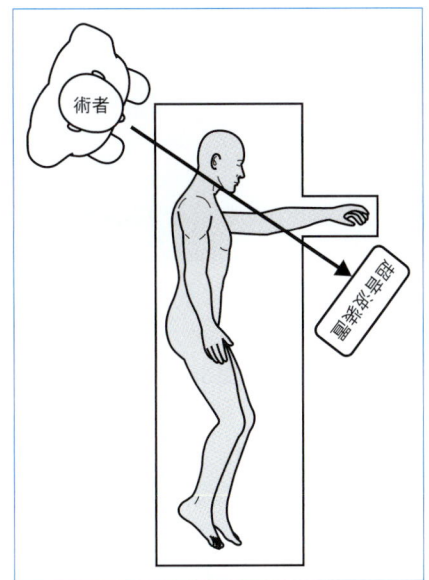

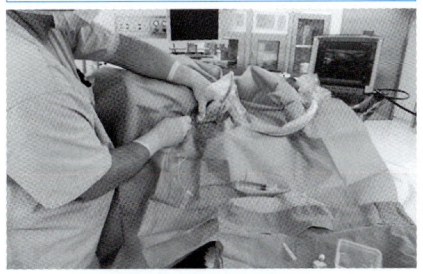

図3 ブロック施行時の位置関係
術者−穿刺部位−超音波装置の配置は一直線にする。超音波プローブを持つ左手は，患者の頭部側面にしっかりと固定する。

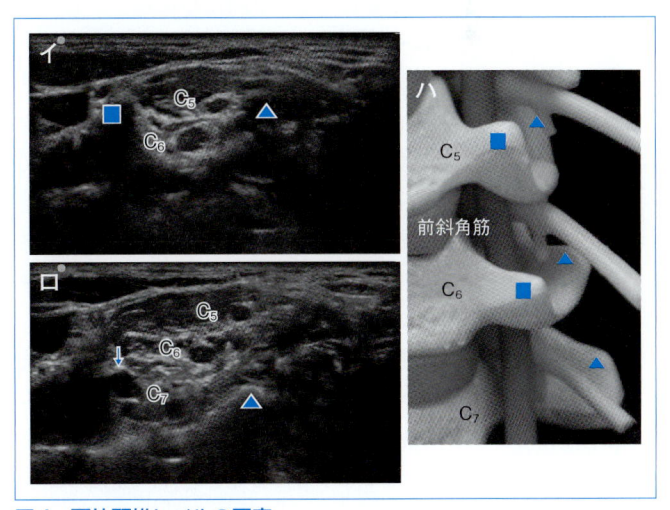

図4 下位頸椎レベルの同定
第5頸椎（C_5）と第6頸椎（C_6）の横突起には前結節（■）と後結節（▲）があり，超音波画像ではカニの爪に見える（イ）。爪の間から神経根が出現し（ハ），斜角筋間に移動する。一方，第7頸椎（C_7）の横突起には後結節しか存在しない。この違いからC_7をまず同定し，その上のレベルがC_6になる。C_7のレベルでは前斜角筋の裏側に椎骨動脈（↓）が確認できる（ロ）。

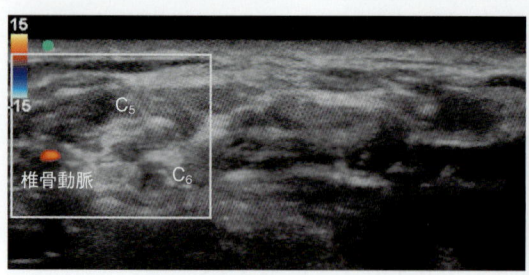

図5　カラードプラーでのプレスキャン 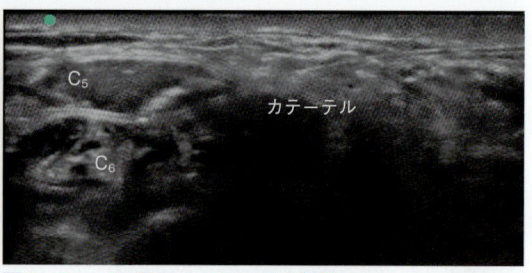　　　図6　C₅〜C₆間へのカテーテル留置

置を確認しておく（図5）。

◉ 神経ブロック開始

プレスキャンが終了したら，広めに消毒を行い，清潔なプローブカバーを装着し，先ほどと同じ画像が得られるようにプローブを調整する。

ブロック前にドロペリドール1.25〜2.5 mgとフェンタニル25〜50 μgを単回静注して，鎮静・鎮痛を開始する。時には鼻カニューレで酸素2〜3 L/minの投与が必要になる場合もある。

本穿刺前に，25ゲージの針をつけた注射器を用い，1％リドカインで，超音波ガイド下に皮下から中斜角筋内までの浸潤麻酔を行う。

本穿刺には，単回投与ならソノレクトニードル®type CCR（21ゲージ，100 mm），カテーテルを留置する場合は，Contiplex® Tuohy（18ゲージ，100 mm）と側孔タイプのカテーテルを用いている。本症例では，術中ならびに術後疼痛管理も考慮し，カテーテルを留置するので，後者を用いる。局所麻酔薬には0.2％レボブピバカインを用いる。

超音波ガイド下に，まず胸鎖乳突筋の後縁もしくは前・中斜角筋直上の皮下に5〜8 mLを投与する。次にC₅神経根周囲に0.2％レボブピバカインを5〜7 mL，C₆神経根周囲にも5〜7 mL投与する。超音波画像で神経根がはっきり確認できない場合には，上神経幹（±中神経幹）周囲に0.2％レボブピバカインを5〜10 mL投与する。

最後にC₅〜C₆間にも2〜3 mL投与し，液性剥離後，ベベルの向きは変えずにカテーテルが針先から2〜3 cm出るように挿入し，皮膚に針糸で仮固定する。

その後，局所麻酔薬をカテーテルから投与して位置の調整を行う。仮固定をしておかないと，容易にカテーテルが抜けてしまう。C₅とC₆の神経根間に，局所麻酔薬による低エコー領域の拡大が見られるようにカテーテルの深さを調節しておくと，術中術後に良好な鎮痛が得られる（図6）。

◉ 神経ブロック後

カテーテルの固定は，薬液漏れ防止目的も含めて3-0ナイロン糸で皮膚刺入部に針糸固定を行い，最後に清潔なドレッシング材を貼付する。固定が終了したら体位を仰臥位に戻し，冷覚試験でC₄〜C₆の感覚消失の有無を確認する。

ブロック手技終了後，約30分間は患者の意識，呼吸，循環動態を注意深く観察する。特に腕神経叢ブロック斜角筋間アプローチでは，横隔神経麻痺は必発と思ってよい。したがって，片方の肺に問題があり，健側肺（dependent lung）側の上肢手術で腕神経叢ブロック斜角筋間アプローチを行う際は，いつでも呼吸補助を行えるように準備して，麻酔を開始する必要がある。筆者は，右肩腱板修復術で上記ブロックを施行したところ，酸素飽和度の低下，1回換気量の減少，呼吸苦の増悪をきたし，全身麻酔に移行した症例を経験したことがある。

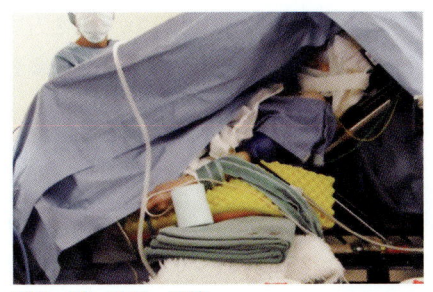

図7 ビーチチェア位
肩支持器を用いたビーチチェア位。水平位から30°→40°→45°→55°→60°……と角度を調節できる。通常は30〜45°座面を起こした角度で手術を行っている。

また、局所麻酔薬中毒症状は早期に発見・対応できるようにしておく[*1]。

○**体位調整**

手術体位であるビーチチェア位を取り、患者自身が楽なように枕の高さ、腰のクッション、膝の屈曲の程度などを調整する。施設によっては坐位に近い体位を取る場合もあると思うが、当院では**図7**に示すようなビーチチェア位である。体位変換に伴い、血圧低下を生じることはあるが、腕神経叢ブロックのみで昇圧薬を必要とするほどの循環動態の変動は起こりにくい。

○**術中**

手術部位の消毒が始まり、清潔な覆布を掛ける際、万一の場合はマスク換気や気管挿管などの気道確保が必要になることも念頭に、離被架やドレープの位置を調整しておく。手術開始後、痛みがまったくなければ、低用量のプロポフォールを持続静注する。筆者は、標的濃度調節持続静注（TCI）で、効果部位濃度0.5〜1.5μg/mL程度として、呼び掛けには応答するが、何もしなければ入眠する程度の鎮静状態を得るようにしている。

鎮静を行う際には必ず酸素投与を行い、呼気二酸化炭素分圧をモニタリングしている。持続鎮静薬は、短時間作用型のプロポフォールを好んで用いている（**コラム1**）。

鎮静を開始して、血圧低下が認められれば、フェニレフリン50〜100μgの単回投与で対応する。持続投与する場合には、少量のアドレナリンが推奨されている[15]。自験例では、腕神経叢ブロックと鎮静を行う場合は、全身麻酔を併用したときよりも術中の収縮期血圧の平均値が20 mmHg高く保たれる傾向があり、昇圧薬の使用頻度も少なく、フェニレフリン0.01〜0.1μg/kg/min程度の投与で循環動態の安定が得られる（**コラム2**）。

術中にブロックの範囲が不十分で患者が疼痛を訴えた場合は、フェンタニルの追加投与や術野への局所麻酔薬追加投与を行う。

> **コラム1**
>
> **PNB下の鎮静と非麻酔科による鎮静・鎮痛に関する診療ガイドライン**
>
> PNB単独で麻酔をする際の鎮静法に関連して、硬膜外カテーテル留置時の鎮静薬としてドロペリドールとミダゾラムを比較した場合、ミダゾラムのほうが術後の疼痛スコアが低く、0.04 mg/kgのミダゾラム投与は有効であったとする報告[11]がある。しかし、呼吸抑制はドロペリドールよりもミダゾラムのほうが多かったとする報告[12]もあり、筆者はドロペリドールにプロポフォールを併用する方法を頻用している。
>
> bispectral index（BIS）値は、おおよそ70〜80台前半の数値を示す。BIS値をモニタリングすることで、後述する深い鎮静レベルや、かぎりなく全身麻酔に近い状態を回避できる可能性がある。さらに、安定していたBIS値が上昇するときは、患者が身体的苦痛（創痛、腰背部痛、尿意）を感じていることが多いので、そういう観点でのモニターとしても有用という印象をもっている。
>
> デクスメデトミジンは現在のところ、保険適用はないが、呼吸抑制が少ないこと、意識レベル確認が容易に行えることから、今後はこういった区域麻酔時の鎮静に使用してみたい鎮静薬である[13]。
>
> 最近、米国麻酔科学会による非麻酔科医による鎮静／鎮痛に関する診療ガイドラインの邦訳[14]が発表された。詳細は他稿（総論6「神経ブロック中の鎮静」43ページ）に譲るが、このガイドラインによると、筆者が目指している鎮静レベルは「中等度鎮静」である。しかし、鎮静の連続性を考えると、容易に「深い鎮静」レベルに移行する可能性が常にある。「中等度鎮静」を安全に提供するには、患者観察を怠らず、手術の進行状況に合わせた薬物投与量の調節が不可欠である。全身麻酔と同様に、麻酔科医は鎮静法にも長けている必要がある。先述のガイドラインは、是非一読してもらいたい。

[*1] 総論7「局所麻酔薬中毒の治療」51ページ参照。

それでも対応できなければ，執刀医，患者に説明した後に，TCIの濃度を変更して全静脈麻酔（TIVA）による全身麻酔に変更する．その場合，フェンタニル25～100μgを投与し，筋弛緩薬は使用せずに声門上器具により気道確保を行っている．必要に応じてレミフェンタニル0.05～0.1μg/kg/minを投与することもある．術創部の痛み以外に，腰背部痛を訴える場合があるが，このときは腰のクッションを調整し，フルルビプロフェン アキセチル50 mgを投与する．

◎術後

手術の進行をみながら，骨接合が終わった頃に0.1％ロピバカイン200 mLをディスポーザブルポンプに充填してカテーテルに接続し，患者自己調節鎮痛（PCA）を開始する（持続投与量5 mL/hr，ボーラス投与量3 mL，ロックアウト時間30分）．

閉創が始まる頃にプロポフォールの投与を終了し，血中濃度，効果部位濃度が下がるのを待つ．患者は，創部にガーゼを当てる頃には覚醒しており，術後X線撮影や病衣の着衣のために自ら動けるようになっている．X線写真が出来上がる頃には，患者には坐位から端坐位になってもらう．バイタルサインやめまい，悪心・嘔吐などの症状がないか確認し，問題がなければ車椅子で病棟へ帰室させる．少しでも症状があれば，ストレッチャーで手術室を退室させる．

当日夕方と翌日に術後診察を行い，持続ブロックの効果やカテーテルの抜け，薬液漏れがないかを確認する．

術後経過

病棟帰室6時間後より創痛を訴えたため，持続腕神経叢ブロックにロキソプロフェン60 mgの内服を追加したところ良好な術後鎮痛が得られた．カテーテルは術後3日目に抜去され，6日目に退院した．術後4週目にデスクワーク中心の職場に復帰し，退院後9か月目に運動が許可され，現在は警察官として通常の業務に従事している．

■本症例のポイント

筆者は最近，鎖骨骨折や肩腱板修復術に対しては，患者の同意が得られれば，本症例のような麻酔を行うことが多い．術中の軽い鎮静により患者の不安の除去が可能であることや，術直後から離床可能となることから，患者の満足度は高く，手応えは良好である．主治医や病棟看護師からも，術後管理が容易になると好評である．

術中にきめ細やかな対応が要求される方法だが，患者が笑顔で，手術室を車椅子で退室する姿を見ると，その有用性を実感する．誰もがすぐに行える方法ではないかもしれないが，いざという時には必ず役立つ麻酔管理法の一つである．

（渕辺　誠・平良 裕子・須加原 一博）

文献

1. Cheatham ML, Safcsak K. Air travel following traumatic pneumothorax : when is it safe? Am Surg 1999 ; 65 : 1160-4.

コラム2

**ビーチチェア位の麻酔管理上の問題点
脳血流低下による脳梗塞**

診療報酬点数では，全身麻酔における坐位の脳脊髄手術の麻酔（L008-2）は，通常の全身麻酔より高い点数が設定されているが，筆者は，整形外科手術における肩や近位上肢手術におけるビーチチェア位も，坐位に準ずる管理が必要であると認識している．全身麻酔下で肩の手術をビーチチェア位で行い，その術後に脳梗塞を発症した4例の症例報告[16]以降，特にその体位の特殊性を認識する必要がでてきた．

この点，坐位による区域麻酔下の肩の手術4169例をレビューした報告[17]では，脳梗塞の発生は1例もなく，95％信頼区間は0～0.07％であった．さらに，区域麻酔とプロポフォール鎮静下に自発呼吸を温存した方法でのビーチチェア位の肩手術について，11年間15014例の調査を行った研究[18]でも，永続的な障害を残す神経学的後遺症は1例もなかった．

これらのことから，本稿で紹介した，腕神経叢ブロックに中等度鎮静を併用する方法であれば，自発呼吸が保たれ，意識状態の確認が常に可能であり，脳血流低下による脳梗塞の発症を減じることが可能と考えている．

2. 萩平哲, 川村篤. 手術前に気胸を起こした. In: 高崎真弓, 河本昌志, 川真田樹人ほか編. 麻酔科トラブルシューティング AtoZ. 東京：文光堂, 2010：22-4.
3. Ueda K, Ahmed W, Ross AF. Intraoperative pneumothorax identified with transthoracic ultrasound. Anesthesiology 2011；115：653-5.
4. 佐倉伸一, 豊田浩作. 腕神経叢ブロック鎖骨上アプローチ. In：佐倉伸一編. 周術期超音波ガイド下神経ブロック. 東京：真興交易医書出版部, 2011：211-28.
5. Husain LF, Hagopian L, Wayman D, et al. Sonographic diagnosis of pneumothorax. J Emerg Trauma Shock：2012；5：76-81.
6. 上原大志, 筒井廣明. 鎖骨骨折・肩鎖関節脱臼. 関節外科 2012；31：1116-24.
7. Netter FH. 相磯貞和訳. ネッター解剖学アトラス原書第5版. 東京：南江堂, 2011：図401.
8. Nathe T, Tseng S, Yoo B. The anatomy of the supraclavicular nerve during surgical approach to the clavicular shaft. Clin Orthop Relat Res 2011；469：890-4.
9. Hadzic A. Ultrasound-guided superficial cervical plexus block. In: Hadzic's Peripheral Nerve Blocks and Anatomy for Ultrasound-Guided Regional Anesthesia. 2nd ed. New York：McGraw-Hill Medical, 2012：345-51.
10. Martinoli C, Bianchi S, Santacroce E, et al. Brachial plexus sonography：a technique for assessing the root level. AJR Am J Roentgenol 2002；179：699-702.
11. Kamata K, Hagihira S, Komatsu R, et al. Predominant effects of midazolam for conscious sedation：benefits beyond the early postoperative period. J Anesth 2010；24：869-76.
12. Knott JC, Taylor DM, Castle DJ. Randomized clinical trial comparing intravenous midazolam and droperidol for sedation of the acutely agitated patient in the emergency department. Ann Emerg Med 2006；47：61-7.
13. Candiotti KA, Bergese SD, Bokesch PM, et al. Monitored anesthesia care with dexmedetomidine: a prospective, randomized, double-blind, multicenter trial. Anesth Analg 2010；110：47-56.
14. 駒澤信泰, 中川雅史, 安宅一晃ほか. 非麻酔科医による鎮静/鎮痛に関する診療ガイドライン：非麻酔科医による鎮静/鎮痛に関する米国麻酔科学会作業部会による改訂情報. 医療の質・安全会誌 2012；7：162-81.
15. Lee L, Caplan R. APSF Workshop：Cerebral perfusion experts share views on management of head-up cases. APSF newsletter 2010；24：45-8.
16. Pohl A, Cullen DJ. Cerebral ischemia during shoulder surgery in the upright position：a case series. J Clin Anesth 2005；17：463-9.
17. Yadeau JT, Casciano M, Liu SS, et al. Stroke, regional anesthesia in the sitting position, and hypotension a review of 4169 ambulatory surgery patients. Reg Anesth Pain Med 2011；36：430-5.
18. Rohrbaugh M, Kentor ML, Orebaugh SL, et al. Outcomes of shoulder surgery in the sitting position with interscalene nerve block：a single-center series. Reg Anesth Pain Med 2013；38：28-33.

Action PLAN 2
鹿児島大学病院での超音波ガイド下末梢神経ブロックの導入

2011年8～10月の3か月間，名古屋大学超音波ガイド神経ブロック教育プログラム（名大教育プログラム）に参加する機会があり，神経ブロック漬けの3か月間を過ごすことができた。その経験を生かし，現在は，鹿児島大学病院（以下，当院）での超音波ガイド下末梢神経ブロック（US-PNB）普及を進めている。ここでは，当院でのUS-PNBの導入と現状を紹介する。

■名大教育プログラムの概要

名大教育プログラムの特徴を一言でまとめるならば，柴田康之先生によるマンツーマン指導，次々と神経ブロック施行症例を巡っていくドアツードア（はしご）方式である。プログラムでは，体幹，四肢およびペインクリニック領域のUS-PNBを満遍なく，短期間で集中的に経験できる。

研修中に学んだことの60％は「型」についてである。「型」とは，穿刺に至るまでの一連のルーチンワークであり，超音波画像上に穿刺針を描出するには，その過程が大変重要であることを徹底的に学んだ。針を無理やり画面上に描出するというよりも，「型」を手順よく正確に行うと結果的に針先が描出されているという感覚である[*1]。筆者は「型」を習得することで，手技の再現性や安定性が飛躍的に向上した。

名大教育プログラムで学んだもう一つの重要なことは，US-PNBを実践できる環境をいかに構築するかである。自施設でUS-PNBを普及させるには，神経ブロックを積極的に手術症例に取り入れていく努力が必要となる。したがって，まずは麻酔科全体の神経ブロックに対する理解が必要になる。

さらに，ほかの鎮痛法に慣れ親しんだ外科系診療科医師，手術部看護師，術後リハビリテーションにかかわる理学療法士とのコミュニケーションが普及の成否を左右する。普及に際しては，多くの困難に直面するが，それを克服する熱意も，名大教育プログラムで学んだことの一つである。

■鹿児島大学病院への US-PNBの導入

US-PNBの当院への導入は，名古屋大学での経験を基本として試行錯誤を繰り返しながら進めているが，ポイントは，①手術室・病棟看護師とのコミュニケーション，②外科系診療科とのgive and takeの関係構築，③しっかりとした術後疼痛管理，の3点に集約される。

①は，看護師の不安を解消するべく，準備，実際の手順，病棟での注意点などを確実に伝え，必要があれば関係部署看護師を集めて講義を行うようにしている。

②は，麻酔科医であれば，手術時間の延長，予期しない出血，そして正当性が疑わしい緊急手術など，不満を言いたくなることが多々あるが，教育機関であることを念頭において，常識的な範囲でそれらを許容するようにしている。逆に，こちらが慣れないブロックを施行するには多少時間を要するが，これも許容してもらっている。

③は当然のことだが，最も重要である。ほかの鎮痛法と比較して鎮痛効果が劣り，患者が痛みを頻回に訴えるようでは，US-PNB導入と普及の意味はない。したがって，静脈内患者自己調節鎮痛（IV-PCA），非ステロイド性抗炎症薬（NSAIDs）投与も併用しながら，従来以上の良好な術後疼痛管理を行わなければならない。

これらの点をしっかりと押さえながら導入を図ったところ，予想していたよりも円滑に進んでいる。これは，鹿児島大学の外科系診療科の多くが，おおらかに受け入れてくれたことが寄与している。ある整形外科医などは，「そのうち動くならいいですよ。しばらくドキドキしますけどね。痛くないほうがいいですよね」と言って快く受け入れてくれた。他科においても同様であった。

■鹿児島大学病院の現状

現在，当院で行っている末梢神経ブロックをまとめた（表1）。

当院手術室で行われたブロック数は，筆者が研修を始めた月で9本だったのに対し，研修1年後には月44本になっていた。ところが，

[*1] 「型」の詳細については，LiSA 2012年7月号「名古屋大学の神経ブロック教育プログラム」（702ページ）を参照。

担当科	ブロック
整形外科	腰神経叢ブロック,坐骨神経ブロック（傍仙骨・膝窩アプローチ）,大腿神経ブロック（FNB）,腕神経叢ブロック（斜角筋間・鎖骨上アプローチ）
呼吸器外科	胸部傍脊椎ブロック（TPVB）
泌尿器科	腹横筋膜面ブロック（TAPB）,TPVB
産婦人科	TAPB,腹直筋鞘ブロック（RSB）
消化器外科	TAPB,RSB,TPVB
乳腺外科	TPVB
末梢血管外科	TAPB,FNB,陰部大腿神経大腿枝ブロック,閉鎖神経ブロック,坐骨神経ブロック
小児外科	TAPB,腸骨鼠径ブロック,腸骨下腹神経ブロック,TPVB,RSB

表1 鹿児島大学病院で行っている末梢神経ブロック

意外にもスムーズに進んでいるUS-PNBの導入は，思わぬところでつまずいている。当初期待していたほど，人材育成ができていないのである。

もともと，当院の手術件数とシステムでは，名古屋大学ほどのブロック数はこなせず，効率よく育成するには相応の工夫が必要である。名古屋大学方式が人材育成としては理想かもしれないが，人員の面から難しい。

また，仮に名古屋大学方式ができたとしても，はたして自立できるほどの人材が育つかはわからない。ここでいう自立とは，さまざまな問題点や困難を前向きに解決しようとする姿勢であり，単にブロック手技ができるといった類ではない。「手技が上手になる」ことが到達点ならば，神経ブロックの発展性はない。当院でも，このような人材が育つことで，医療レベルの向上につながってはじめて，真の意味でのUS-PNB導入の成功であると筆者は考えている。

名古屋大学では，筆者以外にも他施設の医師数名が研修を受けているが，彼らの活動は，筆者が耳にするかぎりでは全員自立している。これは，名古屋大学方式で研修したおかげかもしれないが，彼らを見ていると，もともとの向上心が抜きん出ており，そこに名古屋大学方式が相乗的に作用しているように思える。とすると，自立した人材を育てるには，システムうんぬんよりも，向上心を芽生えさせることがまずは大事なのかもしれない。では，そのためにはどうすればよいのか。残念ながら，その答えはまだ見つかっていない。教育システムの構築とともに今後の課題である。

■今後

当院において，US-PNBの導入という点ではこの1年間に大きな進歩があった。しかし，普及という意味ではまだまだこれからであり，現実は手技のみに興味をもっている者が圧倒的に多い。これは，周術期疼痛管理における神経ブロックの有用性や将来的可能性をわかりやすく描き，提示できていないことが大きく影響しているのかもしれない。これらの点を踏まえて，今後は，学び始めは手技的興味から入った場合でも，研修過程のなかで，その本質の一端に触れられるよう，そして神経ブロックが一時の流行ではなく，周術期疼痛管理において確固たる地位を得られるよう，しっかりとした教育体制，プログラムを構築し，強い向上心をもった人材を育成していくことを目標としたい。

（山田 知嗣）

症例 14

手指の遊離腱移植術に対する正中神経の持続選択的感覚ブロック

運動遮断をきたさずに「地獄のリハビリ」からの脱却を目指す

本症例で行うブロック ▶▶ 正中神経の持続選択的感覚ブロック

症例

35歳の女性。身長160.5 cm，体重47.5 kg。約1年前に包丁で右示指を切り，浅指屈筋腱，深指屈筋腱の両方を断裂した。部位は屈筋腱損傷のZone分類でZone II（図1）[1]であった。腱縫合術を施行されたが，数値的評価スケール（NRS）で8～9/10の疼痛のため，術後のリハビリテーション（リハビリ）に困難をきたし，腱縫合部の癒着を生じた。運動療法による癒着剥離を試みたが，経過中に再断裂したため，長掌筋腱を深指屈筋腱に縫合する遊離腱移植術が予定された。全身麻酔の依頼に加え，術後のリハビリ時の鎮痛について整形外科医から相談された。術後は，早期自動運動療法として，他動屈曲自動保持運動を予定している。特記すべき既往はない。

るため疼痛が強く，患者にとってはまさに「地獄のリハビリ」となる。疼痛がリハビリの妨げとなり，癒着による機能不全や再断裂に至る症例もある。末梢神経ブロックはリハビリ時に良好な鎮痛をもたらすが，自動運動を必要とするリハビリには，副作用である運動神経遮断が妨げとなり得る。

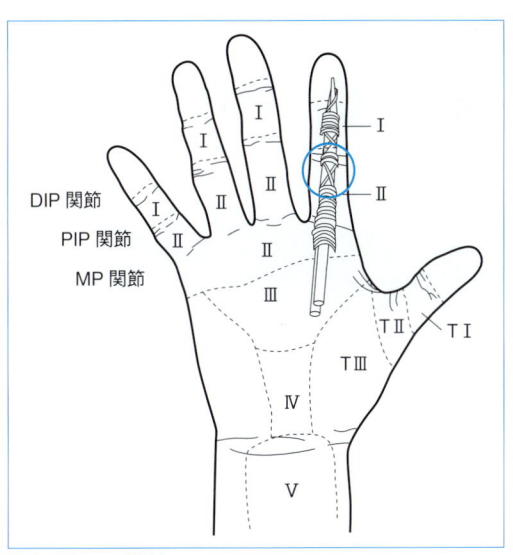

動画配信中 ※ ご確認いただくには，ページxのIDとパスワードが必要です。

【動画タイトル】
神経刺激による前骨間神経分岐部の同定
遊離腱移植術後のリハビリテーション

詳しくはページx参照！

手指屈筋腱断裂の修復術後には，腱の癒着が大きな問題となる。癒着予防のため，自動運動を含めた早期運動療法が施行される。しかし，早期運動療法は術直後から施行す

図1 Zone分類
〔「草野 望，吉津孝衛：腱損傷，手の外科診療ハンドブック（茨木邦夫，斎藤英彦，吉津孝衛 編），p.109, 2004, 南江堂」より許諾を得て抜粋改変し転載〕
DIP関節：遠位指節間関節（第1関節），PIP関節：近位指節間関節（第2関節），MP関節：中手指節間関節（第3関節），○：損傷部位

■術前評価

全身状態に問題はなく，ASA-PS は I と診断する。屈筋腱断裂のために，右示指は DIP・PIP 関節の自動屈曲は不可能であるが，それ以外には，右上肢に運動・感覚障害の神経学的所見は認めない。

■ブロックの範囲と麻酔計画

本症例の創部は，右示指掌側，深指屈筋腱を露出するための手掌正中，長掌筋腱を採取するための前腕掌側の数か所である（図2）。翌日からのリハビリに主眼をおき，示指，手掌をカバーする持続ブロックを選択する。

示指掌側，手掌は，いずれも正中神経の支配領域である（図3）[2]。腕神経叢ブロックの鎖骨上または鎖骨下アプローチも選択肢になるが，本症例では，ブロック範囲を限局させた持続正中神経ブロック，特に感覚神経のみを標的とした持続選択的感覚ブロックを選択する。

手術は全身麻酔単独で行い，手術終了後に持続正中神経ブロック用のカテーテル留置を予定する。

◎自動運動の温存を意識した神経ブロック

現在，屈筋腱修復術後のリハビリには，腱縫合部の癒着を防止する目的で，早期運動療法が多くの施設で施行されている。早期運動療法は，腱縫合部の再断裂を防ぐために，自動伸展・他動屈曲（Kleinert 変法など）のみとする場合もあるが，縫合技術が向上したことで，より大きな腱滑走を得るために，手指の自動屈曲運動を早期に行う施設が増えている。本症例にも，その一種である他動屈曲自動保持運動が予定されているため，自動伸展機能と自動屈曲機能の両者を温存する必要がある。本症例は，以前にリハビリがうまくいかずに腱の断裂をきたしており，鎮痛と運動機能の温存を確実に行える方法を考えなければならない。

運動機能を温存する方法の一つには，麻薬を用いた鎮痛が考えられる。しかし，局所麻酔薬を用いた鎮痛と比較すると，特に体動時の鎮痛効果は劣ることが示されており[3,4]，リハビリ時の鎮痛には不向きと考えられる。また患者は若い女性であり，術後悪心・嘔吐のリスクが高く，リハビリの支障となることも考えられる。早期運動療法をスムーズに行うためには，局所麻酔薬を用いた鎮痛はきわめて有効である。

◎神経支配からブロックを選択

神経ブロックと運動機能の温存を両立するためには，自動運動に関与する筋を支配する運動神経の遮断を避けることが必要である。今回のリハビリに必要な示指の運動に関与する筋は，伸展が示指伸筋，総指伸筋（以上，橈骨神経），骨間筋（尺骨神経），虫様筋（示指，中指は正中神経，環指および小指は尺骨神経），屈曲が示指深指屈

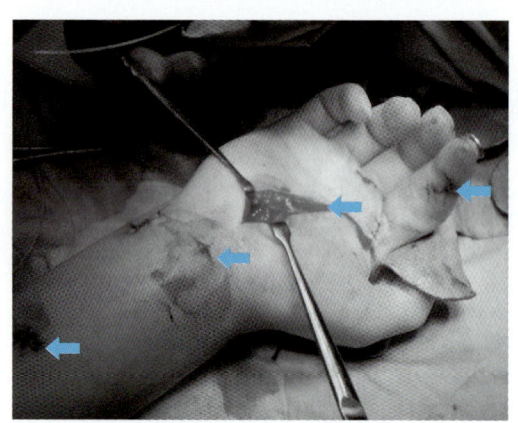

図2　本症例の創部
矢印は創部を示している。

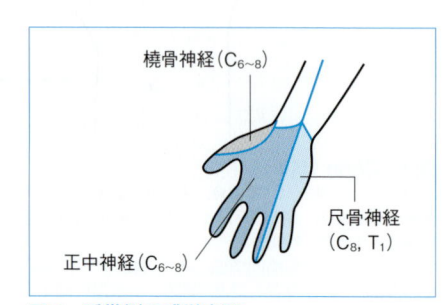

図3　手掌側の感覚支配
橈骨神経（$C_{6～8}$）
尺骨神経（C_8, T_1）
正中神経（$C_{6～8}$）

筋・浅指屈筋（正中神経），骨間筋（尺骨神経）である。

腕神経叢ブロックでは，これらすべてがブロックされるため，伸展・屈曲とも手指の運動障害をきたしてしまう．局所麻酔薬の濃度調節で運動遮断を避けることも可能だが，十分な鎮痛と運動機能の温存を両立させることは，しばしば困難である．また，早期運動療法は術翌日朝から施行されるため，術後の様子をみながら局所麻酔薬の濃度を調節する時間はない．つまり腕神経叢ブロックでは，鎮痛と運動機能の温存を確実に両立できるわけではない．

正中神経ブロックを選択した場合でも，橈骨神経，尺骨神経の支配筋の運動遮断は避けられるが，虫様筋，示指深指屈筋・浅指屈筋は運動遮断をきたし得る．本症例で特に重要な点は，移植腱の癒着が回避されるような示指深指屈筋腱の滑動を得ることであり，同筋への運動神経遮断は避けなくてはならない．

そこで，さらに細かく正中神経の運動枝の走行を確認する（図4）．浅指屈筋は肘関節付近で分岐する筋枝が，示指深指屈筋は分枝である前骨間神経が，虫様筋は手関節以遠で分岐する筋枝がそれぞれ支配している．虫様筋単独では示指伸展に大きな影響を及ぼさないため，ブロックされても影響は少ないと考えられる（コラム1）．また，示指屈筋腱修復術のリハビリのために手根管にカテーテルを留置し，0.125%ブピバカインを3 mL/hrで持続投与したところ，運動遮断をきたさずに良好な鎮痛が可能であったという報告[7]もある．

これらのことから，前骨間神経が分岐した以遠の正中神経をブロックすれば，早期自動運動療法を妨げない感覚遮断が可能と考えられる．

■超音波と神経刺激を併用した前骨間神経分岐部の同定

前骨間神経の分岐部は，手関節から平均

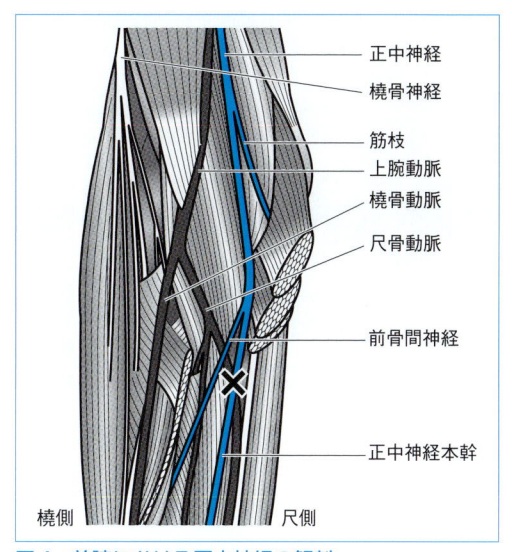

図4　前腕における正中神経の解剖
(Rauder AA, et al. 腕神経叢. In：人体解剖学. 東京：医学書院, 1958：587-93 を参考に作成)
×：ブロック予定部位

22.4 cm 近位であると報告[8]されている．前述の報告[7]のように，手根管にカテーテルを留置する方法は，創が PIP・DIP 関節付近のみであればよいが，本症例の術式では，投与した局所麻酔薬が手掌の創部から漏出してくる可能性が高い．前腕も長掌筋腱の採取のために 1/2 程度までは部分的に創部となる．創部と分岐部が非常に近くなるため，前骨間神経の分岐部を同定しておく必要がある．

そこで，超音波を用いて前骨間神経の分岐部を同定することにする．しかし，前骨間神経は細いため，超音波では分岐部を同定できないことも考えられる．その際は，神経刺激を併用して，機能的に分岐部を同定することとする．

■麻酔とブロックの実際

全身麻酔は，プロポフォールを標的濃度調節持続静注（TCI）で 4 μg/mL，レミフェンタニルは 0.3 μg/kg/min で導入し，声門上器具で気道を確保する．麻酔維持は，bispectral index（BIS）値が 40〜60 となるようにプロポフォールを 3 μg/mL 前後

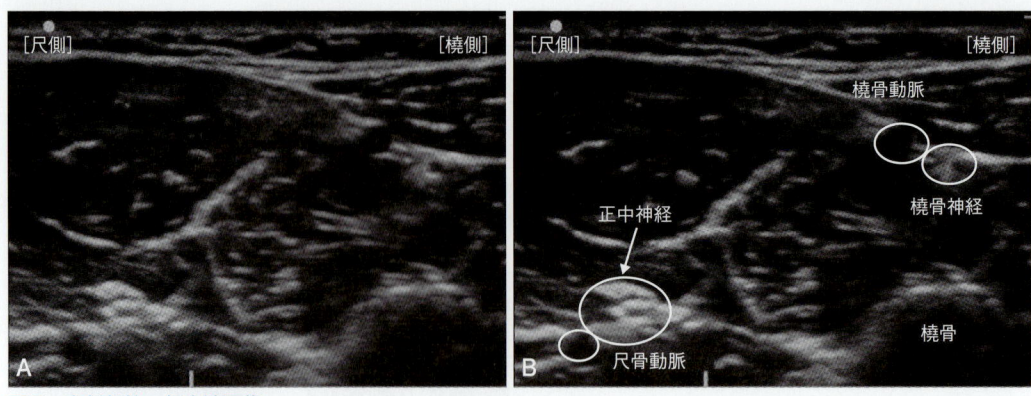

図5 穿刺部位の超音波画像
(Watanabe T, et al. Alternative site for median nerve blockade allowing early functional rehabilitation after hand surgery. Can J Anaesth 2012；59：58-62 より)

A図中ラベル：[尺側]、[橈側]
B図中ラベル：[尺側]、[橈側]、橈骨動脈、橈骨神経、正中神経、尺骨動脈、橈骨

コラム 1

ほかの指の屈筋腱修復術後のリハビリに応用できるか？

手指掌側と手掌の感覚は，正中神経と尺骨神経により支配される（図3）。手指の屈曲・伸展にかかわる筋の筋枝は，肘窩周辺で分岐しているものが多い。しかし，一部は手関節遠位レベルで分岐する筋枝も指の屈曲・伸展にかかわっているため，考慮する必要がある（図A）[5]。

正中神経は，手根管レベルで示指，中指のPIP・DIP関節の伸展に関与する第1，第2虫様筋に筋枝を出している。しかし，正中神経障害をきたした患者でも示指，中指の伸展障害はきたさないため，この筋の神経ブロックは，示指，中指へのリハビリに影響は与えない。母指内転筋以外の母指球筋へも筋枝を伸ばすが，母指対立運動は，母指の屈筋腱断裂後のリハビリには重要ではない。

尺骨神経は，手関節遠位レベルでPIP・DIP関節の伸展，MP関節の屈曲にかかわる骨間筋群と，環指や小指のPIP・DIP関節の伸展に関与する第3，第4虫様筋に運動枝を伸ばしている。尺骨神経障害をきたすと，環指や小指のMP関節の過伸展とPIP・DIP関節の屈曲を生じ，鷲手変形を呈する。しかし，屈筋腱修復術の後療法中であればMP関節屈曲位の背側副子を使用するために，鷲手は回避可能であり，リハビリへの影響は少ないと考えられる。また小指球筋や，母指内転筋にも筋枝を出すが，これらの運動はリハビリには重要ではないと考えられる。小指の屈筋腱剥離術後の鎮痛に持続尺骨神経ブロックを前腕で施行したが，運動障害をきたさず順調にリハビリが行えたという報告[6]もある。

したがって，肘窩周辺で分岐する筋枝を避ければ，すべての手指の屈筋腱剥離術後において，リハビリへの影響は避けられると考えられる。

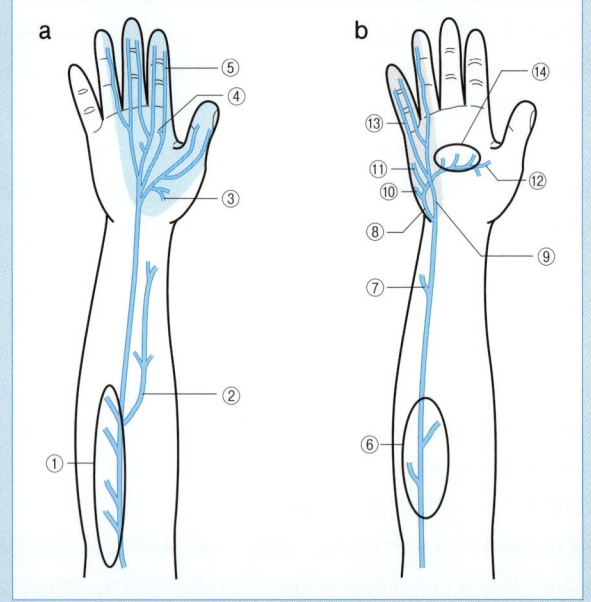

図A　正中神経と尺骨神経の走行
(荻野俊彦．手関節と手．In：中村利孝ほか編．標準整形外科第11版．東京：医学書院，2011：440-69を参考に作成)
a：正中神経の走行，b：尺骨神経の走行
①屈筋群への筋枝，②前骨間神経，③母指内転筋以外の母指球筋，④虫様筋（示指・中指），⑤指神経（感覚枝），⑥屈筋群への筋枝，⑦尺骨神経手背枝（感覚枝），⑧尺骨神経深枝，⑨尺骨神経浅枝，⑩小指球筋，⑪虫様筋（環・小指），⑫母指内転筋，⑬指神経（感覚枝），⑭骨間筋

とし，循環動態の変化をみながらレミフェンタニルは 0.1～0.3 μg/kg/min で投与する．手術は仰臥位で施行し，手術終了後，仰臥位のまま肩外転，前腕回外位とし，神経ブロックを施行する．肘窩から約 5 cm 遠位にプローブを当て，正中神経を同定する（図 5）[9]．

プローブを動かしても，前骨間神経の分岐部が確認できない場合は，神経刺激を用いて機能的に分岐部を同定する．神経刺激針（ポール針）を平行法で刺入し，0.5 mA，1 Hz で刺激する．前骨間神経分岐部以遠であることは，刺激によって示指の屈曲運動がみられず，母指対立運動のみが確認できることにより同定できる（動画参照）．

神経刺激針から 5％ グルコース液 5 mL 程度を注入し，神経周囲の液性剝離を行う．その後，神経刺激針を抜針し，カテーテル留置のために 18 ゲージ Tuohy 針を用いて再度穿刺する．

カテーテルは硬膜外用のカテーテルを使用し，交差法で神経の走行に沿うように留置する．穿刺針の先端からは 2 cm 程度，皮下を含めて計 5 cm 程度を留置する．カテーテルから空気を注入し，先端が正中神経と同じコンパートメントにあることを確認する．カテーテルから 0.1％ ロピバカイン 5 mL を投与し，その後，0.1％ ロピバカイン（4 mL/hr）の持続投与と患者自己調節鎮痛〔PCA（ボーラス投与量 3 mL，ロックアウト時間 30 分）〕を行う．

術後経過

患者は，カテーテルの挿入終了後，麻酔から覚醒し，特に問題なく病棟へ帰室した．

帰室後，手関節軽度掌屈位，MP 関節 60 度屈曲位とする背側副子を装着した．術中に各爪先に取り付けたフックにゴムバンドを装着し，牽引することで指が他動屈曲できるようにした．リハビリは術翌日の朝から作業療法士による他動屈曲と自動屈曲位保持，自動伸展を 1 日 2 回行った（動画参照）．1 時間に 10 回ずつ，自分でゴムバンドを引く他動

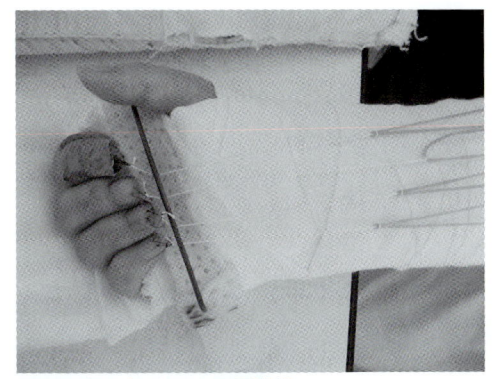

図 6　ゴムバンドによる屈曲位

的屈曲と自動伸展の運動を施行した．リハビリ時以外は，日中はゴムバンドを装着して屈曲位を保ち（図 6），夜間は副子内伸展位固定とした．

術翌日の朝からロキソプロフェン 3 錠/日の内服を開始し，リハビリ前には PCA 回路を利用して 0.1％ ロピバカイン 3 mL のボーラス投与を行った．リハビリ時の疼痛は NRS 3～4/10 程度であり，前回（NRS 8～9/10）に比べると痛みもかなり少なく，順調にリハビリが経過した．しびれや悪心・嘔吐などの副作用も認められなかった．第 5 病日に持続投与を終了してリハビリを施行したが疼痛の増強はなかったため，同日カテーテルを抜去した．抜去後も順調にリハビリを行うことができ，癒着を生じずに経過した．

■本症例のポイント

四肢の関節可動域を回復させる手術では，手術だけではなく術後のリハビリが大変重要である．手術を行っても，術後のリハビリが順調に行われなければ，可動域の回復にはつながらない．特に手指は細かい動きを可能とするため，腱が複数かつ複雑に走行し，一度腱損傷を起こすと癒着が非常に起こりやすい．今回の受傷部位である Zone II は，浅指屈筋腱と深指屈筋腱が交差する部位であり，同部位での腱断裂は，周囲組織と高率に癒着を生じる．そのため，治療成績もほかの部位に比べると低い[10]．周囲組織との癒着防止のため，早期運動療法により腱を滑動させることが非常に重要

である。早期運動療法を促進するために末梢神経ブロックによる鎮痛は非常に有効である。

また麻酔科医は，必要な運動機能を把握し，それを温存した鎮痛を考える必要がある。そのためには，どの部位においてもリハビリ内容に精通する必要がある。末梢神経ブロックは解剖学的に可能であれば，本症例のように感覚神経と運動神経を分けてブロックすることができる。この利点を最

コラム2

前腕における末梢神経の同定

患者を仰臥位，肩外転，前腕回外位とする。

◯ 正中神経

肘窩正中の上腕動脈の尺側（図B①），または手関節（図B⑥）レベルでは，掌側正中付近に存在しているので同定しやすい。肘窩から遠位にたどると，はじめは上腕動脈から分岐した尺骨動脈に沿って走行（図B④）するが，遠位になるにつれて離れていく。

◯ 尺骨神経

肘窩の付近では後方の尺骨神経溝を通っているため，回外位では確認できない。肘窩を過ぎると前方に回り込んできて，回外位でも確認できるようになる。正中神経とは逆に，肘窩付近では尺骨動脈とは離れている（図B⑤）が，遠位になるにつれて近づいてくる（図B⑦）。

◯ 橈骨神経

肘窩から2～3 cm近位で浅枝と深枝に分かれる。深枝は，超音波画像では同定が難しく，同定できるのは浅枝のみである。浅枝は肘窩（図B②），前腕近位で確認しやすい。特に前腕近位では橈骨動脈と伴走しており，確認は容易である（図B③）。しかし，前腕遠位では同定が難しくなる。浅枝は感覚神経，深枝（回外筋を通過後は後骨間神経）は主に前腕の伸筋群を支配する運動神経であるが，後者の一部は骨間膜背側，橈骨および尺骨の骨膜の感覚にも関与している。前腕の骨接合術では深枝のブロックも必要であるため，橈骨神経浅枝と深枝の分岐部より近位の上腕，あるいは腕神経叢レベルでブロックする必要がある。

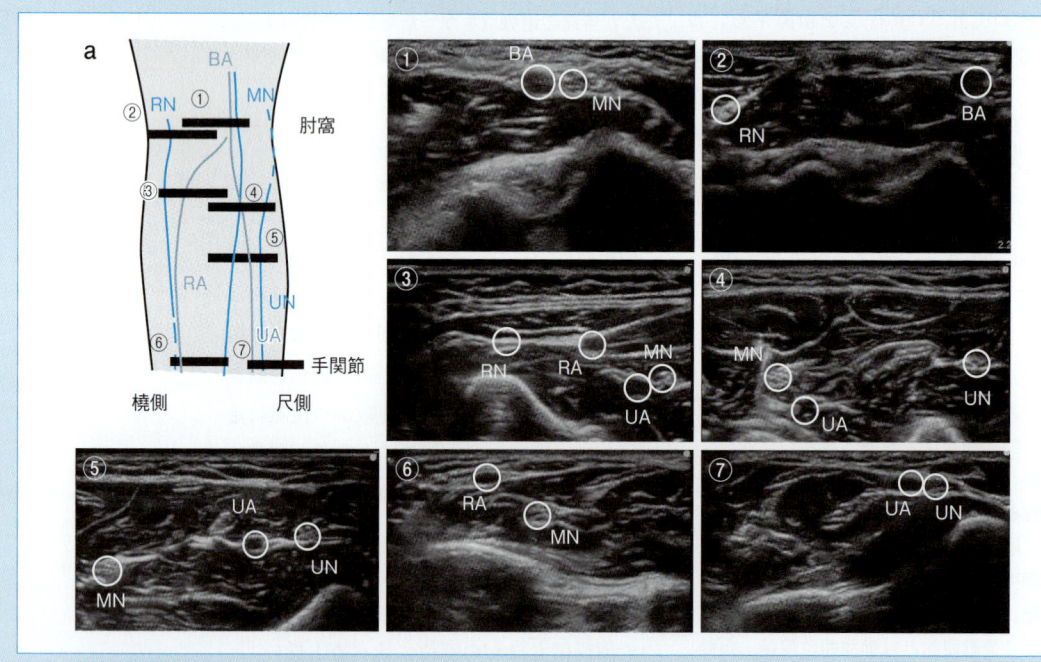

図B　前腕の超音波画像
a 図中の①～⑦はそれぞれの超音波画像に該当するプローブの位置を表す。
BA：上腕動脈，MN：正中神経，RN：橈骨神経（浅枝），RA：橈骨動脈，UA：尺骨動脈，UN：尺骨神経

大限に生かすことは，患者を「地獄のリハビリ」から解放することにつながるだろう。

(渡部 達範・間庭 圭一)

文　献

1. 草野 望, 吉津孝衛. 腱損傷. In：茨木邦夫, 斎藤英彦, 吉津孝衛編. 手の外科診療ハンドブック. 東京：南江堂, 2004：100-19.
2. 佐倉伸一. 上肢の末梢神経ブロック. In：佐倉伸一編. 周術期超音波ガイド下神経ブロック. 東京：真興交易医書出版部, 2011：268-79.
3. Borgeat A, Tewes E, Biasca N, et al. Patient-controlled interscalene analgesia with ropivacaine after major shoulder surgery：PCIA vs PCA. Br J Anaesth 1998；81：603-5.
4. Capdevila X, Barthelet Y, Biboulet P, et al. Effects of perioperative analgesic technique on the surgical outcome and duration of rehabilitation after major knee surgery. Anesthesiology 1999；91：8-15.
5. 荻野俊彦. 手関節と手. In：中村利孝, 松野丈夫, 井樋栄二ほか編. 標準整形外科第11版. 東京：医学書院, 2011：440-69.
6. Lurf M, Leixnering M. Ultrasound-guided ulnar nerve catheter placement in the forearm for postoperative pain relief and physiotherapy. Acta Anaesthesiol Scand 2009；53：261-3.
7. Broekhuysen CL, Fechner MR, Kerkkamp HE. The use of a selective peripheral median nerve block for pain-free early active motion after hand surgery. J Hand Surg Am 2006；31：857-9.
8. Sunderland S. The median nerve. Anatomical and physiological features, In：Nerves and Nerve Injuries. 2nd ed. Philadelphia：Churchill Livingstone, Elsevier, 1978：656-90.
9. Watanabe T, Watanabe I, Koizumi M, et al. Alternative site for median nerve blockade allowing early functional rehabilitation after hand surgery. Can J Anaesth 2012；59：58-62.
10. 吉津孝衛. 腱断裂治療の基本方針. In：金谷文則編. 手の外科の要点と盲点. 東京：文光堂, 2007：120-5.

症例 15

高齢者大腿骨転子部骨折に対する下肢神経ブロック

末梢神経ブロックを全身麻酔に併用して早期離床と術後合併症の減少を目指す

本症例で行うブロック ▶▶ 大腿神経ブロック / 外側大腿皮神経ブロック / 閉鎖神経ブロック

症例

88歳の女性。身長147 cm，体重52 kg。介護施設入所中に転倒し，左大腿部に疼痛を認めたため，救急搬送された。左大腿骨転子部骨折の診断で，ガンマネイル手術が予定された。既往として高血圧，認知症，脳梗塞があったが，明らかな後遺障害は認めていない。高血圧に対してバルサルタン，脳梗塞に対しクロピドグレルを内服中である。

動画配信中 ※ ご確認いただくには，ページxのIDとパスワードが必要です。

【動画タイトル】
大腿神経ブロック
外側大腿皮神経ブロック
閉鎖神経ブロック

詳しくはページx参照！

現在，日本の総人口に対する65歳以上人口の占める割合（高齢化率）は23.3％と高齢社会に突入し，高齢者の骨折手術の麻酔を依頼される機会が増加している。高齢患者の場合，心臓，血管，呼吸器疾患などを合併していることが多く，麻酔管理で問題となることも多い。筆者はこのような症例に対し，全身麻酔による体への負担を減らす目的で，末梢神経ブロックを全身麻酔に併用している。

■術前評価

救急外来では，左転子部骨折以外に治療が必要な外傷はなかった。転倒前は，施設内を独歩可能であり，家族に付き添われて外出することもあった。

入院後，血圧148/92 mmHg，脈拍84 bpm，血液検査ではヘモグロビン（Hb）値9.8 g/dLと軽度貧血を認める以外に異常値はない。胸部X線写真で，心胸郭比55％と軽度拡大を認めたため心臓超音波検査を行ったところ，軽度左室肥大，軽度僧房弁逆流を認めるものの，壁運動低下は認めなかった。また，骨盤から下腿にかけてのCT検査でも，明らかな血栓は認められない。クロピドグレルは入院時から中止している。手術は3日後に予定された。

■ブロックの範囲と麻酔計画

ガンマネイル手術は，大腿骨転子部付近に皮膚切開を加えて，大腿骨に髄内釘を挿入し，大腿骨頸部と髄内釘先端に横止めスクリューを挿入する。このため，股関節周囲を支配する大腿神経，閉鎖神経，皮膚切開部の外側大腿皮神経領域の鎮痛が必要となる（図1）。

本症例は高齢であり，認知機能温存，深部静脈血栓症予防のために早期離床，早期

リハビリテーションを目指した麻酔が必要である。脊髄くも膜下麻酔や硬膜外麻酔は，意識下で手術を行えるというメリットはある。しかし，クロピドグレル中止からまだ3日目であるため，血腫の危険がある。また，穿刺のために側臥位へ体位変換する際の疼痛や，認知症から体位保持が困難なことも考えられる。さらに，脊髄くも膜下麻酔による血圧低下，術後離床の遅れによる深部静脈血栓症，飲食再開の遅れも予測される。

そこで，術中・術後鎮痛には，大腿神経ブロックfemoral nerve block（FNB）（図2），外側大腿皮神経ブロック，閉鎖神経ブロックを併用した全身麻酔を計画する。

末梢神経ブロックを併用するメリットは，まず，患側のみの鎮痛が可能な点である。健側は術直後から自由に動かすことができ，深部静脈血栓症のリスクを減少できる。また，脊髄くも膜下麻酔や硬膜外麻酔とは異なり，術直後から坐位を取ることもできる。さらに，腸管蠕動運動の障害も少ないため，術後3時間程度で飲水を開始し，問題がなければ食事も可能になる。全身麻酔を併用するが，術中使用するオピオイドの使用量も少なくてすむため，覚醒もすみやかである。

■ブロックの実際

全身麻酔導入後に以下の手順で神経ブロックを行う。導入はプロポフォール30 mg，フェンタニル50 μg，セボフルラン1％で行い，声門上器具で気道確保を行う。麻酔維持は，セボフルラン1％を用いて自発呼吸下に行う。

◎FNB（単回注入法）

体位は仰臥位とし，軽く大腿を外転させる。術者は患側に立ち，超音波装置を対側に配置すると，視線をずらすことなく穿刺が行える。また手術台の高さを調節しておくと，ブロック針とプローブの保持が安定する。

大腿神経は，腸腰筋と同じ腸骨筋膜に覆われている（図3）。そのため，大腿神経に到達するためには，大腿筋膜と腸骨筋膜を貫かなければばらない。これさえ守れば，基本的にブロックは成功する。ただし，穿刺前に必ずプローブを頭側と尾側に移動させ，大腿動脈の分枝を観察する。大腿動脈は，鼠径靱帯レベルで大腿深動脈と外側大腿回旋動脈を分枝する。大腿動脈が分枝するレベルでは，大腿神経も前枝と後枝に分枝するので，このレベルでのブロックは効果が不十分になってしまう。FNBは大腿動脈が分枝する手前，大腿動脈1本しか描出されないレベルで行う。鼠径靱帯上に

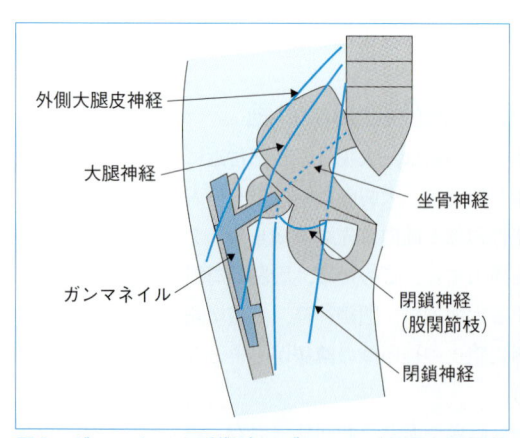

図1 ガンマネイル手術時にブロックが必要な股関節周囲の神経

図2 FNB施行の様子

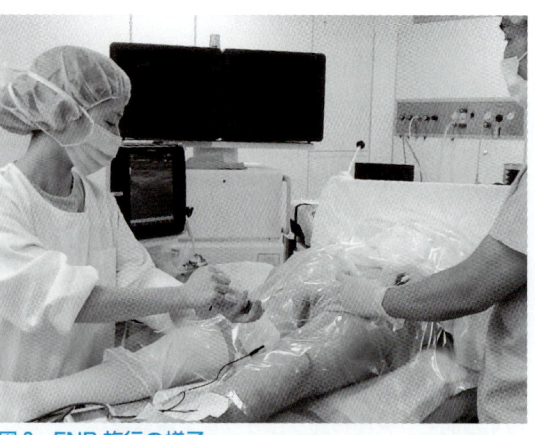

プローブを平行に当てると，内側から大腿静脈，大腿動脈，大腿神経，腸腰筋を確認することができる（図4）。プローブを頭尾側へ平行移動させ，大腿深動脈，外側大腿回旋動脈を確認し，血管走行の異常や血腫が穿刺部位付近にないか確認する。

プローブを鼠径靭帯上に戻し，やや外側から針を刺入する。穿刺は針全体が確認できる平行法で行い，大腿外側からアプローチし，腸腰筋内に針を進めて神経に到達する。筋膜を剝がして神経の周りを薬液で取り囲むように（液性剝離），針を移動させながら注入する。

高齢者は，大腿神経が視認しにくい場合があり，神経刺激を併用する。本症例は神経ブロック針はソノレクトニードル®type CCR（21ゲージ，100 mm）を使用する。神経刺激電流は 0.8 mA から開始する。0.5 mA で運動を確認でき，それ以下の電流で運動を確認できないところに少量注入する。そうすることで，薬液とのコントラストの差で大腿神経が確認できるようになることが多い。

確実に腸腰筋内に針があることを確認し，大腿神経に針を近づける。大腿神経に到達したところで，大腿四頭筋の運動を確認する。超音波によって大腿神経が良好に描出できれば，神経刺激は終了する。0.25％

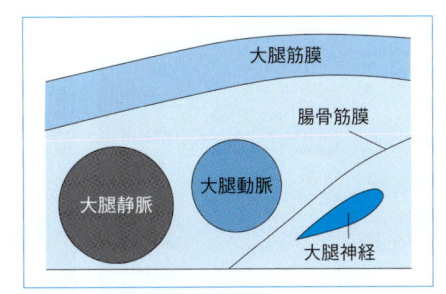

図3　大腿神経周囲の解剖
大腿神経は腸骨筋膜で覆われている。

コラム1

全身麻酔を併用する理由

時折，同僚や後輩の麻酔科医に脊髄くも膜下麻酔のようにブロック単独で手術ができないものかと相談を受ける。答えから言うと，FNB，外側大腿皮神経ブロック，閉鎖神経ブロックだけでは不可能なことが多い。そのようなことを問われたら，逆になぜ神経ブロック単独で行う必要があるのかと聞き返す。その理由は，筆者が以前に，解剖学的知識が不十分なまま神経ブロック単独で麻酔管理をしようとして，患者を大暴れさせてしまった経験があるからである。その時は，一時手術を中断して吸入麻酔に変更して対応した。

股関節周囲は仙骨神経叢や腸骨下腹神経も関与する。また，手術中の牽引や徒手整復では健側下肢にも力が加わり，手術部位だけではなく，広範囲の鎮痛が必要となる。腰神経叢ブロックと坐骨神経ブロック傍仙骨アプローチを行うと，股関節手術を神経ブロック単独でできるが，全身麻酔を補助的に使用することで，確実で質の高い麻酔が提供できる。補助的に併用する全身麻酔では，大量の麻酔薬やオピオイドを必要とせず，自発呼吸も温存できる。このようにすれば，全身麻酔が不可能な症例はないと考える。

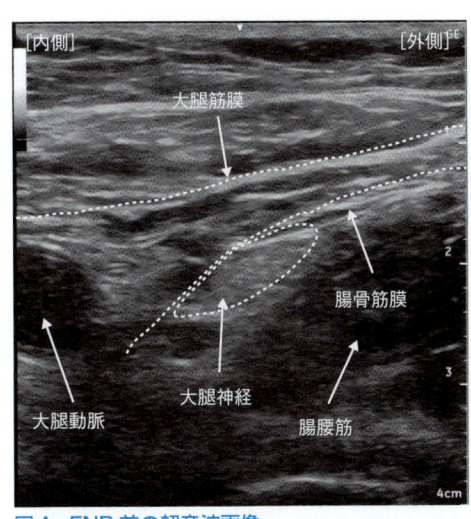

図4　FNB 前の超音波画像

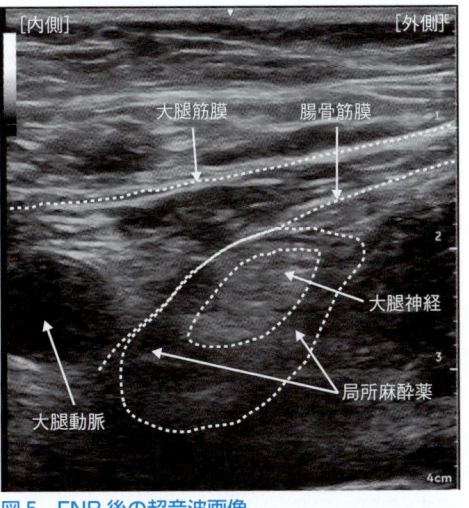

図5　FNB 後の超音波画像

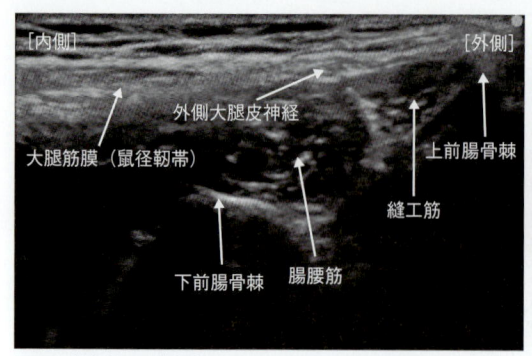

図6 外側大腿皮神経ブロック前の超音波画像

図7 外側大腿皮神経ブロック後の超音波画像

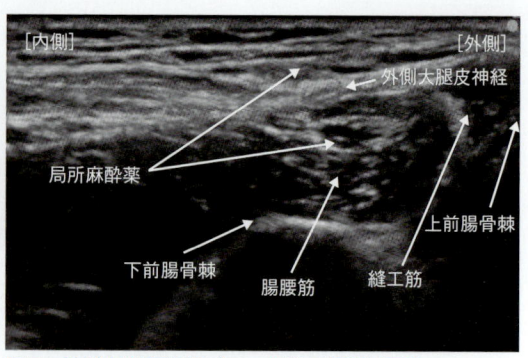

レボブピバカイン15 mLで神経周囲を液性剝離しながら，取り囲むように注入して終了する（図5）。

◯外側大腿皮神経ブロック

体位は仰臥位で行う。FNBを行ったときと同様に鼠径靱帯に平行にプローブを当て，上前腸骨棘，縫工筋を確認する（図6）。外側大腿皮神経は，上前腸骨棘から内側約3 cm以内の縫工筋と鼠径靱帯の間に視認できることが多い。

体表から浅いブロックなので，交差法で行う。外側大腿皮神経は純粋な感覚神経なので，刺激針を使う必要はない。FNBと同じブロック針で穿刺する。ただし，高齢者では外側大腿皮神経を視認できないことも多く，その場合は薬液を扇状に広く注入し，鼠径靱帯内にも少量注入する。薬液は0.25％レボブピバカインを合計6 mL注入する（図7）。

◯閉鎖神経ブロック

全身麻酔を併用すれば，オピオイドで代用できるので，筆者は閉鎖神経ブロックを必ず行うわけではない。局所麻酔薬量に余裕があれば，仰臥位のままできるので行うようにしている。

体位は仰臥位とし，大腿はしっかり外転させる。閉鎖神経ブロックにおいてもプローブのスタート地点はFNBと同じで，鼠径靱帯上に平行に当てる。大腿動静脈の位置を確認し，鼠径靱帯に沿ってプローブを内側に移動すると，外側に恥骨筋，内側に表面から長内転筋，短内転筋，大内転筋

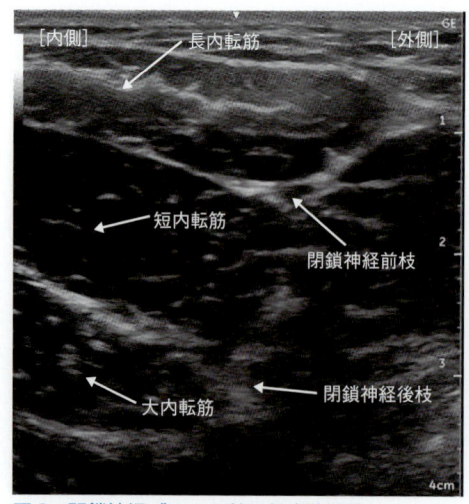

図8 閉鎖神経ブロック前の超音波画像

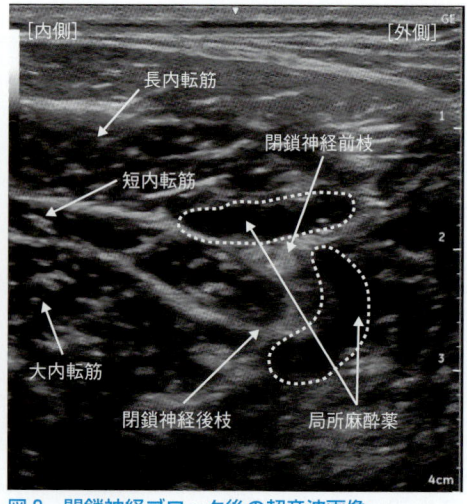

図9 閉鎖神経ブロック後の超音波画像

を確認できる。閉鎖神経前枝は長内転筋，短内転筋，恥骨筋間を，後枝は短内転筋と大内転筋間を走行し，筋膜が少し膨隆したように描出される。プローブを頭尾側に移動させると，前枝は恥骨筋と短内転筋間を下行しながら，長内転筋と短内転筋間に移行するのが，後枝は短内転筋と大内転筋間を外側に向かって下行するのがわかる。

股関節枝は，閉鎖神経が前枝と後枝に分かれる手前で分岐することが多いため，閉鎖神経前枝を同定できたところで，なるべく頭側にプローブを移動させる（図8）。

神経ブロック針は，FNBと同じソノレクトニードル type CCR を使用する。神経刺激を併用し，超音波ガイド下に穿刺して，内転筋の運動が認められれば，前枝と後枝にそれぞれ0.25％レボブピバカイン5 mLを注入する（図9）。

…

各ブロックを成功させるコツをまとめた（表1）。

■解剖の特徴を理解しておくこと

神経ブロックを従来のランドマーク法で行うにしても，超音波ガイド下で行うにしても，周囲の解剖学的知識は必要不可欠である。特に整形外科手術においては，皮膚感覚だけでなく，筋，関節の神経支配領域を含めた知識が必要となる。

◎股関節周囲の解剖

股関節周囲の皮膚感覚神経は，前面，外側，内側は腰神経叢（大腿神経，陰部大腿神経，外側大腿皮神経，閉鎖神経）支配である[1]。後面は仙骨神経叢（後大腿皮神経）支配である（図10）。大腿神経は縫工筋，恥骨筋，大腿四頭筋（大腿直筋，外側広筋，中間広筋，内側広筋）を支配する。閉鎖神経は，閉鎖管を出た付近で前枝と後枝に分枝し，長内転筋，短内転筋，大内転筋，恥骨筋，薄筋を支配する（図11）。股関節は，前面を大腿神経と一部の閉鎖神経が，後面を坐骨神経が支配する（図1）。

ブロック	コツ
FNB	・穿刺する前にプレスキャンを十分に行うこと ・腸骨筋膜を貫くこと ・大腿動脈が分枝する前でブロックをすること
外側大腿皮神経ブロック	・鼠径靱帯上，上前腸骨棘内側3 cm 以内をよく観察すること ・神経を同定できなかった場合は，縫工筋内→大腿筋膜下→大腿筋膜上→鼠径靱帯内と少量ずつ注入しながら針を抜いていくこと
閉鎖神経ブロック	・大腿をしっかり外転させて脚の付け根にプローブを当てること ・後枝は恥骨筋と内転筋の境界を観察すると見つけやすい

表1　各ブロックを成功させるコツ

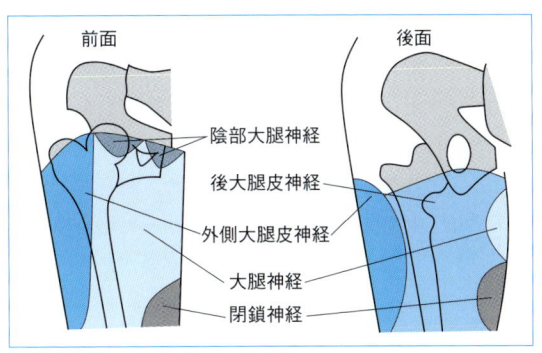

図10　下肢の皮膚感覚神経支配

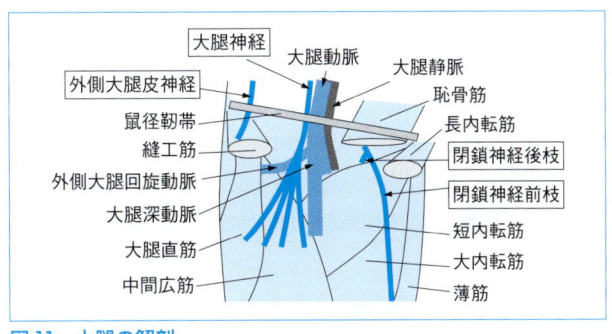

図11　大腿の解剖

◎大腿神経

大腿神経は，第2腰神経（L_2）〜第4腰神経（L_4）由来の腰神経叢の枝である。大腿前面の感覚，大腿四頭筋の運動，股関節，膝関節の一部を支配しており，適応手術の範囲は広く，坐骨神経ブロックなどを併用することで，股関節，大腿，膝関節，下腿手術の鎮痛に用いられる。

◎外側大腿皮神経

外側大腿皮神経は，L_2〜第3腰神経（L_3）由来の腰神経叢の枝である．大腿外側部の感覚を支配している．腸骨筋膜下で腸腰筋前面を走行し，鼠径靱帯（大腿筋膜）レベルでは，鼠径靱帯下，上前腸骨棘内側，縫工筋前面を通過する（図11）．鼠径靱帯レベルでは上前腸骨棘の内側2.8 cm前後を走行する[3]．

ただし，外側大腿皮神経の走行は個人差が大きい．鼠径靱帯の下を通過する割合は85％であり，約9％は鼠径靱帯内を貫いて走行している．また88％は大腿筋膜下を走行するが，2.7％は大腿筋膜上を走行する．さらに，上前腸骨棘から内側を走行することがある[4]．このため，超音波で外側大腿皮神経を同定できなかった場合は，少し広めに薬液を注入する必要がある．

◎閉鎖神経

閉鎖神経は，L_2〜L_4由来の腰神経叢の枝である．大腿内側部の感覚，内転筋群の運動，股関節，膝関節の一部を支配している．閉鎖動静脈とともに閉鎖神経は閉鎖管から出て，大腿で前枝と後枝に分枝し，前枝は長内転筋と短内転筋の間，後枝は短内転筋と大内転筋の間を走行する（図11）．

> **コラム2**
>
> **腸骨筋膜ブロック**
> **（大腿神経3 in 1ブロック）**
>
> 腸骨筋膜ブロックは，鼠径靱帯レベルで腸骨筋膜下（腸腰筋上）に比較的高用量の局所麻酔薬を注入することで，大腿神経，外側大腿皮神経，閉鎖神経もブロックできる[7]といわれている．FNBと同じ画像を描出し，腸骨筋膜下に薬液を注入すればよいとされており，神経刺激も必要なく簡便である．ただし実際のところは，成人においては閉鎖神経までブロックされることは少なく，大腿神経と外側大腿皮神経のブロックにとどまることが多い[8, 9]．

ただし，閉鎖神経も個人差が大きく，皮膚感覚支配にもかなりのバリエーションがある．股関節枝の分枝は前枝と後枝の分枝前が60％であるが，20％は前枝から起こり，4％は後枝から起こる[5]．いずれにしても，なるべく中枢側からブロックできたほうがよい．また副閉鎖神経が約12％に存在し，恥骨筋，股関節の一部を支配することがあり，麻酔効果にばらつきが生じることがある[6]．

■麻酔の実際

セボフルラン1％でbispectral index（BIS）値50程度に維持する．転子部の加刀時に外側大腿皮神経領域を越えることが多いため，手術開始直前にフェンタニル25 μgを投与しておく．掘削，髄内釘挿入時にもブロック範囲を越えることがあるため，掘削前もフェンタニル25 μgを追加する．

症例経過

執刀時，呼吸数が14回/minから20回/minに上昇したが，皮膚切開後は16回/min程度に戻り，血圧，脈拍も安定していた．その後はフェンタニルを追加投与することなく，血圧，脈拍，呼吸数ともに安定し，手術を終了した．X線写真を確認後，セボフルランを中止して抜管した．抜管直後から会話は可能であり，疼痛もなく退室した．手術時間は1時間6分，麻酔時間は2時間18分であった．午前中に手術が終了したため，15時から飲水を開始し，当日から夕食を開始した．術後12時間から軽度疼痛が出現したが，フルルビプロフェン アキセチル50 mg静注1回で翌朝まで就眠することができた．術翌日から離床し，車椅子移動，内服薬を再開し，疼痛時にはロキソプロフェン60 mgを内服することで，疼痛はコントロール可能であった．

■本症例のポイント

末梢神経ブロックを併用することで，術後の疼痛の軽減だけでなく，術中のオピオイドや吸入麻酔薬の使用量を最小限にできる．また，患側のみのブロックであるため，体

の動かせない不自由感も少なくてすみ，早期に日常のリズム（食事など）に戻ることで，認知機能の維持を図ることも可能である。

（渡辺 邦太郎）

文献

1. Hebl JR, Lennon RL. 岡本健志監訳．メイヨー・クリニック 超音波ガイド下神経ブロックの手引．東京：メディカル・サイエンス・インターナショナル，2011：335.
2. Netter FH. 相磯貞和訳．ネッター解剖学図譜 第2版．東京：丸善，2001：467
3. Bodner G, Bernathova M, Galiano K, et al. Ultrasound of the lateral femoral cutaneous nerve : normal findings in a cadaver and in volunteers. Reg Anesth Pain Med 2009 ; 34 : 265-8.
4. Carai A, Fenu G, Sechi E, et al. Anatomical variability of the lateral femoral cutaneous nerve : findings from a surgical series. Clin Anat 2009 ; 22 : 365-70.
5. Anagnostopoulou S, Kostopanagiotou G, Paraskeuopoulos T, et al. Anatomic variations of the obturator nerve in the inguinal region : implications in conventional and ultrasound regional anesthesia techniques. Reg Anesth Pain Med 2009 ; 34 ; 33-9.
6. Akkaya T, Comert A, Kendir S, et al. Detailed anatomy of accessory obturator nerve blockade. Minerva Anestesiol 2008 ; 74 : 119-22.
7. Dalens B, Vanneuville G, Tanguy A. Comparison of the fascia iliaca compartment block with the 3-in-1 block in children. Anesth Analg 1989 ; 69 : 705-13.
8. Capdevila X, Biboulet P, Bouregba M, et al. Comparison of the three-in-one and fascia iliaca compartment blocks in adults : clinical and radiographic analysis. Anesth Analg 1998 ; 86 : 1039-44.
9. Dolan J, Williams A, Murney E, et al. Ultrasound guided fascia iliaca block : a comparison with the loss of resistance technique. Reg Anesth Pain Med 2008 ; 33 : 526-31.

症例 16
足部骨折に対するアンクルブロック

活動性の高い患者には患部に限局した鎮痛で早期退院を目指す

本症例で行うブロック ▶▶ 深腓骨神経ブロック／浅腓骨神経ブロック／腓腹神経ブロック／
脛骨神経ブロック／伏在神経ブロック

症例

38歳の男性。身長172 cm，体重65 kg。高所作業中に転落し，左足部に疼痛を認めたため，近医の整形外科に救急搬送された。足部X線写真にて，左踵骨骨折，Lisfranc関節脱臼骨折および左第1～3中足骨骨折を認めたため，当院搬送となった。左足部痛以外に腰痛を訴えたが，脊椎圧迫骨折の所見はなかった。ほかに全身検索を行ったが，左膝打撲を認める以外に明らかな外傷は認めなかった。特筆すべき既往はない。手術は3日後に予定された。

動画配信中 ※ ご確認いただくには，ページxのIDとパスワードが必要です。

【動画タイトル】
深腓骨神経ブロック
浅腓骨神経ブロック
腓腹神経ブロック
脛骨神経ブロック
伏在神経ブロック

詳しくはページx参照！

踵骨骨折，Lisfranc関節脱臼，中足骨骨折は，高所からの転落や重量物の足への落下により起こる。観血的整復術を行うため，骨折部位はスクリューや鋼線で固定される。働き盛りの若い患者が多く，活動性も高いため，術後の良好な鎮痛と早期離床，早期退院を目指した麻酔が求められる。

■術前評価

本症例は特筆すべき既往はない。頸椎X線では明らかな外傷性変化もなく，頸部可動性異常や神経症状もない。頸椎損傷を疑う所見を認めない。

■ブロックの範囲と麻酔計画

本症例では，踵部，足背に皮膚切開が入る。足関節の神経支配は，足背が浅・深腓骨神経，足外側が腓腹神経，足底は脛骨神経，足内側の一部は伏在神経となる（図1, 2）。これら五つの神経をブロックしなければならない。さらに若年者は尿道カテーテル留置を嫌う傾向がある。足関節運動機能が維持されていれば，術後早期にベッドから車椅子でトイレまで移動できる。
そこで，足関節運動機能が温存されるアンクルブロック[*1]を選択する。ただし，アンクルブロックでは大腿部ターニケットの駆血痛を抑えることができないため，全身麻酔を併用する。

[*1] **アンクルブロック**：足関節から先に分布する五つの神経を足関節周囲で遮断するブロック。

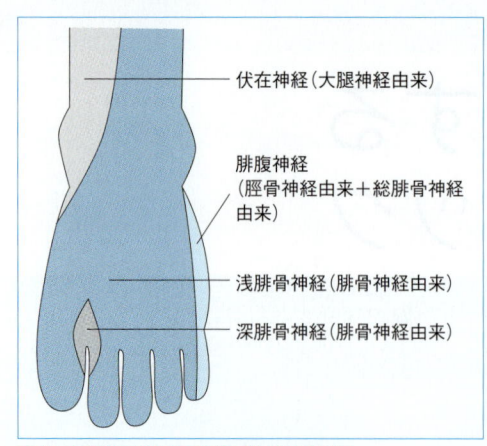

図1 足背における皮膚感覚神経支配

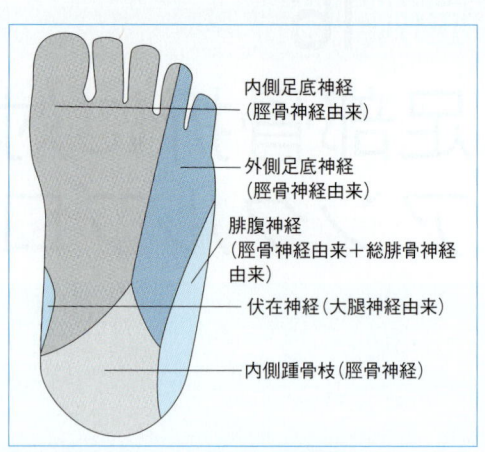

図2 足底における皮膚感覚神経支配

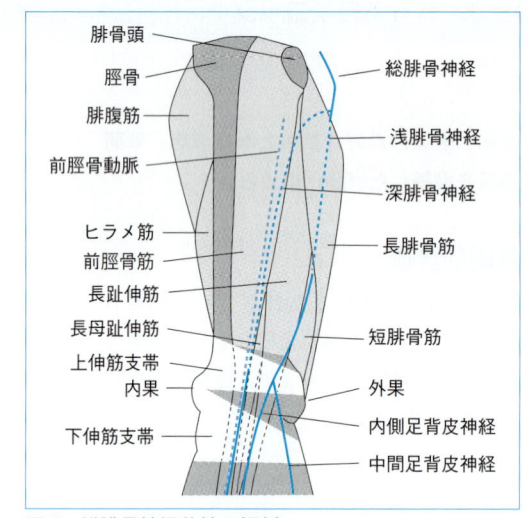

図3 総腓骨神経分枝の解剖

■ブロックに必要な局所解剖とアプローチ

◎深腓骨神経

坐骨神経は，膝窩部で脛骨神経と総腓骨神経に分岐する．総腓骨神経は腓骨頭を回旋し，腓骨下前面を走行し，深腓骨神経と浅腓骨神経に分岐する．深腓骨神経は，長母趾伸筋と前脛骨筋の間を前脛骨動脈と下行し，足関節では伸筋支帯の下を通過する．深腓骨神経は，前脛骨筋，長趾伸筋，短趾伸筋，長母趾伸筋，短母趾伸筋を支配し，第1趾と第2趾の間の皮膚感覚を司る[1]（図3）．

神経ブロックを行う際，前脛骨動脈（足背動脈）が目印となる．内果と外果を結ぶ線上にまずプローブを当て，前脛骨動脈（足背動脈）と長母趾伸筋腱を同定する．下伸筋支帯に対して，頭側・尾側のどちら側でブロックをしてもよい．下伸筋支帯の頭側のほうが，深腓骨神経と前脛骨動脈を同定しやすい．また，深腓骨神経から内・外側枝に分枝する前にブロックできる．深腓骨神経は前脛骨動脈と伴走するが，動脈との位置関係は一定ではないので，神経刺激を併用するとよい．母趾や残りの四趾が伸展する筋収縮を指標にする[2]．

◎浅腓骨神経

浅腓骨神経は長腓骨筋と短腓骨筋の運動を支配し，長趾伸筋と支配筋の筋層を走行し，さらに内側足背皮神経と中間足背皮神経に分岐し，伸筋支帯の上を通過して足背の皮膚感覚を司る[3]．

下腿において，内側足背皮神経と中間足背皮神経が浅腓骨神経から分岐するレベルには解剖学的変異があり，ヒトの約8％で，長腓骨筋と長趾伸筋を通る前に分岐する[4]．また，下腿における浅腓骨神経の走行にも変異があって，下腿下1/3レベルでは，約70％で浅腓骨神経は外側コンパートメント（長腓骨筋）を，約20％で前側コンパートメントを，5％で両コンパートメントを下行していく[5,6]（図4）．そのため，神経

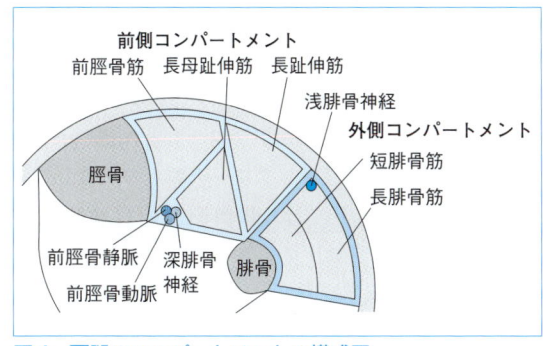

図4　下腿のコンパートメントの模式図

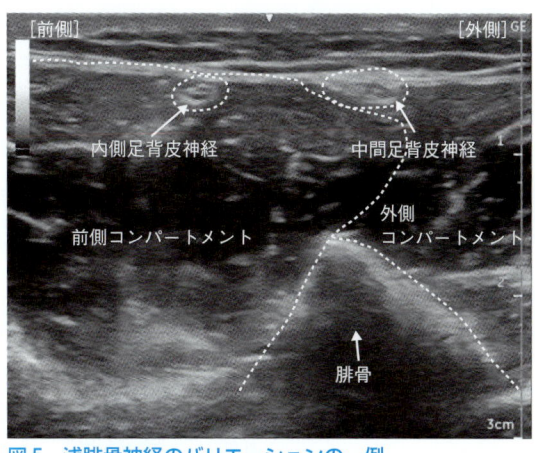

図5　浅腓骨神経のバリエーションの一例

ブロックを行う際には，下腿下 1/3 から遠位に向かって，長・短腓骨筋と長趾伸筋間の筋間中隔を中心によく観察する（図5）。視認できない場合は両筋膜上に広く注入するか，ランドマーク法で足関節部に行う。

◎腓腹神経

腓腹神経は坐骨神経の枝であり，総腓骨神経と脛骨神経のそれぞれの分枝が合流したものである。つまり脛骨神経の枝である内側腓腹神経と総腓骨神経の枝である外側腓腹神経の交通枝が合流して，腓腹神経となる。腓腹神経は腓腹筋の間を通過し，アキレス腱外側を走行する。足関節においては外果後方を通過し，外側踵骨枝と外側足背皮神経に分岐する。外側足背皮神経は足部外側の皮膚感覚を司る[7]。

ただし腓腹神経の走行は多様であり，交通枝との合流は，約 90％ で下腿レベルだが，残りの約 10％ は足関節レベルであり，そもそも合流しないものもある。またアキレス腱と平行に走行している場合や，横切るものもある。もっとも，小伏在静脈とは下腿中間レベルにおいて 100％ 並走しており，外果レベルにおいても，小伏在静脈は腓腹神経の近傍を通過する[8]。このことからも，小伏在静脈は，腓腹神経ブロックを行ううえで重要な目印であることがわかる（図6）。

分枝の合流と足関節での分岐を考慮すると，外果上端レベルでのブロックが適当で

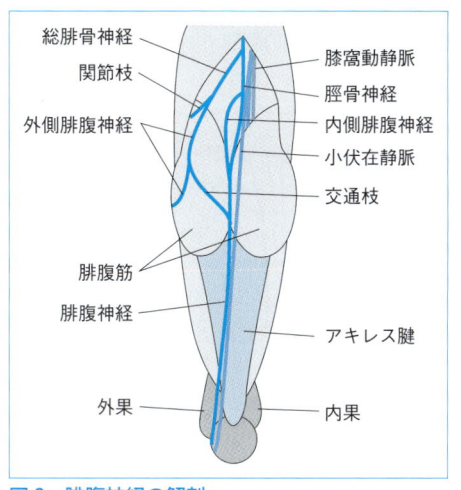

図6　腓腹神経の解剖

ある。腓腹神経を同定できない場合は，外果上端レベルで小伏在静脈周囲に局所麻酔薬を注入すれば，約 90％ の成功率を認める[9]。

◎脛骨神経

脛骨神経は坐骨神経の分枝であり，膝窩部で後脛骨動脈と伴走し，後脛骨筋と長趾屈筋の間を走行し，内果後方アキレス腱前方に至り，その後，踵骨枝と足底枝に分かれ，足底の運動皮膚感覚を司る[10]（図7）。

脛骨神経は，内果後方にプローブを当てると，比較的太い神経なので後脛骨動脈の後方で容易に確認できる。ブロックは分岐を考慮し，内果よりやや上方で行う。神経

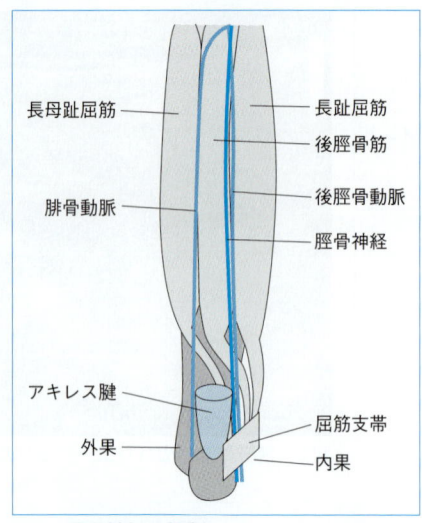

図7　脛骨神経の解剖

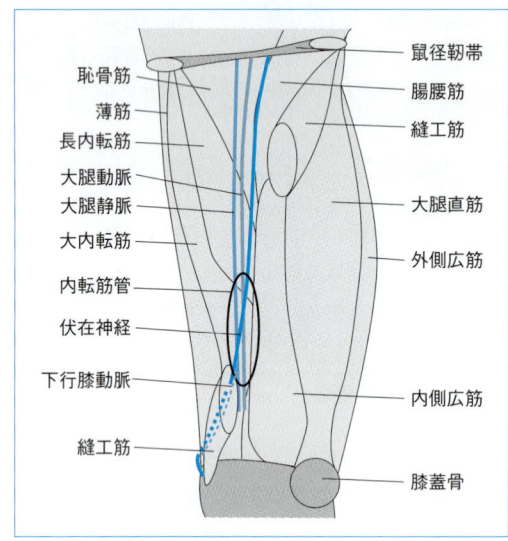

図8　伏在神経の解剖

刺激も併用すると，母趾の屈曲で確認できる。

◉**伏在神経**

伏在神経は大腿神経の終末枝であり，縫工筋直下の大腿内側を走行し，縫工筋と内側広筋，大内転筋からなる内転筋管を大腿動静脈とともに走行して膝内側を通り，脛骨前面に至る。純粋な感覚神経であり，膝内側から脛骨前面，内果の皮膚感覚を司る[11]（図8）。

下腿での伏在神経の走行は変異に富むので，大腿中間の内転筋管周囲でのアプローチのほうが成功率は高い。大腿中間で行う内転筋管近位部アプローチと大腿の下1/3で行う遠位部アプローチがある。遠位部アプローチでは，膝内側部の皮膚感覚を100％ブロックできる[12]。

内転筋管内で大腿動脈は下行膝動脈を分枝し，これに伏在神経は伴走する。通常は，近位部アプローチでは大腿動脈前面，遠位部アプローチでは下行膝動脈内側後面に伏在神経が確認できる。しかし高齢者などは，神経と筋膜の区別が困難なことが多い。その場合は動脈近傍に薬液を注入する。伏在神経は内果より遠位には分布しないことが多く，足部手術においては，全身麻酔を併用するのであればブロックしなくてもよい[13]。

■**ブロックの実際**

全身麻酔導入後に以下の神経ブロックを行う。導入はプロポフォール120 mg，フェンタニル100 μg，セボフルラン2.5％で行い，声門上器具で気道確保を行う。麻酔維持はセボフルラン1.5％で，自発呼吸下に行う。

体位は手術体位と同じ仰臥位とし，膝窩から下腿に枕を入れて，足関節を浮かせた状態にする。

◉**薬物の選択**

局所麻酔薬は，手術時間や手術侵襲の程度によって作用時間の異なる薬物を選択する。例えば，抜釘術のように手術侵襲も少なく術当日または術翌日に退院する場合は，1％メピバカインなどを選択する。本症例のように術後に激しい疼痛が予想される場合は，長時間作用型の0.25％レボブピバカインを選択する。

◉**深腓骨神経ブロック**（図9）

外果と内果を結ぶ線上にプローブを当てると，内側に長母趾伸筋腱，中央に足背動脈

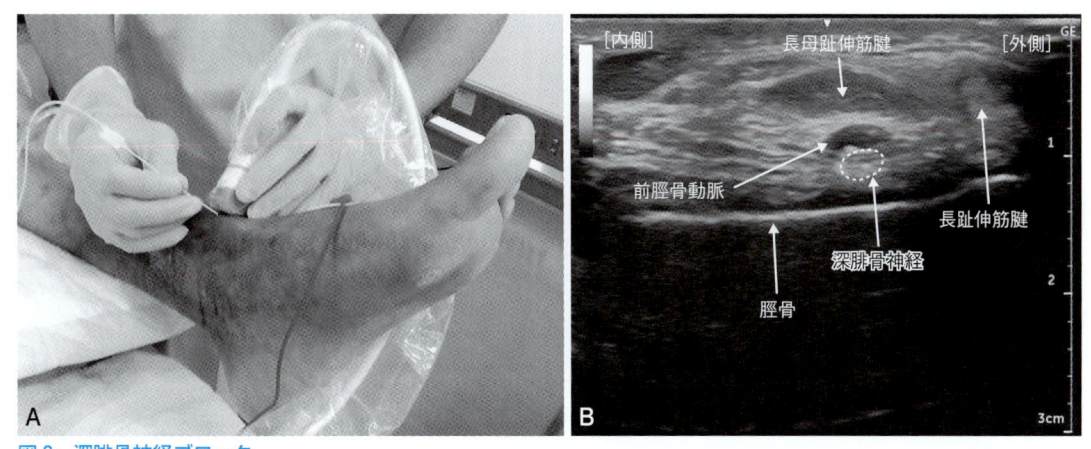

図9 深腓骨神経ブロック
A：プローブの当て方と穿刺，B：深腓骨神経ブロック前の超音波画像

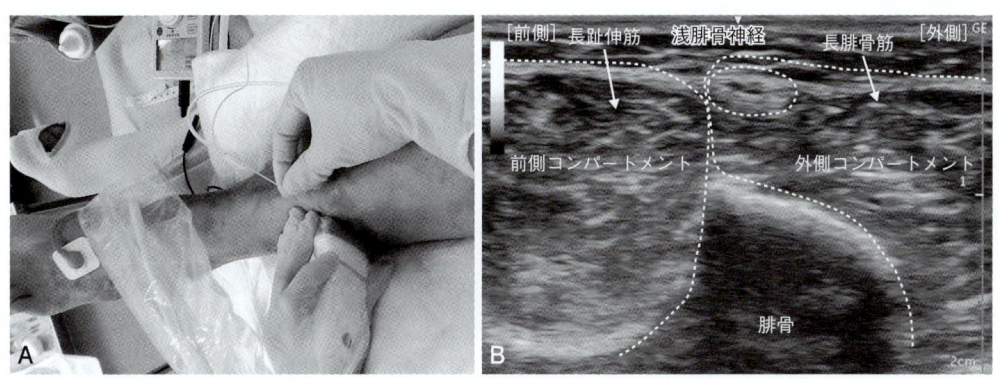

図10 浅腓骨神経ブロックの様子
A：プローブの当て方と穿刺，B：浅腓骨神経ブロック前の超音波画像

を確認できる。下伸筋支帯からやや頭側にプローブを移動させ，前脛骨動脈の直下に深腓骨神経を確認する。長母趾伸筋腱を貫かないように注意して，ブロック針を平行法で刺入する。神経刺激の設定は，1.0 mA，2 Hz，0.1 msec とする。針先が到達したところで母趾の伸展を認めれば，構造物は深腓骨神経と確認できる。0.25％レボブピバカイン3 mL を注入する。

◎**浅腓骨神経ブロック**（図10）
下腿下1/3のレベル，つまり外果から15 cm程度上方で腓骨の前縁にプローブを当てると，腓骨前縁，長・短腓骨筋，長趾伸筋を確認できる。長・短腓骨筋と長趾伸筋の筋間（外側コンパートメント）で浅腓骨神経を同定できる。筋膜周囲も観察し，分枝が

ないか確認する。平行法で刺入し，0.25％レボブピバカイン5 mL を注入する。

◎**腓腹神経ブロック**（図11）
外果直上後方にプローブを当て，腓骨とアキレス腱の表面を観察して，小伏在静脈を同定する。ターニケットで駆血すると，小伏在静脈を同定しやすい。小伏在静脈に近接する腓腹神経を確認したら，平行法でブロック針を刺入し，0.25％レボブピバカイン3mL を注入する。

◎**脛骨神経ブロック**（図12）
内果後方にプローブを当て，後脛骨動静脈とその後方にある脛骨神経を同定する。脛骨神経を描出したまま，内果上方にプローブを移動し，平行法でブロック針を穿刺す

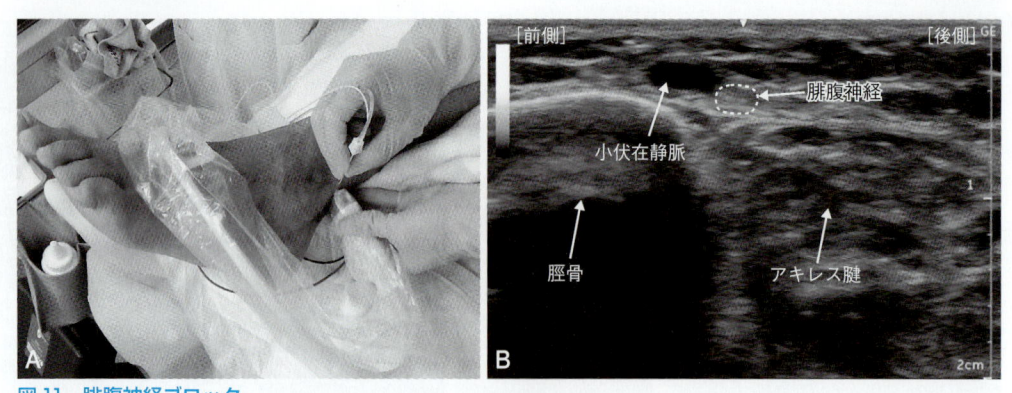

図11　腓腹神経ブロック
A：プローブの当て方と穿刺，B：腓腹神経ブロック前の超音波画像

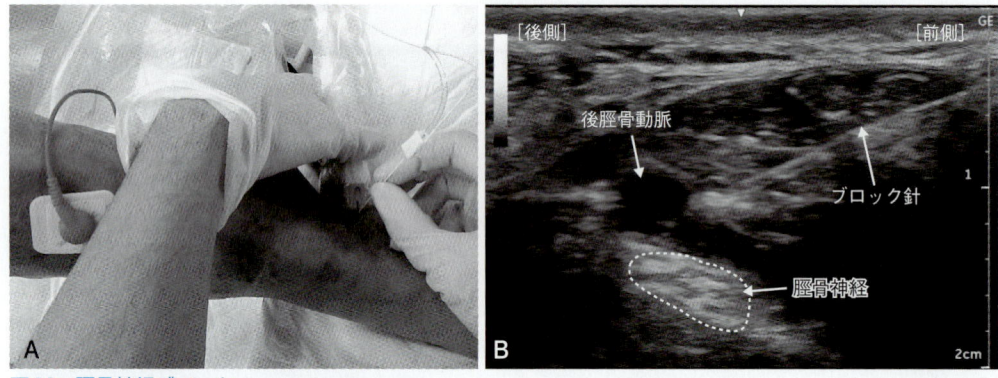

図12　脛骨神経ブロック
A：プローブの当て方と穿刺，B：脛骨神経ブロック穿刺時の超音波画像

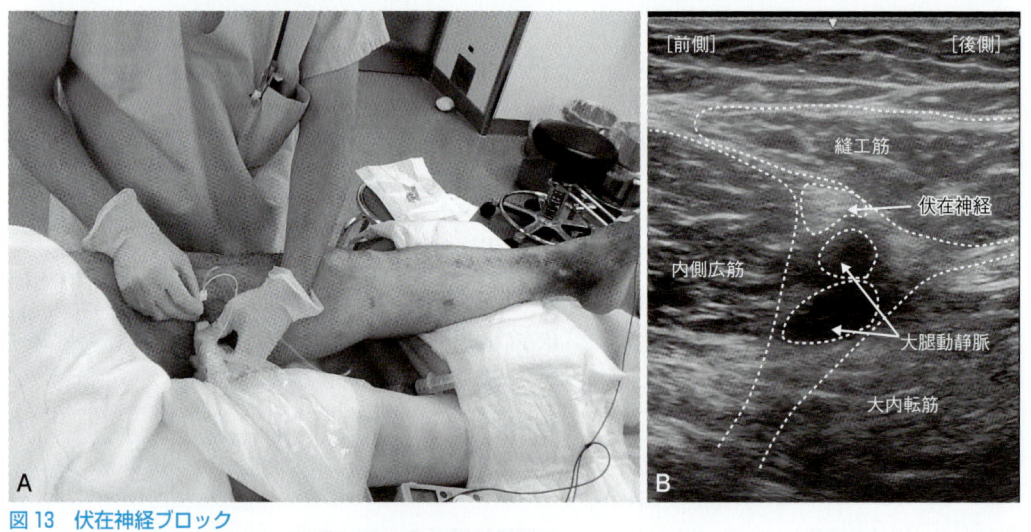

図13　伏在神経ブロック
A：プローブの当て方と穿刺，B：伏在神経ブロック前の超音波画像

る．神経刺激で，母趾屈曲の筋収縮が出現したら，0.25％レボブピバカイン5 mLを注入する．

◉ **伏在神経ブロック**（図13）

大腿をやや外転させて，大腿中間内側にプローブを当て，縫工筋，内側広筋，大内転筋の間（内転筋管入口部）にある大腿動静脈を確認する．大腿動静脈の前面に伏在神経が描出される．平行法でブロック針を穿刺し，伏在神経周囲に0.25％レボブピバカイン10 mLを投与する．

■ **麻酔の実際**

麻酔維持は，セボフルラン1.5％でbispectral index（BIS）50程度を維持する．大腿部の駆血を開始し，手術開始となる．ターニケットペインと考えられる血圧上昇を認めた場合は，フェンタニルの少量投与で対処する．手術を終了し，駆血を解除すれば，やや上昇傾向だった血圧も正常に戻る．X線を確認し，ギプス固定後，セボフルランを終了し，数分で覚醒させて抜管する．尿道カテーテルは，抜管前に抜去する．

術後経過

抜管直後から現在時刻を聞くなど，意識は清明であり疼痛も認めなかった．手術時間は2時間36分，麻酔時間は3時間20分であった．午後の手術であったため，帰室は18時を過ぎていた．飲水は21時から許可し，食事は明朝から開始とした．術当日は，追加の鎮痛薬も使わずに就眠した．翌日正午頃から軽度な疼痛が出現したが，ロキソプロフェン60 mgの内服でコントロール可能であった．

■ **本症例のポイント**

活動性の高い若年患者の足部骨折に対しては，坐骨神経ブロックや脊髄くも膜下麻酔ではなく，アンクルブロックを選択し，足関節運動機能を温存する．足関節に力が入れられることは，術後早期での離床を可能

とする．若年者は尿道カテーテルを嫌う傾向がある．アンクルブロックであれば，すぐに車椅子移動ができるので，尿道カテーテルを術後すみやかに抜去でき，若年患者の心理的負担を減らせる．坐骨神経ブロックでは，術後に腓骨頭での圧迫による総腓骨神経麻痺が起きることがあるが，アンクルブロックでは，そのような心配はいらない．

ただし，アンクルブロックは皮下血腫があったり，下腿浮腫があったりすると，超音波画像で神経の描出が困難となる．そのような場合は，坐骨神経ブロックに切り替える．

（渡辺 邦太郎）

文 献

1. Netter FH. 相磯貞和訳. ネッター解剖学図譜 第2版. 東京：丸善，2001：485.
2. Benzon HT, Sekhadia M, Benzon HA, et al. Ultrasound-assisted and evoked motor response stimulation of the deep peroneal nerve. Anesth Analg 2009；109：2022-4.
3. Netter FH. 相磯貞和訳. ネッター解剖学図譜 第2版. 東京：丸善，2001：506.
4. Prakash, Bhardwaj AK, Singh DK, et al. Anatomic variations of superficial peroneal nerve：clinical implications of a cadaver study. Ital J Anat Embryol 2010；115：223-8.
5. Barrett SL, Dellon AL, Rosson GD, et al. Superficial peroneal nerve (superficial fibularis nerve)：the clinical implications of anatomic variability. J Foot Ankle Surg 2006；45：174-6.
6. Netter FH. 相磯貞和訳. ネッター解剖学図譜 第2版. 東京：丸善，2001：487.
7. Netter FH. 相磯貞和訳. ネッター解剖学図譜 第2版. 東京：丸善，2001：504.
8. Eid EM, Hegazy AM. Anatomical variations of the human sural nerve and its role in clinical and surgical procedures. Clin Anat 2011；24：237-45.
9. Redborg KE, Sites BD, Chinn CD, et al. Ultrasound improves the success rate of a sural nerve block at the ankle. Reg Anesth Pain Med 2009；34：24-8.
10. Netter FH. 相磯貞和訳. ネッター解剖学図譜 第2版. 東京：丸善，2001：483.
11. Netter FH. 相磯貞和訳. ネッター解剖学図譜 第2版. 東京：丸善，2001：466.
12. Manickam B, Perlas A, Duggan E, et al. Feasibility and efficacy of ultrasound-guided block of the saphenous nerve in the adductor canal. Reg Anesth Pain Med 2009；34：578-80.
13. López AM, Sala-Blanch X, Magaldi M, et al. Ultrasound-guided ankle block for forefoot surgery：the contribution of the saphenous nerve. Reg Anesth Pain Med 2012；37：554-7.

症例 17

人工膝関節置換術の術後鎮痛に対する下肢神経ブロック

術後運動時の鎮痛効果も意識したブロックの選択

本症例で行うブロック ▶▶▶ 持続大腿神経ブロック／選択的脛骨神経ブロック（もしくは坐骨神経ブロック膝窩アプローチ）

症例

72歳の女性。身長155 cm，体重60 kg。全身状態は良好。変形性膝関節症のため，右人工膝関節置換術 total knee arthroplasty（TKA）が予定された。過去に他院で左TKAを受けた際，脊髄くも膜下麻酔による術中維持と持続硬膜外麻酔による術後鎮痛が計画されたが，腰椎椎間の狭小化による穿刺困難のために，やむなく全身麻酔単独で手術が行われた。その際，術後鎮痛としてフェンタニルによる静脈内患者自己調節鎮痛（IV-PCA）が行われたが，疼痛が著しく，リハビリテーションに難渋したという。今回，良好な術後鎮痛が得られるようにと，患者と主治医から依頼があった。前回のTKA術後に深部静脈血栓症を認めたためにワルファリンを内服中で，入院後にヘパリン置換がすでに始まっている。

動画配信中 ※ ご確認いただくには，ページxのIDとパスワードが必要です。

【動画タイトル】
TKAに対する末梢神経ブロックの一連の流れ

詳しくはページx参照！

TKAは，変形性膝関節症や膝関節リウマチに対する究極的な治療法である。近年，高齢化，手術適応の拡大，手術手技の発展に伴い増加傾向にあり，米国では2009年に約65万件，日本でも2010年に約7万件が行われた[*1]。TKAは術後の疼痛管理が手術アウトカムに直結する。麻酔科医の腕の見せどころである。

[*1] 日本ストライカー調べ。

■術前評価

患者は前回手術後に深部静脈血栓症を発症し，術前にワルファリンを内服していた。入院後はヘパリン置換されており，手術6時間前にヘパリンが中断された。主治医の判断から，術後早期から低分子量ヘパリンによる抗凝固療法を行うことになったため，前回手術の経緯を考慮して，全身麻酔に併用して末梢神経ブロックによる術後鎮痛を行うことにする。

患者は安静時には痛みはほとんどなく，歩行時に痛みがある。歩行は独歩で20分できた。また，プールでの歩行リハビリテーションを術前から積極的に行っていたため，下肢の筋力は温存されている。

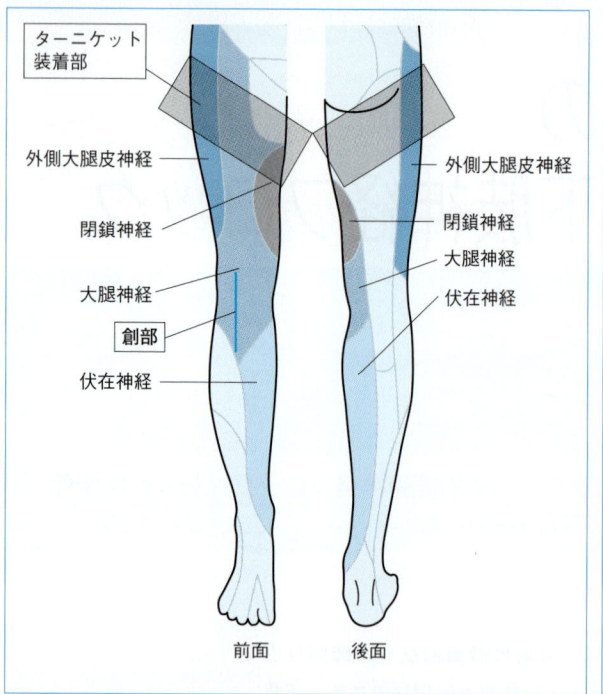

図1 大腿神経と手術創部
膝蓋骨・大腿骨遠位端も大腿神経支配領域である。

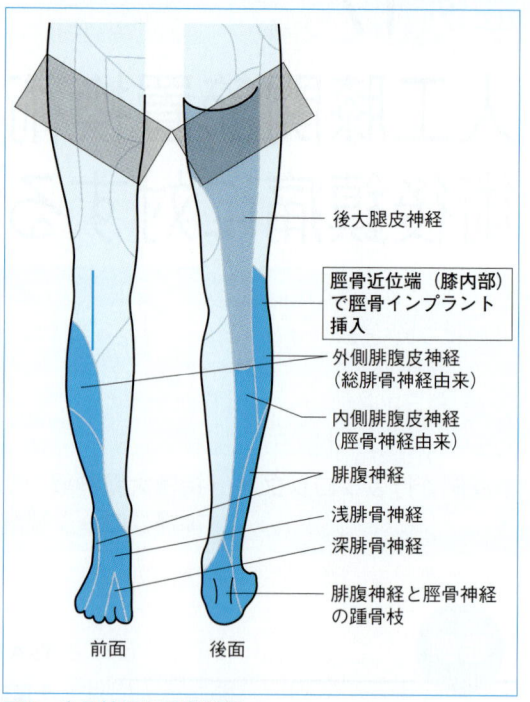

図2 坐骨神経と手術創部
■部は坐骨神経を由来とする神経の支配領域。

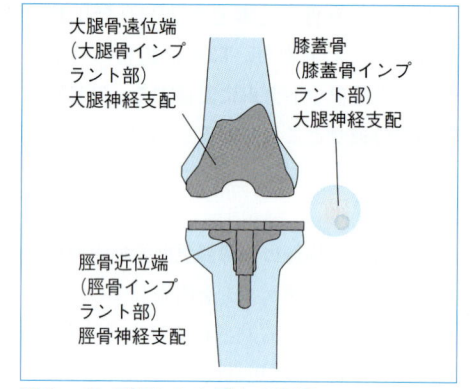

図3 インプラントと骨との関係

■ブロックの範囲と麻酔計画

TKAの術式は現在，ほぼ確立されている。インプラントのデザインや，関節内部へのアプローチの方法などで細かな違いはあるが，基本は，「膝表面の皮膚切開→大腿四頭筋正中部もしくは内側広筋の小切開→関節包の切開および膝蓋骨の外側脱臼→大腿骨・脛骨骨切りとインプラント挿入」という流れである。

膝表面，大腿四頭筋，関節包（一部），膝蓋骨の感覚は大腿神経が支配しており（図1），術後疼痛管理の中心は大腿神経ブロックfemoral nerve block（FNB）である。FNBは，持続硬膜外麻酔やIV-PCAに比べて，鎮痛，リハビリテーション促進の両面で優れている[1, 2]。2010年発表のメタアナリシス[3]によれば，単回FNBは，IV-PCAに比べて鎮痛の面で優れているが，持続大腿神経ブロックcontinuous FNB（CFNB）については明確な結論は出ていない。

インプラントは，大腿骨遠位端と脛骨近位端表面を切離し，それぞれに挿入する。膝関節周囲組織の癒着が著しい場合には，膝関節側面，後面の剝離を行うこともある。これらは主に脛骨神経（坐骨神経由来）の支配領域である（図2, 3）。膝の状態によっては，膝関節やや上内側まで癒着剝離を行うことがあり，閉鎖神経支配領域にかかることもある。

本症例では，全身麻酔に，CFNBと単回選択的脛骨神経ブロックを併用する。

■ ブロックの実際

◎ 選択的脛骨神経ブロック

患者入室後，末梢静脈路の確保とモニターを装着する．そして，仰臥位のままで術側の膝を立ててもらい（膝屈曲位），選択的脛骨神経ブロックを行う（図4）．ブロック施行前にフェンタニル 50 µg を投与する．

選択的脛骨神経ブロックとは，坐骨神経が膝窩上方約 5 cm（個人差有り）で総腓骨神経と脛骨神経に分岐したところで，脛骨神経の周囲のみに局所麻酔薬を注入する手法である．手技は，坐骨神経ブロック膝窩アプローチにきわめて近い．

膝屈曲位の状態で大腿後面にリニアプローブを当て，坐骨神経が総腓骨神経と脛骨神経に分岐する点を探す．分岐点を発見したら，大腿外側に事前にマーキングして消毒を行う．刺入部に浸潤麻酔を行った後，神経ブロック針（21 ゲージ，100 mm）か Tuohy 針（22 ゲージ，80 mm）を平行法で刺入し，0.25% レボブピバカイン 15 mL を投与する（図5）．

◎ CFNB

膝屈曲位から膝伸展位とする（図6）．鼠径溝周囲にプローブを当て，大腿神経の短軸像を描出した後，大腿外側から平行法で

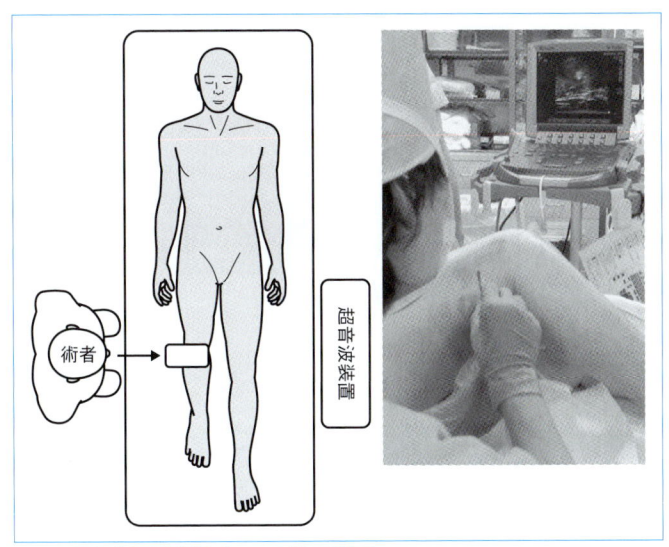

図4　選択的脛骨神経ブロック時の配置

コラム 1

術後抗凝固療法が予定された場合の CFNB の是非

過去の報告[14]では，下肢手術に対する FNB は，単回，持続ともに，術後の抗凝固療法との併用による重篤な合併症の発生はなかった．術後の抗凝固療法を開始してからのカテーテル抜去も，タイミングに関係なく基本的に安全に行える．

ただし，顕著な出血傾向のある患者に対しては注意が必要である．広汎な皮下血腫発生の報告[15]もあるので，頻回な観察が必要である．浅部ブロックは圧迫止血などの処置を取りやすいが，臀下部坐骨神経ブロック，腰神経叢ブロックなどの深部のブロックでは止血に困難を伴うため，経験が少ない場合は基本的に硬膜外麻酔に準じる．

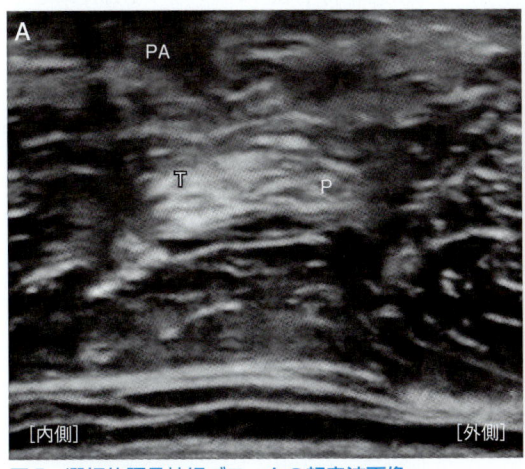

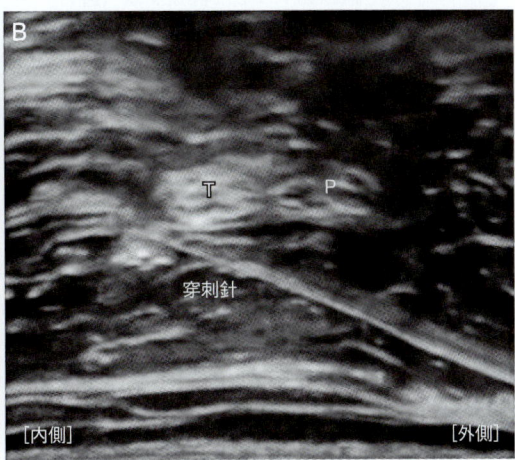

図5　選択的脛骨神経ブロックの超音波画像
A：刺入前，B：刺入後
膝窩動脈（PA）の後方に位置する坐骨神経は，膝窩約 5 cm で内側に脛骨神経（T），外側に総腓骨神経（P）に分岐する．内側の脛骨神経内側に針を進め，内側にのみ薬液を注入する（選択的脛骨神経ブロック）．

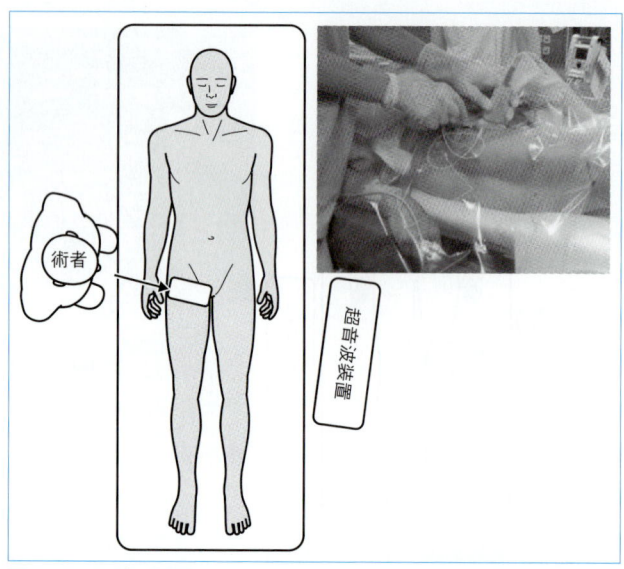

図6　FNB 時の配置

*2　ダーマボンド®，アロンアルファ®Aなど．

Tuohy 針（18 ゲージ）を刺入して大腿神経の後面まで針を進め，0.25% レボブピバカイン 10 mL を投与する．大腿神経と腸腰筋を剝離するように注入し，局所麻酔薬によってできたスペースにカテーテルを留置する．留置後はカテーテルからさらに 0.25% レボブピバカイン 5 mL を投与する．このとき，カテーテル先端から，薬液が大腿神経後面に広がることを超音波画像で確認する．カテーテル先端の位置を，大腿神経の真下にして固定する（図7）．カテーテル留置長は皮膚からおよそ 6〜8 cm となる．カテーテルを挿入しすぎると，大腿神経より内側の大腿動静脈周囲に逸脱することがある．

　大腿神経は大半の症例で明瞭に描出できる[4]が，患者の年齢や体格によっては，神経の判別が困難なこともある．神経刺激装置の併用が可能な神経ブロック針を用いると，大腿四頭筋の収縮運動（膝蓋骨の上下運動 dancing patella）を確認しながら，超音波画像も同時に観察できる（dual guidance）．

　術後の体動時にカテーテルがずれてしまわないように，カテーテルと皮膚を糸で固定する．これはカテーテル抜去防止のほか，薬液漏れ防止にも役立つ．医療用の接着剤*2 を使用してもよい．

■麻酔の実際

麻酔はプロポフォールとフェンタニルによる全静脈麻酔（TIVA）で導入・維持する．筋弛緩薬は使用しない．就眠後，フェンタニル 100 μg を投与し，声門上器具を挿入する．自発呼吸が消失していれば，調節呼吸で管理する．

　プロポフォールは bispectral index（BIS）値 40〜60 を目標に，目標血中濃度 2.5 μg/mL で維持する．ターニケット加圧時と手

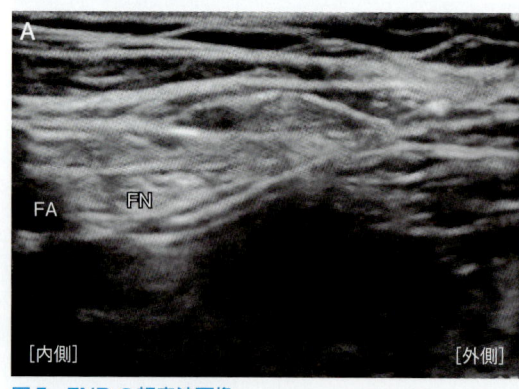

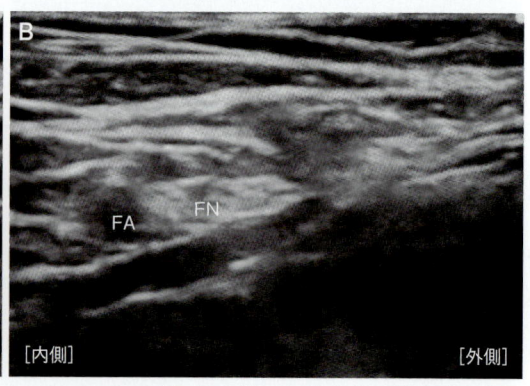

図7　FNB の超音波画像
A：針刺入時，B：カテーテル挿入時
大腿神経（FN）後面に針を進め，下層の腸腰筋と剝離するように局所麻酔薬を注入する．針から持続ブロック用カテーテルを挿入する．神経の直下にカテーテル先端が位置するように留置する．FA：大腿動脈

術開始時に心拍数・血圧の変動がなければ，そのまま維持する。術中はターニケットの加圧による血圧上昇が少しずつ見られるため，フェンタニルを間欠的に50μgずつ投与する。

手術終了時にCFNBのカテーテルに患者自己調節鎮痛（PCA）ポンプを接続し，0.1％レボブピバカイン4 mL/hr（ボーラス投与量3 mL，ロックアウト時間30分）で投与を開始する。

症例経過

疼痛は，手術当日夜は非常に弱かった〔安静時数値的評価スケール（NRS）0/10，体動時NRS 1/10〕。手術当日夜からセレコキシブ200 mgの内服（1日2回）を開始した。

術後1日目も，疼痛は膝裏の痛みが若干増強したのみだった。朝食後，主治医が膝関節内ドレーンを抜去し，車椅子への移乗を開始した。患側下肢はやや動かしにくく，看護師の介助でゆっくり車椅子に移乗した。車椅子移乗後は膝を90°屈曲させても疼痛は増強しなかった。その後, continuous passive motion（CPM）装置による他動的膝屈曲トレーニングを開始した。膝完全伸展時（膝伸展0°）に軽度の疼痛を自覚した。1時間のCPMを行った後は，ベッドサイドに足を下ろして座っていた。

術後1日目夕方に担当麻酔科医は，カテーテル刺入部の確認，PCAポンプの残量確認を行った後，膝運動と筋力の程度を診察した。ベッド上での膝屈曲・伸展はスムーズに行えたが，ベッドサイドに下ろした足を，重力に抗して伸展させることはできなかった。膝伸展時の下肢挙上もできなかった。健側を用いればゆっくり立位になれたが，患側への体重掛けは不安定であった。疼痛レベルは低かった（安静時NRS 0/10，体動時NRS 2/10）ため，0.1％レボブピバカインの持続投与量を4 mL/hrから2 mL/hrに減らし，痛みが強くなる場合はボーラス投与をするように説明した。また，車椅子移乗やトイレ移動で立位になる場合は，必ず看護師の看視下で行い，一人では立位にはならないように説明した。

PCAの持続投与量を2 mL/hrに減らした後は，CPMを行う際にボーラス投与を2回使用した。術後2日目昼には，前日より下肢の重だるさが少なくなり，足が動かしやすくなり，車椅子移乗もスムーズにできるようになった。

手術後3日目朝にCFNBを終了し（術後60時間経過），担当麻酔科医がCFNBカテーテルを抜去した。カテーテル抜去後，リハビリテーション外来で歩行器併用のトレーニングを開始した。術後5日目で杖歩行トレーニングを開始し，膝屈曲は術後6日目に120°以上に到達した。

術後14日目に杖歩行で退院した。独歩による歩行トレーニングを近医で継続した。術後3か月での整形外科のフォローアップ外来では，独歩による歩行，階段昇降が可能で，膝可動域は伸展0°，屈曲135°を維持していた。

コラム2

腰神経叢ブロックの活用

閉鎖神経と大腿神経の両方を確実にブロックするには，腰神経叢ブロックが有効だ[16]。ただし，深部のブロックであり，手技の難度は高い。抗凝固療法の併用によるリスクも不明確である。カテーテルの留置もやや難しい。術前に単回注入の腰神経叢ブロックを行い，カテーテルは鼠径部から大腿神経周囲に留置するのも一つのアイデアである。

コラム3

CFNBは平行法か交差法か

大腿神経長軸像を描出し，鼠径部から頭側に針を神経長軸像に対して平行に刺入する手法（いわゆる長軸像・平行法）に比べ，大腿神経短軸像を描出して大腿外側から平行法でアプローチする手法（いわゆる短軸像・平行法）は，疼痛レベルは同等であるが，短時間でカテーテル留置を行える[17]。平行法の注意点は，カテーテル先端を大腿神経直下にもってくること，それによって留置長が6〜8 cmとやや短いことにある。カテーテルの固定は念入りに行う。

交差法は，慣れないと針の進む様子をリアルタイムに観察しにくい。プレスキャンの段階で，穿刺位置を決定し，針の刺入経路に危険な構造物がないことを確認する。交差法でも，カテーテルの皮膚からの留置長は6〜8 cmであり，それ以上深く留置すると，カテーテル先端が大腿神経から逸脱してしまうことがある。

■本症例のポイント

本症例は，過去の脊髄くも膜下・硬膜外麻酔の失敗歴，IV-PCAによる術後鎮痛の失敗歴，および下肢深部静脈血栓発症による抗凝固療法がポイントに挙げられる。

■脊柱管ブロック受難の時代

脊髄くも膜下硬膜外併用麻酔は，脊髄くも膜下麻酔のすみやかな効果発現，持続硬膜外麻酔による長時間にわたる術中・術後鎮痛，これら双方の利点をうまく活用できる。しかし，TKAを受ける患者には高齢者が多く，腰椎変形をきたしている頻度が高い。また，持続硬膜外麻酔によって術後の血圧低下をきたす可能性もある。

TKAは，術後の深部静脈血栓症および肺動脈塞栓症のリスクが高く，術前・術後に抗凝固薬（ワルファリン，低分子量ヘパリン，フォンダパリヌクスなど）を使用するケースが増えている。手術当日の6時間以上前にヘパリンが中断されれば，脊髄くも膜下麻酔や硬膜外麻酔は，一般的には安全に施行できる[5]が，術後も早期から抗凝固療法を行う場合は，硬膜外カテーテルは留置しにくい。

術後鎮痛のほかの選択肢として，関節周囲への局所麻酔薬の浸潤（local infiltration）が挙げられる。local infiltrationは術中に，整形外科医の手によって関節周囲にロピバカイン200〜400 mg，ケトロラク[*3] 30 mg，モルヒネ10 mgおよび少量のアドレナリンを投与する方法である。術後疼痛が緩和された[6]という報告がある一方で，FNBに比べて，術後により多くの鎮痛薬が必要[7]とする報告もある。

IV-PCAの導入は簡便であるが，オピオイドによる悪心・嘔吐の発生，術後の低酸素血症が問題になることがある[8]。症例によっては有益ではあるが，別の鎮痛法と組み合わせたほうがよい。

*3 非ステロイド性抗炎症薬（NSAIDs）の一種。

■CFNBの利点

術後早期からの歩行訓練，膝屈曲リハビリテーションを必要とするTKAには，CFNBの有用性は高い。CFNBは，持続硬膜外麻酔やIV-PCAに比べ，副作用の軽減，術後の膝屈曲‐伸展角度 range of motion（ROM）の獲得など，リハビリテーションの促進に寄与し[9]，入院コストの削減にもつながる。

CFNBカテーテルを留置することで，持続的に局所麻酔薬を注入するほか，患者自己調節局所鎮痛 patient controlled regional analgesia（PCRA）として，レスキュー時のボーラス投与ができるので，鎮痛手段に選択の幅が広がる。

CFNBは硬膜外麻酔と異なり，術中術後の血圧変動が少ない。健側の筋力低下を引き起こす危険性もないため，健側を用いた早期離床や歩行も可能である。

■CFNBだけでは不十分

CFNBのみでは，患者は確実に膝の後面を痛がる。前述の通り，手術中に切削する脛骨近位端が坐骨神経の支配であるためである。そのため，坐骨神経ブロック（SNB）を行ったほうが，術後鎮痛の面で質は高い[10]。

では必ずSNBを選択すべきだろうか。TKA後の腓骨神経（坐骨神経の分枝の一つ）領域の運動障害は，末梢神経ブロックの施行有無に関係なく，0.3〜10％ある[11]。そのため，SNBを施行して，術直後の足関節運動低下，特に背屈障害 drop footが起こったときに，手術の影響なのか，末梢神経ブロックの影響なのかがわからなくなる。

そこで筆者は，TKAにおいて切削する脛骨近位端は，主に膝窩部で坐骨神経から分岐した脛骨神経が支配していることに注目し，坐骨神経分岐部において脛骨神経周囲のみに0.25％レボブピバカイン15 mLを注入する選択的脛骨神経ブロックを取り入れている。

SNBと選択的脛骨神経ブロックを比較検討した研究[12]では，両者とも良好な鎮痛を得られる一方，SNBで見られる足関節運動の低下が，選択的脛骨神経ブロックではほとんど見られなかった．ただし，薬液の注入量が多すぎたり，誤って局所麻酔薬が広がりすぎたりすると，運動低下をきたすことがあるので注意が必要である．

■アウトカム向上のための戦略

TKAのアウトカム向上には，適切な術後鎮痛が不可欠である．術後早期から能動・受動を問わず運動させ，歩行訓練を行ったり，膝可動域を獲得させたりすることが必要だからである．

CFNBは，ほかの鎮痛手段に比べて，安静時だけでなく運動時の鎮痛効果も高い．CFNBが適切に行われていれば，大半の患者が術翌日に膝屈曲90°を確保できる．ベッドサイドに自分で足を下ろし，また補助下に立位訓練を行うことも可能である．同量の局所麻酔薬を用いた場合，持続硬膜外麻酔と比べてCFNBのほうが，体動時痛が有意に低いだけでなく，120°以上の膝深屈曲をさせるまでに必要なリハビリテーション期間や，歩行，膝屈曲，良好な疼痛コントロールなどの患者生活に重要なアウトカム達成までに必要な期間が短縮される[13]．

術後の痛みはさまざまである．創部の痛みだけでなく，周囲組織剥離による痛みや組織の腫脹による痛みなど，CFNBのみでは対応できない疼痛が患者を襲う．NSAIDs，麻薬のIV-PCA，トラマドール・アセトアミノフェン合剤（トラムセット®）などの各種鎮痛薬を併用する．創部の冷却，軽度圧迫も効果的である．さまざまな手段を総動員して鎮痛を図るmultimodal analgesiaを積極的に展開する．

TKA後の筋力低下に対する対策については，「周術期に押さえておくべきポイント」（21ページ）に詳細を記載したので参照されたい．

（酒井 規広）

文献

1. Singelyn FJ, Deyaert M, Joris D, et al. Effects of intravenous patient-controlled analgesia with morphine, continuous epidural analgesia, and continuous three-in-one block on postoperative pain and knee rehabilitation after unilateral total knee arthroplasty. Anesth Analg 1998 ; 87 : 88-92.
2. Capdevila X, Barthelet Y, Biboulet P, et al. Effects of perioperative analgesic technique on the surgical outcome and duration of rehabilitation after major knee surgery. Anesthesiology 1999 ; 91 : 8-15.
3. Paul JE, Arya A, Hurlburt L, et al. Femoral nerve block improves analgesia outcomes after total knee arthroplasty : A meta-analysis of randomized controlled trials. Anesthesiology 2010 ; 113 : 1144-62.
4. Sites BD, Beach M, Gallagher JD, et al. A single injection ultrasound-assisted femoral nerve block provides side effect-sparing analgesia when compared with intrathecal morphine in patients undergoing total knee arthroplasty. Anesth Analg 2004 ; 99 : 1539-43.
5. 肺血栓塞栓症/深部静脈血栓症（静脈血栓塞栓症）予防ガイドライン作成委員会. 肺血栓塞栓症/深部静脈血栓症（静脈血栓塞栓症）予防ガイドライン（ダイジェスト版）.《http://www.medicalfront.biz/html/06_books/01_guideline/01_page.html》
6. Vendittoli PA, Makinen P, Drolet P, et al. A multimodal analgesia protocol for total knee arthroplasty. A randomized, controlled study. J Bone Joint Surg Am 2006 ; 88 : 282-9.
7. Carli F, Clemente A, Asenjo JF, et al. Analgesia and functional outcome after total knee arthroplasty : periarticular infiltration vs continuous femoral nerve block. Br J Anaesth 2010 ; 105 : 185-95.
8. Overdyk FJ, Carter R, Maddox RR, et al. Continuous oximetry/capnometry monitoring reveals frequent desaturation and bradypnea during patient-controlled analgesia. Anesth Analg 2007 ; 105 : 412-8.
9. Chelly JE, Greger J, Gebhard R, et al. Continuous femoral blocks improve recovery and outcome of patients undergoing total knee arthroplasty. J Arthroplasty 2001 ; 16 : 436-45.
10. Abdallah FW, Brull R. Is sciatic nerve block advantageous when combined with femoral nerve block for postoperative analgesia following total knee arthroplasty? a systematic review. Reg Anesth Pain Med 2011 ; 36 : 493-8.
11. Nercessian OA, Ugwonali OF, Park S. Peroneal nerve palsy after total knee arthroplasty. J Arthroplasty 2005 ; 20 : 1068-73.
12. Sinha SK, Abrams JH, Arumugam S, et al. Femoral nerve block with selective tibial nerve block provides effective analgesia without foot drop after total knee arthroplasty : a prospective, randomized, observer-blinded study. Anesth Analg 2012 ; 115 : 202-6.
13. Sakai N, Inoue T, Kunugiza Y, et al. Continuous femoral versus epidural block for attainment of

120° knee flexion after total knee arthroplasty : a randomized controlled trial. J Arthroplasty 2013 ; 28 : 807-14.
14. Chelly JE, Schilling D. Thromboprophylaxis and peripheral nerve blocks in patients undergoing joint arthroplasty. J Arthroplasty 2008 ; 23 : 350-4.
15. Bickler P, Brandes J, Lee M, et al. Bleeding complications from femoral and sciatic nerve catheters in patients receiving low molecular weight heparin. Anesth Analg 2006 ; 103 : 1036-7.
16. Horlocker TT, Hebl JR, Kinney MA, et al. Opioid-free analgesia following total knee arthroplasty — a multimodal approach using continuous lumbar plexus (psoas compartment) block, acetaminophen, and ketorolac. Reg Anesth Pain Med 2002 ; 27 : 105-8.
17. Wang AZ, Gu L, Zhou QH, et al. Ultrasound-guided continuous femoral nerve block for analgesia after total knee arthroplasty : catheter perpendicular to the nerve versus catheter parallel to the nerve. Reg Anesth Pain Med 2010 ; 35 : 127-31.

症例18
前十字靭帯再建術に対する下肢神経ブロック

硬膜外麻酔に伴う術後の問題を解消

本症例で行うブロック ▶▶▶ 坐骨神経ブロック前方アプローチ / 持続大腿神経ブロック

症例

28歳の男性。身長155 cm，体重52 kg。休日にバレーボールをした際に膝を捻って受傷。前十字靭帯断裂の診断でハムストリグ腱移植による再建術が予定された。既往は特にない。

動画配信中　※ ご確認いただくには，ページxのIDとパスワードが必要になります。

【動画タイトル】
持続大腿神経ブロック

詳しくはページx参照！

前十字靭帯再建術の患者には若年者が多く，創部は小さいが術後疼痛管理に難渋することが多い。筆者は，前十字靭帯再建術の麻酔管理は，全身麻酔＋硬膜外麻酔で行っていた。しかし，健側のしびれ感が強く，早期離床の妨げとなったり，局所麻酔薬に加えたオピオイドのために悪心・嘔吐が強かったりと，術後管理は必ずしも良好ではなかった。そこで，術後疼痛管理を末梢神経ブロック主体に切り替え，良好な結果を得ている。

■術前評価

患者は，若く全身状態に問題はなかった。長期にわたってスポーツを続けており，全身的に筋肉質の体型であった。下肢の筋肉量は多く，神経が深部に存在することが予想された。

■ブロック範囲と麻酔計画

前十字靭帯再建術は，主としてほかの組織を靭帯の代わりに移植するハムストリング腱移植〔半腱様筋腱（および薄筋腱）移植 semitendinosus (and gracilis) tendon graft（STG）〕や，骨付き膝蓋腱 bone-patellar tendon-bone（BTB）移植が用いられる。本症例では，STGによる再建が予定された。

手術は主として膝関節鏡下に行われる。またSTGの採取は，膝下の下腿内側部から行われる。このため鎮痛には，主として大腿神経ブロック femoral nerve block（FNB）が有効である[1]（図1）。また，グラフトを移植するために，脛骨の近位部にもトンネルを作成する。このため坐骨神経（脛骨神経）ブロックも必要である[2]。

本症例では，全身麻酔に単回の坐骨神経ブロック sciatic nerve block（SNB）と術後鎮痛目的で持続 continuous FNB（CFNB）

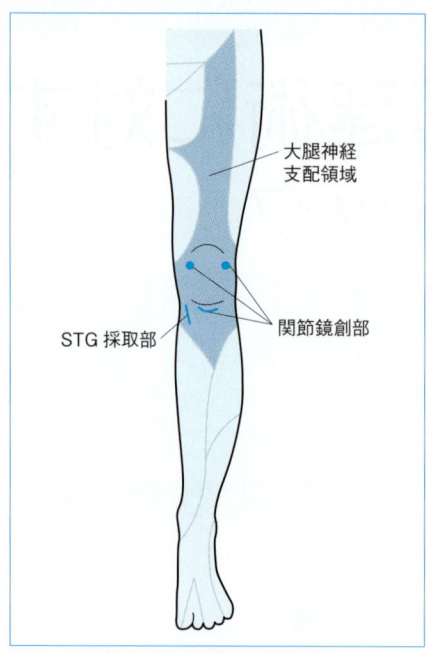

図1　大腿神経支配領域と手術創部

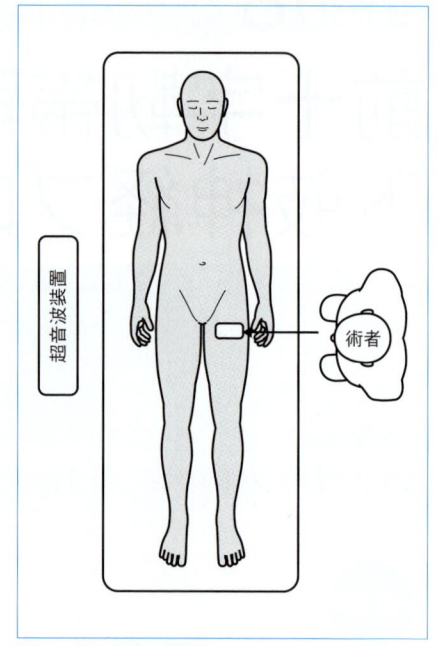

図2　SNB時の配置

を併用する予定とする。

■ブロックの実際

◎SNB

患者の入室後，末梢静脈路を確保した後に，まず側臥位としてSNBを行う。鎮静のために，ミダゾラム1 mgとレミフェンタニル0.1 μg/kg/minを投与する。

SNBは膝窩アプローチを第一選択とす

るが，筆者は最近は仰臥位でFNBと同時にできる前方アプローチを選択することが増えている。患者の患側からアプローチして，超音波装置は患者の健側に置く（図2）。

坐骨神経は，大腿部では大腿骨の内側の後面で，大内転筋の下を走行する。したがって，膝を屈曲させ，大腿部を外旋させることで，小転子付近で大腿骨の内側で大内転筋の下に坐骨神経を確認できる（図3）。この位置では，外側からの平行法での刺入経路に大腿動脈が存在する。穿刺はプローブをより内側に移動し，動脈を穿刺経路から外した位置で計画する。

前方アプローチでは坐骨神経が深部になるため，コンベックスプローブを使用することが多いが，ブロック手技に慣れれば，リニアプローブで施行可能な症例が多い。SNBとFNBの穿刺部位を同一の術野，同一のプローブで施行できるのがメリットである。リニアプローブを使用する際は，周波数を下げることと，プローブを皮膚に圧迫して神経までの距離を短くするのがポイントである。

刺入部に浸潤麻酔後，神経ブロック針

コラム1
FNBと術後大腿四頭筋筋力低下

前十字靭帯の損傷と再建術の施行は，大腿四頭筋の機能不全をきたす。FNB自体も施行後の大腿四頭筋障害が問題になるため，前十字靭帯再建術後の鎮痛へのFNB，特にCFNBの施行には議論がある[4]。

これまでの報告では，FNBは施行中の大腿四頭筋の筋力低下による膝崩れを起こす頻度が高い[5]が，永久的な障害はきわめて少な

い[6]。しかし，手術を受ける患者には若いスポーツ愛好家が多く，短期間であっても大腿四頭筋の筋力低下やそれによるリハビリテーションの遅れは，患者の予後に影響を与える可能性がある。これらのことを考慮して当院では，CFNBの施行は1日のみにとどめ，使用する局所麻酔薬も低濃度の0.1%ロピバカインにしている。

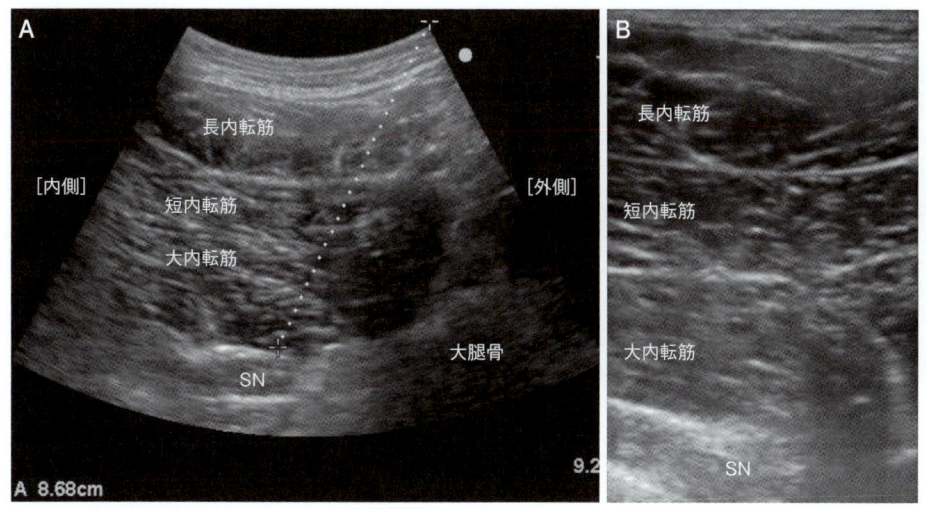

図3　SNB 前方アプローチのプレスキャン画像
Aは鼠径靱帯から7cm遠位部での超音波画像。大内転筋の下に坐骨神経（SN）を同定する。Bはリニアプローブでの画像である。深さは7cm。画像の下端ぎりぎりに坐骨神経を同定できる。

（22ゲージ，70 mm）を平行法で大腿外側から刺入し，0.25%ロピバカイン10 mLを使用する。

◎ FNB

SNBと同じ配置でFNBを行う（図4）。刺入部に浸潤麻酔を行った後，Tuohy針（18ゲージ）を平行法で外側から刺入する（図5）。大腿神経の下側を中心に，0.25%ロピバカインを投与しながら液性剝離した後，カテーテルを留置する（図6）。カテーテルは，Tuohy針の先端から3 cm進め，針を抜去後にカテーテルから0.25%ロピバカイン10 mLを投与し，局所麻酔薬の広がりを見ながら1 cm戻したところで固定する。

■麻酔の実際

麻酔はプロポフォールとレミフェンタニルによる全静脈麻酔（TIVA）で導入し，ロクロニウム30 mgを投与後に声門上器具を挿入し，調節呼吸で管理する。

　プロポフォールは，bispectral index（BIS）値40～50を目標に，目標血中濃度2.5 μg/mLで維持する。レミフェンタニル

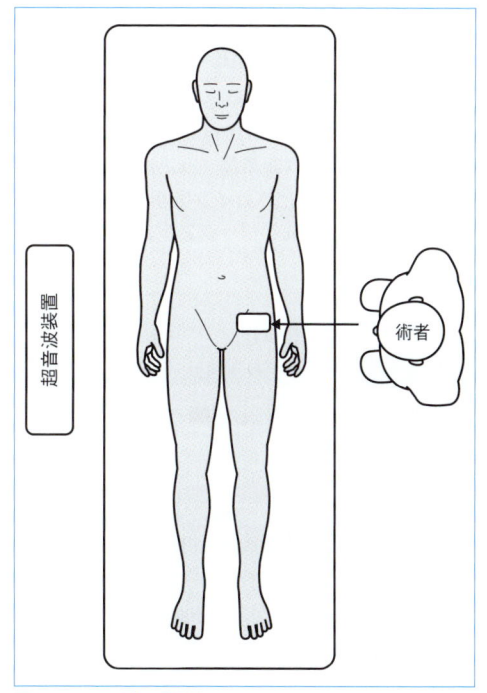

図4　FNB時の配置

は0.1 μg/kg/minで投与し，手術開始後に血圧，心拍数ともに変動がなければ，ブロック効果は十分と判断して，そのまま維持する。

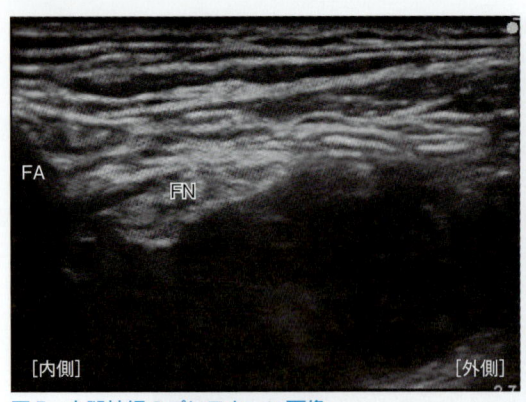

図5　大腿神経のプレスキャン画像
FA：大腿動脈，FN：大腿神経

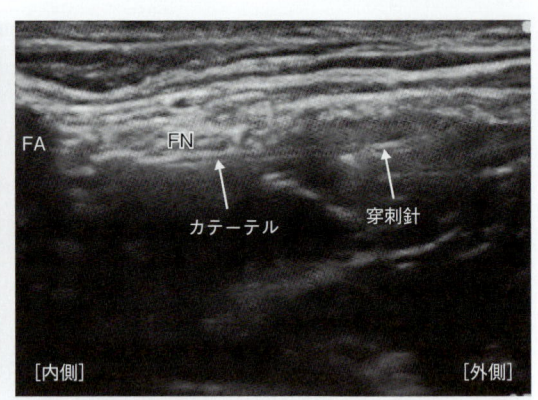

図6　大腿神経への平行法でのカテーテル留置

症例経過

ターニケット使用時，駆血60分後くらいから血圧が上昇し，レミフェンタニルを0.2 μg/kg/min に増量した。皮膚縫合前に駆血を中止し，レミフェンタニルを0.1 μg/kg/min に減量，transitional opioid としてフェンタニル 100 μg を投与した。

手術終了時にジクロフェナク坐薬 50 mg を投与した。帰室前から CFNB のカテーテルを患者自己調節鎮痛（PCA）ポンプに接続し，0.1％ロピバカインを 4 mL/hr（ボーラス投与量 3 mL，ロックアウト時間 30 分）で投与を開始した。手術時間は 2 時間 30 分であった。覚醒は良好で，疼痛の訴えもなく病棟へ帰室した。

術後疼痛は軽度であり，術当日夜からロキソプロフェンの内服（3 Tab 3×）を開始した。帰室 3 時間後には，看護師の介助で松葉杖歩行が可能で，病棟内は自由に移動可能とした。食事は夕食から全量摂取した。

術翌日早朝に疼痛が増強し，CFNB の PCA を 2 回使用した。CFNB は 1 日間行い，カテーテルの抜去後リハビリテーションを開始した。

■本症例のポイント

前十字靱帯再建術は，膝の関節鏡下手術の一つであるが，グラフトの採取や大腿骨，脛骨に骨孔を作成することから，術後の疼痛は強い。

膝関節の神経支配は，大腿神経，閉鎖神経，脛骨神経，総腓骨神経である。今回の STG の採取部位は大腿神経領域である。このため，CFNB と SNB 前方アプローチを併用した。さらに閉鎖神経ブロックの併用を勧める意見もある[3]。複数の神経が関与していることから，術後鎮痛には，神経ブロックに加えて，非ステロイド性抗炎症薬（NSAIDs）内服などの併用も重要である。

前述したように，前十字靱帯再建術の患者には若年者が多いことから，早期離床が可能であり，術後の抗凝固療法は必要ない。

コラム 2

大腿神経へのカテーテル留置

大腿神経へのカテーテル留置法としては，これまで交差法が一般的であった。筆者も，従来は大腿神経の外側に交差法でアプローチして，神経に沿って中枢向きにカテーテルを留置していた。しかし，この方法では，留置したカテーテルの位置を超音波画像で確認することが困難であった。

近年，神経を短軸像で描出して，平行法でカテーテルを留置する方法が一般的になりつつある。平行法でのカテーテル留置は，単回投与と同じアプローチであり，穿刺針の挿入，局所麻酔薬投与による神経周囲の液性剝離，カテーテルの挿入，さらに挿入したカテーテルからの局所麻酔薬の広がりの確認が可能で，より確実なカテーテル留置が可能である。

筆者らの検討では，前十字靱帯再建術後の 24 時間の CFNB の PCA 投与使用回数は，交差法（n=7）が 1.7±1.4 回であったのに対して，平行法（n=5）では 0.8±1.8 回であり，5 例中 4 例で PCA 投与は必要なかった。このため，現在では全例で平行法によるカテーテル留置を行っている。

そこで，筆者は以前，硬膜外鎮痛を行っていた．しかし，硬膜外鎮痛は術後に健側肢のしびれを訴えて離床が遅れたり，オピオイドによる悪心・嘔吐が強かったりする症例があり，必ずしも術後の疼痛管理は良好ではなかった．この点で，末梢神経ブロックによる鎮痛であれば，尿閉や悪心・嘔吐が起こらず，健側肢にブロック効果が及ばないことから，早期離床には有利である．

ここ1年の間に，以前に硬膜外鎮痛で靱帯再建術を受けた2症例に対して，末梢神経ブロックによる疼痛管理で再手術を行ったが，2例ともに末梢神経ブロックのほうが快適であったと回答した．前十字靱帯再建術に対するCFNBとSNBの併用は，患者満足度の点からも有用な鎮痛法と考えている．

（森本 康裕）

文 献

1. Dauri M, Fabbi E, Mariani P, et al. Continuous femoral nerve block provides superior analgesia compared with continuous intra-articular and wound infusion after anterior cruciate ligament reconstruction. Reg Anesth Pain Med 2009 ; 34 : 95-9.
2. 酒井規広．TKAの術後鎮痛に対する持続ブロック．LiSA 2012 ; 19 : 864-70.
3. Sakura S, Hara K, Ota J, et al. Ultrasound-guided peripheral nerve blocks for anterior cruciate ligament reconstruction : effect of obturator nerve block during and after surgery. J Anesth 2010 ; 24 : 411-7.
4. Wasserstein D, Rizek R, Gandhi R, et al. PRO CON : Femoral nerve block causes quadriceps dysfunction. ASRA News Letter February 2010 : 8-11.
5. Williams BA, Kentor ML, Bottegal MT. The incidence of falls at home in patients with perineural femoral catheters : a retrospective summary of a randomized clinical trial. Anesth Analg 2007 ; 104 : 1002.
6. Brull R, McCartney CJ, Chan VW, et al. Neurological complications after regional anesthesia : contemporary estimates of risk. Anesth Analg 2007 ; 104 : 965-74.

Action PLAN 3

山口県立総合医療センターの場合

以前，山口県立総合医療センター（以下，当院）では，末梢神経ブロックといえば，成人の泌尿器科手術でのランドマーク法＋神経刺激法による閉鎖神経ブロックが施行されている程度であった。超音波ガイド下末梢神経ブロック（US-PNB）に興味をもった筆者は，セミナー受講や，他施設での研修を受け，その結果，当院でも導入することに成功した。

■まずはセミナーへ

US-PNBを学ぶにあたり，何から取りかかればよいのか悩んだ。教科書を読むだけではなかなか身につかない。そこで，てっとり早く知識を得るために，学会や企業主催で行われているUS-PNBセミナーを受講した。

そのなかでも富士フイルムソノサイト・ジャパン社のセミナーは充実していて，短時間で上肢，下肢，体幹という部位別のブロックの知識を体系的に得ることができた。さらに，モデルの身体にプローブを当てて，実際に超音波装置の操作ができた。講師に目標神経の描出のコツを教えてもらいながらプローブを当て，ほかの受講者と相談しながらどんどんプローブを動かし，神経を描出していく。ランドマークや解剖の重要さを再認識することができた。

このセミナーでの知識を一過性のもので終わらせないように，若手医師と勉強会も行った。お互いの身体にプローブを当てて神経描出の練習をしたり，ブタのブロック肉を使用して穿刺針描出の練習をしたりした。ブタ肉ブロックは，穿刺時の肉感や筋膜穿刺感を得ることができ，よりリアルな穿刺練習ができる。

■物品の準備

US-PNBを導入するにあたって，必要物品も揃えた。神経ブロック針，カテーテルなどの試供品を試し，ポータブル超音波装置のデモ器をいろいろと借りた。結局，新たに購入したのは2種類の穿刺針〔神経ブロック針（22ゲージ），Tuohy針（20ゲージ）〕とポータブル超音波装置であった。

■US-PNB導入へ

まずは，全身麻酔下での腹横筋膜面ブロック，腹直筋鞘ブロックを開始した。しばらくして，整形外科手術へも導入した。

以前は，当院での人工膝関節置換術（TKA）の麻酔法は，硬膜外麻酔＋全身麻酔であった。しかし近年，術前に抗血小板薬や抗凝固薬を内服している患者や，術後抗凝固療法を行う患者が増加しているため，硬膜外麻酔を併用しにくく，術後疼痛管理が難しい現状があった。しかも当院では，硬膜外麻酔後に硬膜外血腫が生じたTKA症例を経験したこともあり，整形外科医は硬膜外麻酔に対してかなり慎重になっていた。

そこでUS-PNB導入に先立って，整形外科医に末梢神経ブロックを受け入れてもらえるようにあらかじめ説明を行い，まずは，硬膜外麻酔が施行できないTKA症例に，単回大腿神経ブロック（FNB）を行うこととした。数症例に問題なく神経ブロックができた時点で，整形外科医は大腿神経のカテーテル留置も了解してくれた。これは本格的な導入に大きなチャンスである。しかし，筆者はカテーテル留置の経験がなく，実際どのように行っているかも見たこともなかった。そこで，宇部興産中央病院麻酔科にお願いして，カテーテル留置を研修させてもらうこととなった。

研修では，穿刺時の体位や超音波装置と患者と術者の位置など，一つ一つを確認しながら，穿刺からカテーテル留置までを指導してもらった。他施設で指導者のもとで研修を受け，アドバイスをもらいながら実践できたことが，自施設での実施にとても役に立った。そして，すぐそばに指導者がいて，そのもとで研修

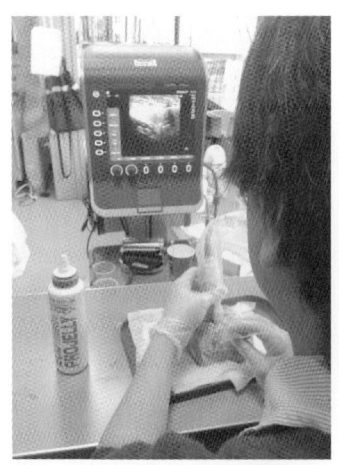

写真　ブタ肉を使った穿刺の練習

できることのありがたさを実感した。

■ カテーテル挿入開始！
　そして転倒事件

宇部興産中央病院の研修で得たノウハウを実践すべく臨んだ最初の症例は，TKAに対する坐骨神経ブロック＋持続FNBで，少し時間はかかったが，無事にカテーテル留置を終えた。術後鎮痛の状況もまずまずで，整形外科医の受け入れも良好だった。

しかし，TKAのブロック3例目で，術後転倒が発生してしまった。不測の事態に，筆者はどうしたらよかったのか，また今後どうすればいいのか，わからなかった。その時に相談したのが，Facebookのコミュニティ「超音波ガイド下末梢神経ブロックの小部屋」である。さまざまな施設の経験豊富な麻酔科医からいろいろな助言をもらった。

それらの助言から，新たなことを導入するにあたって，病棟看護師や患者への教育が不十分であったことを反省し，すぐに病棟勉強会を行った。病棟での術後管理，なかでも持続FNBの大腿四頭筋力低下による転倒防止が重要ということを，病棟のコメディカルと確認した。また，同時に患者教育にも力を入れた。それ以来，術前・術後診察で，毎日のように「一人で立つと転びます」と言い続けている。

その後，TKA以外の下肢手術，そして上肢手術へと，US-PNBの適応を広げていっている。

■ 今後の課題

◎院内での安全管理

US-PNBを当院に導入することはできたが，それを活用するためには，今後も院内で安全に施行していくことを心掛けていかねばならない。特に整形外科患者での転倒防止のための対策に重点を置きつつ，病棟勉強会を定例化し，病棟や主治医との連携を深めていく予定である。

◎麻酔科医への普及のために

US-PNBは，地域によって普及に差がある。しかし，その有用性から，今後，麻酔科医にとって必須のスキルになっていくであろう。次の若い麻酔科医世代への教育も少しずつ行っていく必要がある。そのなかで，まだまだ自分もスキルアップするための道を模索し続けていきたい。

（新屋 苑恵）

症例 19
下肢動脈バイパス術に対する末梢神経ブロック

合併症が多いほど威力を発揮する

本症例で行うブロック ▶▶ 大腿神経ブロック / 坐骨神経ブロック / 閉鎖神経ブロック

症例

75歳の男性。身長167 cm，体重63 kg。25年前から高血圧で降圧薬を内服中。20年前から2型糖尿病に対して経口糖尿病薬を内服していたが，5年前からインスリン療法を開始した。3年前から糖尿病性腎症に対する血液透析を受けている。3か月前に心不全をきたし，経皮的冠動脈インターベンション（PCI）を受けた。数日前から右足の指先にびらんが形成され，血管外科を受診した。血管造影で大腿動脈（浅大腿動脈）から広範な狭窄を認め，大伏在静脈を用いた大腿動脈－膝窩動脈バイパス術が予定された。

動画配信中
※ご確認いただくには，ページxのIDとパスワードが必要です。

【動画タイトル】
大腿神経ブロック
坐骨神経ブロック臀下部アプローチプレスキャン
閉鎖神経ブロック

詳しくはページx参照！

閉塞性動脈硬化症（ASO）の患者は，全身の動脈硬化を有しており，心臓，脳，腎臓などの重要臓器の血流を維持することが，合併症を最小限にするために重要である。しかし，麻酔を行うにあたっては，低心機能，出血傾向，維持透析など，全身麻酔時の重症加算に挙げられるような病態を有していることが多い。このような重度の術前合併症を多くもつ患者に対して，末梢神経ブロック peripheral nerve block（PNB）は非常に有効な方法である。

■術前評価

手術に際し，全身の精査が施行された。心機能評価として，経胸壁心臓超音波検査が施行され，左室駆出率35％で前壁領域に壁運動異常を認めたが，弁膜症は軽度であった。心筋負荷シンチグラムでも，同部位に再分布を認めない血流の欠損像を認めた。脳MRI検査では陳旧性のラクナ梗塞の散在が確認され，頸動脈超音波検査では右内頸動脈の狭窄も認めた。現在，維持透析は週3回であり，dry weightは63 kg程度で推移している。呼吸機能検査で異常は認めなかったが，50 mほど歩行すると足に痛みが出てしまうため，日常生活は制限されている。今までに鼠径部や膝窩部に手術の既往はない。

抗血小板薬を内服中だが，主治医からは，血栓症のリスクと出血のリスクを考慮したところ，血栓症のリスクのほうが高いため，継続したまま手術を行う予定であるとの相談を受けた。

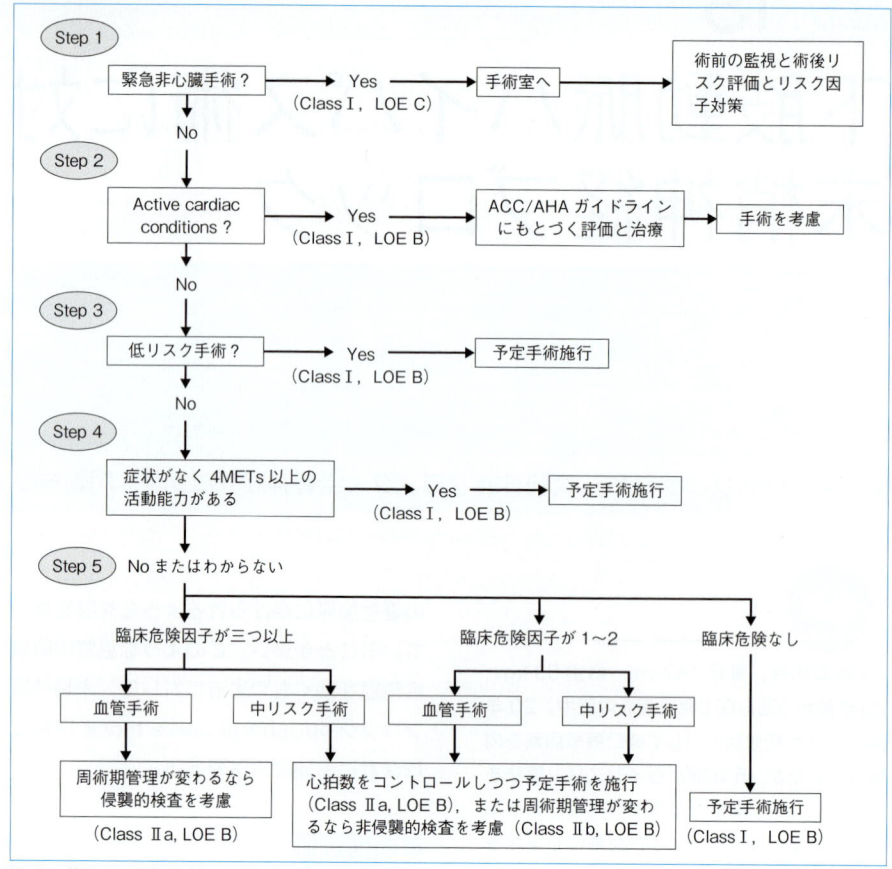

図1 非心臓手術患者の周術期心血管評価アルゴリズム
〔Fleisher LA, et al. ACC/AHA 2007 guidelines on perioperative cardiovascular evaluation and care for noncardiac surgery : a report of the American College of Cardiology/American Heart Association Task Force on Practice Guidelines (Writing Committee to Revise the 2002 Guidelines on Perioperative Cardiovascular Evaluation for Noncardiac Surgery). Circulation 2007 ; 116 : e418-99 より〕

■麻酔計画

麻酔法に関しては，まず全身麻酔と区域麻酔が選択肢として挙げられる。全身麻酔を施行するリスクとしては，低心機能による循環動態不安定，脳血管障害など，重大なものが多数挙げられる。周術期の心血管リスクを評価するために運動強度を把握したいところだが，ASO患者は，下肢病変を有するために不可能なことが多い。

2007年に再改訂された「非心臓手術のための周術期心血管系評価・管理ガイドライン」[1]には，非心臓手術患者の評価アルゴリズムがある（図1）。このアルゴリズムによれば，本症例は，「周術期管理が変わるなら侵襲的検査を考慮」となる。つまり，それくらい慎重な周術期管理が求められるということである。

本症例では，全身麻酔のリスクを避けるために，区域麻酔で管理する。近年，PNBで末梢血管バイパス術を安全に施行したという報告[2〜4]が散見される。しかし，適応を考慮するためには，まず術式・手術部位についての理解が必要である。

◎大腿動脈-膝窩動脈バイパス術

大腿動脈-膝窩動脈バイパス術は，内科治療でも改善が不十分な高度狭窄症例で適応となる[5]。閉塞部位と吻合部位によって，グラフトとして人工血管を用いるか，自家静脈を用いるかが変わる。

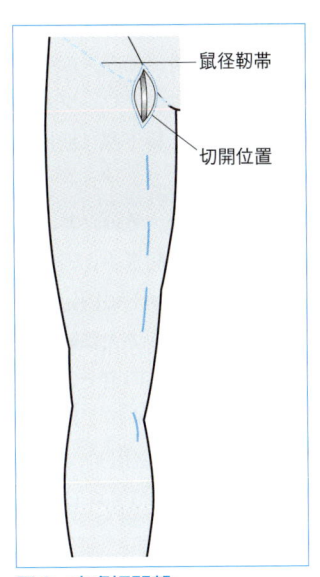

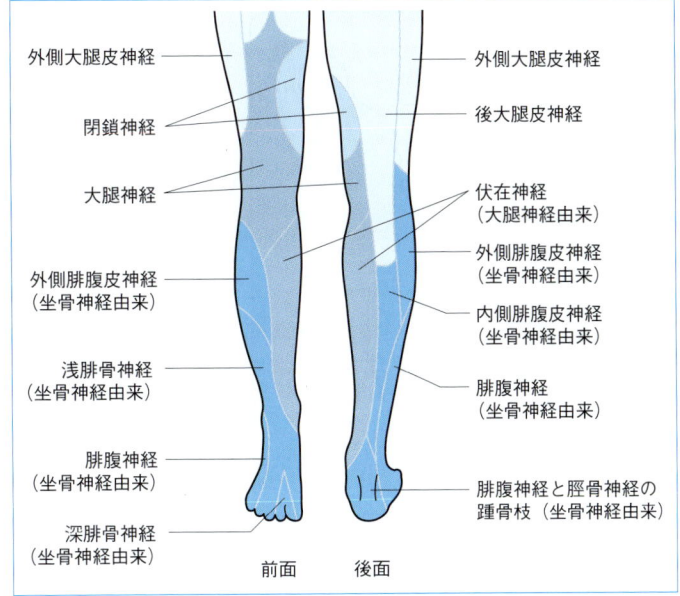

図2　皮膚切開部

図3　下肢の神経支配

吻合部分が膝より末梢の場合は，自家静脈を用いたほうが長期成績に優れている[6]。膝上の吻合の場合は，人工血管も自家静脈と同等の開存率[7]だが，良好な自家静脈が第一選択となる。そのため，本症例では大伏在静脈がグラフトとして選択される。上肢の静脈採取なども不必要であるため，皮膚切開部位は図2のようになる。

手術が長時間となり，患者の苦痛が強いと予測される場合や，グラフト採取が上肢にも及ぶ場合などは，全身麻酔を選択するが，皮膚切開部位が限定されており，患者の協力を得られる場合には，PNBのみで完遂することが可能である。本症例は，抗血小板薬の休薬をしないため，脊髄くも膜下麻酔や硬膜外麻酔は適応から外れる。また，深部のブロックである腰神経叢ブロックや傍仙骨部の坐骨神経ブロック sciatic nerve block（SNB）も脊髄くも膜下麻酔や硬膜外麻酔（neuraxial block）の基準にもとづいて施行すべき[8]と考えられるため，適応外となる。

■ブロックの範囲と選択

皮膚切開部位だけを見ると，大腿神経支配領域が大部分を占める（図2，3）。大腿神経ブロック femoral nerve block（FNB）に，大腿内側上部に対する閉鎖神経ブロックを追加し，SNBも加えれば，膝窩の皮膚切開部位もカバーできる。これらのブロック効果が得られても鎮痛が困難なのが，鼠径部分（腸骨鼠径神経領域と陰部大腿神経大腿枝領域）の皮膚切開部位である。下位胸椎の傍脊椎ブロックでこの部分の鎮痛を得られたという報告[9]もあるが，深部のブロックと判断し，選択しない。旭川医科大学病院（以下，当院）では，執刀医に依頼して浸潤麻酔で鎮痛を得ている。

SNBの施行部位として，臀下部アプローチと膝窩アプローチが挙げられるが，大腿部の深層まで手術操作が及ぶことを考えると，臀下部アプローチのほうがよいだろう。ただし，技術的には膝窩アプローチのほうが容易であること，臀下部アプローチの場合，まれに坐骨神経に接する動脈を認めることなどから，抗血小板薬内服中の本症例に対して，どちらのアプローチを選

図4 SNB臀下部アプローチの配置

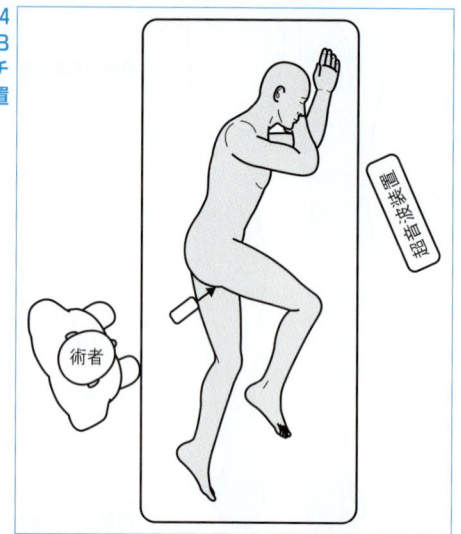

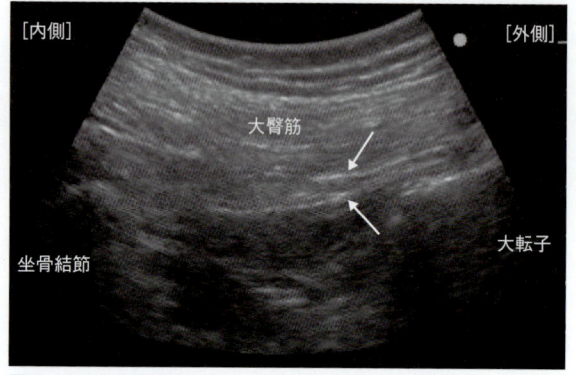

図5 SNB臀下部アプローチのプレスキャン画像
矢印に挟まれている高エコー性の像が坐骨神経。

れる。歩行が困難なASO患者は，臀部や大腿背側の筋肉が痩せているため，容易に触れることが多い[*1]。坐骨結節と大転子を結んだ直線上にコンベックスプローブを当て，同一画面に描出する。臀下部は曲線を描いているため，コンベックスプローブの固定に難渋することが多い。そのため，プローブを保持している側（利き手と逆側）の肘を自分の体幹またはベッドに固定することを心掛ける。画面の中間で大臀筋の深層に高エコー性の坐骨神経が同定できれば（図5），神経刺激も併用し，神経ブロック針（22ゲージ，100 mm）を用いて，外側から平行法で刺入し，0.25％ロピバカイン20 mLを投与する。

◎ FNB

FNBを行うために，患者を仰臥位に戻して（図6），大腿部を広く消毒し直す。鼠径靱帯レベルでプローブを当てると，大腿動脈の外側に高エコー性の大腿神経を描出できる（図7）。外側から平行法でSNBと同じ針を用いて刺入し，0.25％ロピバカイン15 mLを投与する。術野と近接する部分なので，清潔操作にはより一層の注意が必要である。

◎ 閉鎖神経ブロック

FNBと同じ体位（図6）で，プローブをより内側へ向ける。すると長内転筋，短内転筋，大内転筋と恥骨筋に囲まれた閉鎖神経の前枝と後枝が同定できる（図8）。平行法で大腿外側から同じ神経ブロック針を刺入し，神経刺激も併用して薬液を注入する。このとき，刺入部近傍に大腿動静脈が走行するため，血管穿刺には十分に注意する。0.25％ロピバカインを前枝と後枝へ，それぞれ5 mLずつ計10 mL投与してブロック手技は完了とする。

■麻酔の実際

必ずSNBから始め，すべての手技が終了

[*1] この時点で同定不可能であれば，膝窩アプローチへ変更したほうが成功率は上がる。

択するかは，各麻酔科医の判断となる。

SNB臀下部アプローチに不慣れな場合は膝窩アプローチを行い，大腿部の深部操作で万一疼痛が出現した場合は，フェンタニルの少量投与＋浸潤麻酔を追加することで，手術継続が可能となる。

■ブロックの実際

◎ SNB臀下部アプローチ

患者の入室後，末梢静脈路を確保した後，ブロック側を上とした側臥位（図4）とする。ややSims位に近くなるように，上側の脚を前へ倒す。鎮静薬としてミダゾラム1 mgとフェンタニル50 μgを投与する。

まず，体表部から坐骨結節と大転子を触

したら冷覚試験を施行する。

0.25％ロピバカインでのSNBの効果発現時間には，30分程度かかる。その間にFNBと閉鎖神経ブロックを行う。この時間を待つことが困難な施設では，声門上器具などを使用した全身麻酔を併用すべきであるが，当院ではブロック施行後に血管外科医による下肢動脈・静脈超音波検査が開始されるため，ブロック手技終了後，執刀までに約30分程度を要する。効果発現後，ミダゾラム（1～2 mg）やプロポフォール〔標的濃度調節持続静注（TCI）で1 μg/mL〕で鎮静を行う。

ブロック効果が十分に得られれば，循環動態の変動はほとんどないが，血管の操作時に思いもよらない出血が生じることがある。3時間を超えるような長時間手術の場合や腎性貧血がある場合，または心機能が著しく低下している場合は，観血的動脈圧をモニタリングする。虚血性心疾患やASOといった基礎疾患がある場合は，末梢臓器への酸素供給を保つために，積極的に輸血を施行することが多い。

PNBの効果は，約12～20時間程度は継続する。バイパス手術自体は，体表の手術であるため，術後疼痛管理に難渋することは少ない。適宜フルルビプロフェン アキセチルの静注などを使用することで，良好にコントロールできることが多い。術後痛が強い場合は，足先の虚血によることが多く，その場合は，あらためてカテーテルを挿入し，SNBを行う。

術後経過
手術時間は3時間30分であったが，循環動態の変動は最小限で，疼痛もなく帰室した。

■ **本症例のポイント**
ASO患者は，多くの術前合併症をもっていることがよくある。全身麻酔も不可能ではないが，PNBで良好に管理した場合，全身麻酔と比較すると非常に安定した循環

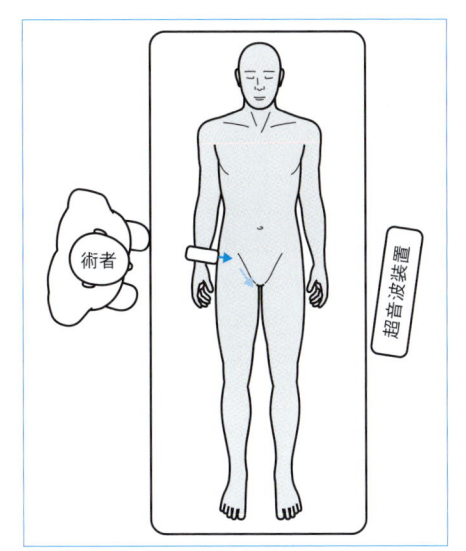

図6 FNBおよび閉鎖神経ブロックの配置
矢印はFNBから閉鎖神経ブロックへのプローブの動きを表す。

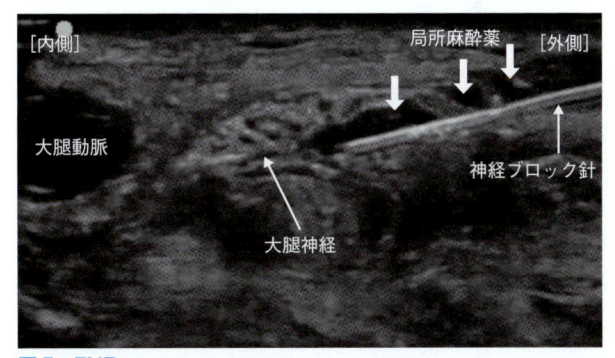

図7 FNB

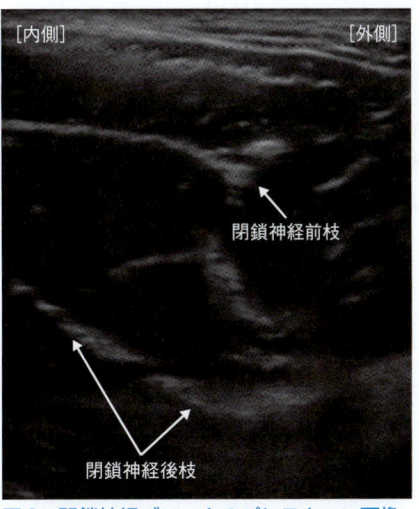

図8 閉鎖神経ブロックのプレスキャン画像

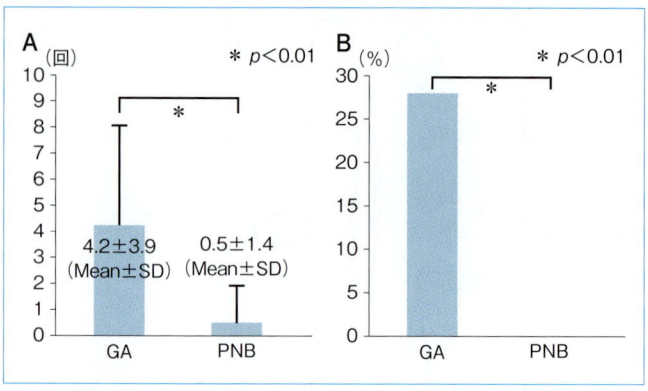

図9　デブリドマン時の検討
A：昇圧薬使用頻度，B：循環作動薬使用頻度
GA：全身麻酔で管理（$n=25$），PNB：FNB+SNBで管理（$n=39$）

コラム

尿道カテーテル留置について

PNBで手術を完遂する場合，尿道カテーテル留置の適応にも気を配る必要がある。透析患者で自尿がない場合は留置しないが，術野とも近いため，自尿がある場合はカテーテル留置が必要である。しかし，本症例のような場合は，会陰部の鎮痛を得ることはできない。大腿動脈-膝窩動脈バイパス術後の男性患者に「一番辛かったことは何だったか」と聞いたところ，「おしっこの管が辛かった」と言われたことがある。カテーテルが原因で不穏をきたす場合もある。挿入時はもちろんのこと，帰室後も気にとめておきたい。

筆者らは，尿道カテーテル挿入時に，ミダゾラムやプロポフォールといった鎮静薬の追加投与と，フェンタニル25〜50μgの追加投与で刺激を取り除いている。

動態を得ることができる。当院での検討では，足部のデブリドマンを受けるASO患者の麻酔を全身麻酔とPNBで比較したところ，術中の昇圧薬使用頻度も循環作動薬使用頻度も，ともにPNB群のほうが有意に少なかった（図9）。

ただし，末梢動脈バイパス術は，術中所見などで術式の変更などが起こり得る。手術が長時間に及ぶ場合や，足背動脈より遠位の細い動脈へのバイパス術の場合は，全身麻酔で安静を保ち，中心静脈路を確保のうえ，積極的に動脈還流を保つために，プロスタグランジンの持続静注が必要となる。柔軟に対処する姿勢が必要である。

術前合併症の多い患者であればあるほど，PNBの有用性が示せる。積極的にPNBで管理してみてほしい。

（小野寺 美子）

文 献

1. Fleisher LA, Beckman JA, Brown KA, et al. ACC/AHA 2007 Guidelines on Perioperative Cardiovascular Evaluation and Care for Noncardiac Surgery：Executive Summary：A Report of the American College of Cardiology/American Heart Association Task Force on Practice Guidelines (Writing Committee to Revise the 2002 Guidelines on Perioperative Cardiovascular Evaluation for Noncardiac Surgery). Circulation 2007；116：1971-96.
2. Yazigi A, Madi-Gebara S, Haddad F, et al. Combined sciatic and femoral nerve blocks for infrainguinal arterial bypass surgery：a case series. J Cardiothorac Vasc Anesth 2005；19：220-1.
3. 村山直充，藤村直幸，辛島裕士ほか．重症慢性閉塞性肺疾患患者の大腿-膝窩動脈バイパス術を超音波ガイド下神経ブロックで行った1例．臨麻 2011；35：1565-6.
4. Yazigi A, Madi-Jebara S, Haddad F, et al. Combined sciatic, femoral and obturator nerve blocks for an infra-inguinal arterial bypass graft surgery. Acta Anaesthesiol Scand 2009；53：138-9.
5. Norgren L, Hiatt WR, Dormandy JA, et al. Inter-Society Consensus for the Management of Peripheral Arterial Disease (TASC II). J Vasc Surg 2007；45 (Suppl S)：S5-67.
6. Albers M, Battistella VM, Romiti M, et al. Meta-analysis of polytetrafluoroethylene bypass grafts to infrapopliteal arteries. J Vasc Surg 2003；37：1263-9.
7. de Vries SO, Hunink MG. Results of aortic bifurcation grafts for aortoiliac occlusive disease：a meta-analysis. J Vasc Surg 1997；26：558-69.
8. Horlocker TT, Wedel DJ, Rowlingson JC, et al. Regional Anesthesia in the Patient Receiving Antithrombotic or Thrombolytic Therapy. Reg Anesth Pain Med 2010；35：64-101.
9. Basagan-Mogol E, Turker G, Yilmaz M, et al. Combination of a psoas compartment, sciatic nerve, and T12-L1 paravertebral blocks for femoropopliteal bypass surgery in a high-risk patient. J Cardiothorac Vasc Anesth 2008；22：337-9.

症例 20
大腿切断術に対する下肢神経ブロック

ブロックの真髄は全身状態不良患者にあり

本症例で行うブロック ▶▶ **症例A**：坐骨神経ブロック傍仙骨アプローチ／大腿神経ブロック／閉鎖神経ブロック／外側大腿皮神経ブロック，**症例B**：腰神経叢ブロック／坐骨神経ブロック傍仙骨アプローチ

症例A

92歳の女性。身長140 cm，体重38 kg。認知障害のため特別養護老人ホームに入所中で，日常生活動作（ADL）は介助にて車椅子移動ができる程度であった。約1週間前から左足関節遠位の下肢の発赤腫脹があり，左下肢閉塞性動脈硬化症の診断にて，緊急で左大腿切断術が予定された（図1）。壊死は足関節部位近位までであったが，全身状態が不良であることを考慮して，皮膚癒合が確実な大腿での切断が予定された。

大腿切断を余儀なくされる患者は，閉塞性動脈硬化症（ASO）の末期や重症下肢感染症など，全身状態が不良なことが多い。重篤な循環系，代謝系の異常を合併している症例が多く，麻酔計画にも特に細心の注意が必要となる。筆者は，そのような全身状態不良の患者に施行する確実な末梢神経ブロックにこそ，神経ブロックの真髄が発揮されると考えている。ここに全身状態が重篤であった2症例を提示する。

■術前評価

意識状態は，Glasgow coma scale（GCS）でE4V3M4の計11点。軽度の認知障害があり，活動性は低下していた。NYHA分類[*1] III度，Hugh-Jones分類V度，運動耐容能2METs以下。慢性気管支炎，心房細動，慢性心不全，慢性腎機能低下，貧血，低栄養を合併している。

　胸部X線写真では，加齢に伴う間質性肺炎，肺気腫の所見があり，心胸郭比（CTR）は48％であった。喘鳴が口元で確認でき，聴診で下肺野に連続性ラ音が聴取された。痰は少なく，酸素化能は，空気呼吸下で経皮的動脈血酸素飽和度（SpO$_2$）

[*1] New York Heart Associationの心機能分類。

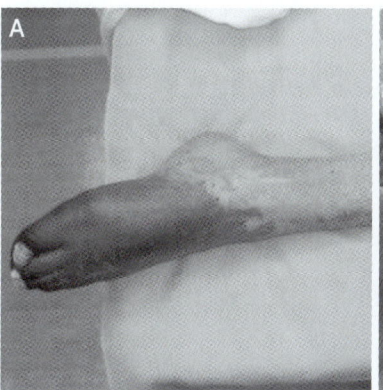

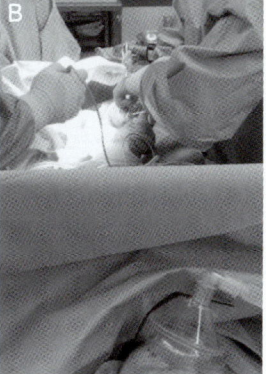

図1　壊死した左下腿（A）と手術風景（B）
マスクは，酸素（3 L/min）のみを投与する。

88～92％程度であった。心電図所見は高電位，心房細動で心拍数は50～70 bpm。脳性ナトリウム利尿ペプチド（BNP）は約1500 pg/mL。以前の心臓超音波検査では，大動脈弁狭窄（II度）と記載があった。血液・凝固能検査では白血球数15200/μL，ヘモグロビン7.2 g/dL，血小板数12万/μL，プロトロンビン濃度（PT）65％，プロトロンビン時間国際標準比（PT-INR）1.4，活性化部分トロンボプラスチン時間（APTT）36秒（正常値：24～32）。肝細胞障害はなく，腎機能クレアチニン濃度〔（Cre）3.6 mg/dL〕は，半年前の検査より悪化していた。C反応性タンパク質（CRP）12.4 mg/dLであった。

以上から，ASA-PSは4Eと判定する。脊髄くも膜下麻酔や全身麻酔は，術中術後の合併症が危惧されるため，末梢神経ブ

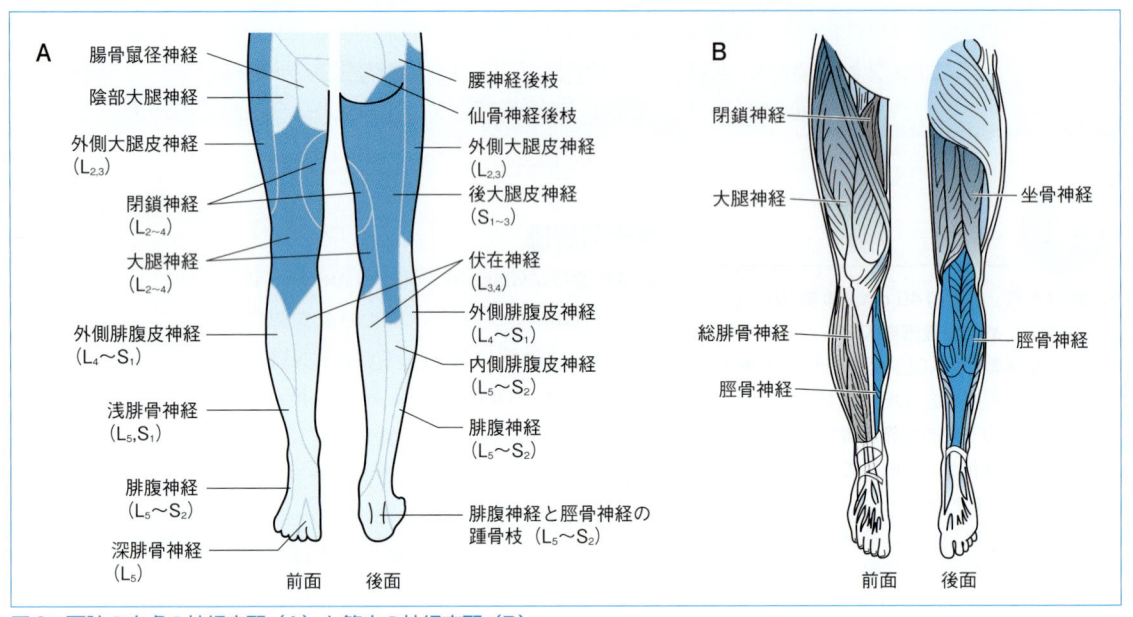

図2 下肢の皮膚の神経支配（A）と筋肉の神経支配（B）

コラム1

下肢切断部位と神経ブロックの施行部位

下肢切断の位置により，必要な神経ブロックも異なる（**表A**）。また，虚血に伴う下肢切断の場合，多くはターニケットを必要としないが，腫瘍や感染などの診断による下肢切断時にはターニケットが必要なため，末梢神経ブロック単独での手術は時間的な制約も受ける。90分を超える駆血が必要な場合は，末梢神経ブロック単独ではその不快感（ターニケットペイン）を取ることができないため，全身麻酔の併用が必要となる。

切断部位	ブロックが必要な神経と部位				
	大腿神経	坐骨神経	後大腿皮神経	外側大腿皮神経	閉鎖神経
大腿	腰神経叢 鼠径溝	傍仙骨～臀下部近位	傍仙骨～臀下部近位	腰神経叢 鼠径靭帯下	腰神経叢 鼠径溝遠位
膝関節	腰神経叢 鼠径溝	傍仙骨～臀下部近位	傍仙骨～臀下部近位	鼠径靭帯下または必要なし	腰神経叢 鼠径溝遠位
下腿 (trans-tibial)	鼠径溝 縫工筋下	傍仙骨～臀下部近位	（傍仙骨～臀下部近位）*	—	—
足関節	縫工筋下	膝窩	—	—	—
足先端	縫工筋下 傍伏在静脈	膝窩	—	—	—

表A 下肢切断部位によるブロック施行部位
＊：切断レベルによる．—：ブロック必要なし

ロック単独での麻酔が最善と判断した。

■ ブロックの範囲と麻酔計画

大腿切断の手術手技は，まず動静脈，大腿神経，坐骨神経を切断して骨を切断，次に外側大腿屈筋群を切断端外側に，内側大腿屈筋群と内転筋群を切断端内側に固定する。最後に四頭筋を前面から覆って固定し，後側の皮膚を持ち上げて切断面を覆う[1,2]。

ブロックが必要な神経は，皮膚前側（大腿神経），外側（外側大腿皮神経），内側（閉鎖神経），背側（後大腿皮神経）であり，筋肉および大腿骨膜に関しては，大腿神経と坐骨神経が関与している（図2）。

本症例の麻酔計画は，下肢を支配するすべての神経を確実にブロックすることを考え，①傍仙骨部（メモ）での坐骨神経ブロック sciatic nerve block（SNB），②鼠径溝遠位での大腿神経ブロック femoral nerve block（FNB），③鼠径溝遠位での閉鎖神経ブロック（前枝，後枝とも），④上前腸骨棘付近での外側大腿皮神経ブロックを計画する（表1）。4か所でのブロックを行うことになり，患者の体格が小さいため，局所麻酔薬中毒の発現にも注意深い観察が必要である。

■ ブロックの実際

まず，側臥位で神経刺激を併用して，SNB傍仙骨アプローチを行う。コンベックスプローブを用いるが，患者の体格から考えると，皮下3 cm程度で鮮明に神経が描出されるだろう。しかし，神経刺激への反応性が悪く，超音波画像では，針先端が神経に接触しているにもかかわらず，低刺激では腓腹筋の収縮を認めないことがある（コラム2）。局所麻酔薬の投与量を減らす目的と，ブロック効果の発現を短時間にする目的もかねて，絶縁神経刺激針（22ゲージ，80 mm）の先端を坐骨神経内に刺入して，1.5％リドカインを注入する※。

次に仰臥位とし，リニアプローブを用い

手順	ブロック対象神経（ブロック部位）	投与局所麻酔薬	投与量
1	坐骨神経（傍仙骨）	1.5％リドカイン	12 mL
2	大腿神経（鼠径溝遠位）	0.75％レボブピバカイン	10 mL
3	閉鎖神経前枝・後枝（鼠径溝遠位）	1％リドカイン	3.5 mL＋3.5 mL
4	外側大腿皮神経（上前腸骨棘付近）	1％リドカイン	3.0 mL

表1 症例Aで行う末梢神経ブロックと局所麻酔薬の投与量

メモ

大腿後部の皮膚感覚を司る後大腿皮神経は，坐骨神経や下臀神経とともに梨状筋下孔から骨盤外に出た後に，すぐに坐骨神経から離れ，大臀筋の下縁から皮下に現れる。そのため，臀下部（臀部）でのアプローチでは，後大腿皮神経の効果が不十分となる確率が高く，傍仙骨部周囲でのブロックが適当である。

※編者注
下肢切断術では，神経が切断されるため，神経ブロックによる神経損傷に注意を払う必要がない。下肢切断術以外の手術では，神経内注入は神経損傷の危険があるので，行ってはならない。

コラム2

神経伝達速度の低下

本稿のもとにした症例では，どちらも神経刺激における反応性筋収縮を認める最小電流値が高値であった。神経伝達速度を低下させる要因を列挙する（表B）。

下肢切断症例は，糖尿病によるニューロパチーや血流障害を合併している場合が多い。そのため，組織学的変化や機能的変化で長い神経である下肢の神経伝達速度は遅くなる[4]。また，そのような症例は，術後痛も弱い可能性がある。

組織学的・形態学的変化	軸索の変形変性 　圧迫などによる軸索の変形・変性（先細り） 脱髄変性 神経接合部の変位・変性 再ミエリン化の神経（再髄鞘形成） 神経腫瘍
機能的変化	低温 炎症 軸索の過分極または脱分極

表B 神経伝達速度が低下する要因

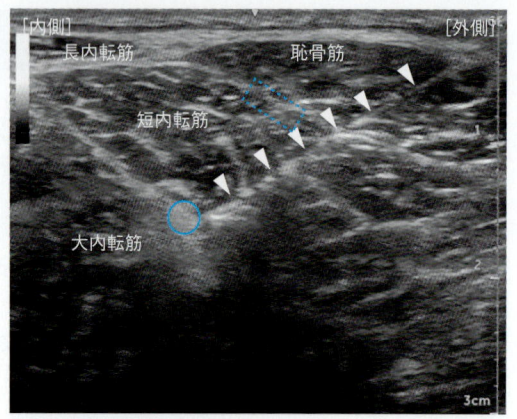

図3 閉鎖神経前枝後枝ブロック
大腿内側，鼠径溝から3 cm 遠位側。閉鎖神経前枝は鼠径溝付近では恥骨筋と短内転筋間を，鼠径溝から遠位側（足側）になると長内転筋と短内転筋間を走行する。後枝は短内転筋と大内転筋間を閉鎖動脈と並走する。この写真では針先端は短内転筋と大内転筋間の閉鎖神経後枝の部位にある（○部）。針通過点の恥骨筋と短内転筋の筋膜間（破線部）に前枝が位置するが，この画像では神経の確認はできない。
▽：神経ブロック針

て，鼠径溝でのFNBを，神経刺激は併用せずに平行法で行う。その内側で，閉鎖神経ブロック（前枝，後枝）を神経刺激を併用して行う（図3）。最後に，ランドマーク法で上前腸骨棘周囲に，局所麻酔薬を注入して，外側大腿皮神経をブロックする。

■麻酔の実際

ブロック手技終了から20分程度経過後に，効果の確認を目的として，無鉤鉗子で大腿前面，内側，外側，後面の4か所をゆっくりと軽く把持してみる。患者が疼痛を訴えることがなければ，神経ブロック単独で手術可能と判断する。執刀時にフェンタニル25μgをゆっくりと追加投与して，切断術を開始する。酸素3 L/min をマスクで投与して，SpO₂ は95％を維持する。

症例経過

鎮静・鎮痛目的で，ブロック開始前にフェンタニル25μgを投与したが，一瞬苦悶様顔貌が見られた。坐骨神経内に1.5％リドカインを注入したが，注入抵抗はなかった。12 mL を投与した時点で神経束が数個に分かれ，また全周性に局所麻酔薬も分布したため，注入を終了した。側臥位にしてから，すべてのブロック手技終了まで約25分程度を要した。ほかの麻酔薬は使用せずに，手術は1時間40分で終了した。術後は，状態のさらなる悪化は生じなかった。翌日朝から，介助を受けながら食事を摂取した後，ロキソプロフェン60 mg を内服したが，術後痛を強く訴えることはなく，ほかの鎮痛薬は使用しなかった。全身状態の悪化もなく，術後5日目には施設に退院となった。

症例B

54歳の男性。身長171 cm，体重63 kg。左下腿壊死性筋膜炎の診断にて，緊急で左大腿切断術が予定された。患者は術中の入眠を希望している。

■術前評価

意識状態は清明。NYHA 分類Ⅲ度，運動耐容能3METs。高血圧，虚血性心疾患，陳旧性心筋梗塞，2型糖尿病，慢性腎不全（透析週3回）を合併している。

下肢には膝上大腿中部まで皮膚の発赤が認められた。白血球数22400/μL，CRP 29.0 mg/dL と，感染に伴う重篤な検査異常所見を認めた。経胸壁心臓超音波検査では，左室駆出率（LVEF）は23.6％で，全般的な高度壁運動低下を認める（図4）。

以上から，ASA-PS は4E と判定する。当日までアスピリンを内服していた。大腿中部までの感染が明らかであることから，大腿部（鼠径部も含め）でのブロックは不適切と判断する。

■ブロックの範囲と麻酔計画

感染部に近い鼠径溝～大腿でのブロックは不適切なため，腰神経叢ブロックとSNB傍仙骨アプローチを行うことにする。どちらのブロックも，超音波ガイドと神経刺激を用いたdual guide で施行する。また，患者から術中に「眠りたい」という希望が

あった．腎不全を考慮して，吸入麻酔薬（セボフルラン）による全身麻酔を行う．導入もセボフルランで緩徐導入を行う．

■ ブロックの実際

側臥位でコンベックスプローブを用いて，腰神経叢の深さを確認した後，神経刺激を併用して，外側から平行法で絶縁神経刺激針（22 ゲージ，80 mm）を刺入する．刺激電流は 2.0 mA とする．大腿四頭筋の収縮を認めたら，刺激電流を低下させて，0.2〜0.5 mA で反応が見られた部位に，1.5%リドカイン 20 mL を投与する．

次に，傍仙骨部からの SNB を行う．2.0 mA で神経刺激をしながら，同じ針を刺入する（図5）．足関節の底屈もしくは背屈を認めたら，刺激電流を減じていき，0.2〜0.5 mA で反応があった部位に 2%リドカイン 10 mL と 0.75%ロピバカイン 5 mL を混合した薬液を注入する．筋収縮は投与開始後すぐに消失する．

ブロック手技終了後，仰臥位として，ブロック効果を 10 分後に判定し，十分な効果を認めたら，手術は可能である．

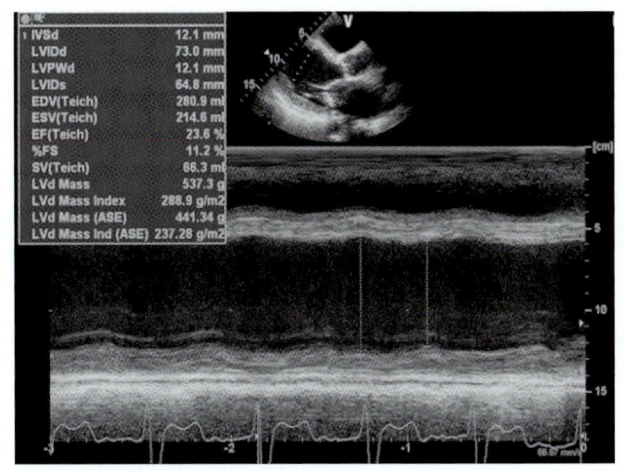

図4　重篤な心機能低下を認める経胸壁心臓超音波検査像

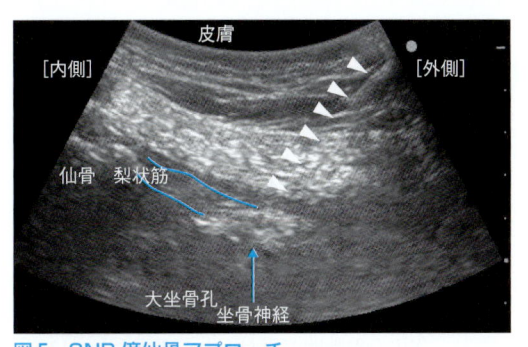

図5　SNB 傍仙骨アプローチ
大臀筋の深部に坐骨神経が明瞭に確認できる．この症例では大臀筋のエコー輝度が高い．
▽：神経刺激針．進行が彎曲している．

■ 麻酔の実際

ブロック終了後，セボフルランにてマスクによる緩徐導入を行う．50%酸素と 1.2〜1.6%セボフルラン吸入で，自発呼吸温存のマスク全身麻酔を行う．

症例経過

ブロック手技終了後の効果判定で，膝の屈曲はわずかしかできなかったが，大腿外側部の感覚は鈍化していなかった．15 分後には，大腿外側部を除いたすべての皮膚感覚が鈍化していた．腰神経叢ブロックの効果が，外側大腿皮神経支配領域で不十分と判断し，ランドマーク法で上前腸骨棘周囲の部位に 1%リドカイン 5 mL の追加投与を行った．投与後 5 分で，徐々に大腿外側部の感覚の鈍化が生じたので，ブロック手技は終了とした．1 時間 45 分で手術は終了した．麻酔時間は 1 時間 57 分．その間，心拍数 98〜108 bmp，収縮期血圧は 110〜130 mmHg で安定しており，覚醒もすみやかであった．覚醒時の痛みはなかった．

術後は，帰室 4 時間後（ブロック終了約 6 時間後）からブロック効果が減衰，痛みが強くなる前に，フェンタニル 25 µg/hr の静脈内持続投与を開始した．ブロック後 7 時間で痛みは数値的評価スケール（NRS）4/10 であり，この時点が最高であった．8 時間後からは，ほかの鎮痛薬を必要とせず，まったく痛みを訴えることなく経過した．

■ 2 症例のポイント

大腿切断術の場合，本稿で使用した神経ブロックが活用されることが多い．症例 A は，画像上神経内に針が入っている状態（神経

コラム3
術後の持続神経ブロック

多くの下肢切断症例は虚血や感染と同時に糖尿病を合併しており，持続ブロックの適応には慎重な判断が必要である．しかし頻度は少ないが，腫瘍の診断で下肢切断を余儀なくされる症例もある．下肢切断を全身麻酔のみで行った場合の術後痛は激痛であり，持続硬膜外麻酔や持続神経ブロックによる鎮痛が必要となる．

最近では，幻肢痛予防として，切断直前に切断する神経内へ直接局所麻酔薬を注入することも行われている．しかし，神経切断部よりも近位の神経が切断部の感覚を司っているため，創部痛の緩和はできない．大腿から膝関節での切断では，持続FNBが術後疼痛管理のよい適応となるが，幻肢痛予防としてはSNBを併用することも勧めたい．坐骨神経を有効に長時間ブロックすることが，幻肢痛の対応にも有効であるといわれている[5,6]．そのため，切断した坐骨神経周囲に術中にカテーテルを留置する持続SNBも行われている．

内注入）で，局所麻酔薬を注入した．神経上膜内の注入においても，注入抵抗が弱い場合には，神経周膜内には針先端が位置していないと考える．神経内注入は，神経の部位によっては神経学的合併症を生じず，作用発現時間が早かったと報告されている[3]．神経ブロックで用いる針は先端が鈍なため，疎な結合組織の神経上膜は貫けても，神経周膜を穿通する可能性は少ないと考えられる．

2症例とも全身状態が重篤なため，術後に持続神経ブロック（コラム3）による疼痛管理は行わなかった．また，ブロックで使用する薬物および濃度にはいろいろな用法がある．今回，症例Aでは即効性を考えてSNBに1.5％リドカインを使用した．長時間の除痛も考えると，長時間作用型局所麻酔薬の高濃度投与も一法である．

（野村 岳志）

文 献

1. Persson B. Lower limb amputation. Part 1：Amputation methods—a 10 year literature review. Prosthet Orthot Int 2001；25：7-13.
2. Konduru S, Jain AS. Trans-femoral amputation in elderly dysvascular patients：reliable results with a technique of myodesis. Prosthet Orthot Int 2007；31：45-50.
3. Hara K, Sakura S, Yokokawa N, et al. Incidence and effects of unintentional intraneural injection during ultrasound-guided subgluteal sciatic nerve block. Reg Anesth Pain Med 2012；37：289-93.
4. Burke D, Kiernan MC, Bostock H. Excitability of human axons. Clinical Neurophysiology 2001；112：1575-85.
5. Madabhushi L, Reuben SS, Steinberg RB, et al. The efficacy of postoperative perineural infusion of bupivacaine and clonidine after lower extremity amputation in preventing phantom limb and stump pain. J Clin Anesth 2007；19：226-9.
6. Borghi B, D'Addabbo M, White PF, et al. The use of prolonged peripheral neural blockade after lower extremity amputation：the effect on symptoms associated with phantom limb syndrome. Anesth Analg 2010；111：1308-15.

症例 21
小児の腹腔鏡下鼠径ヘルニア手術に対する腹直筋鞘ブロック

成人との違いも踏まえて臨む

本症例で行うブロック ▶▶ （乳幼児を対象とした）腹直筋鞘ブロック

症例

8か月の女児。身長68.0 cm，体重7.0 kg。1か月健診時に，silk signが認められ，右鼠径ヘルニアと診断された。6か月時には卵巣滑脱も疑われたため，早期の外科手術が必要と判断され，腹腔鏡下経皮的腹膜外ヘルニア閉鎖術 laparoscopic percutaneous extraperitoneal closure（LPEC）が計画された。特記すべき既往はなかった。

昭和大学横浜市北部病院（以下，当院）では，以前はLPECの麻酔をフェンタニル併用のセボフルラン麻酔で行い，アセトアミノフェン坐薬を麻酔中に投与していた。しかし，術後にポート挿入部である臍部の強い痛みがあったため，小児外科医と協議して，腹直筋鞘ブロック rectus sheath block（RSB）[1〜4] を全身麻酔に併用することにした。これが，当院で小児の体幹神経ブロックを積極的に導入する契機となった。

■術前評価

出生状況および成長過程に異常はなく，全身状態は良好であった。

■ブロックの範囲と麻酔計画

LPECのポートの配置は施設により異なるため，位置に応じた神経ブロックが必要である。当院で行われているLPECにおけるポート類の配置を示す[5]（図1）。本症例では臍周囲に分布する第10胸神経（T_{10}）前枝を遮断することを目的にRSBを選択する。筆者は，体幹神経ブロックは全身麻酔導入後，執刀前に実施している。本症例

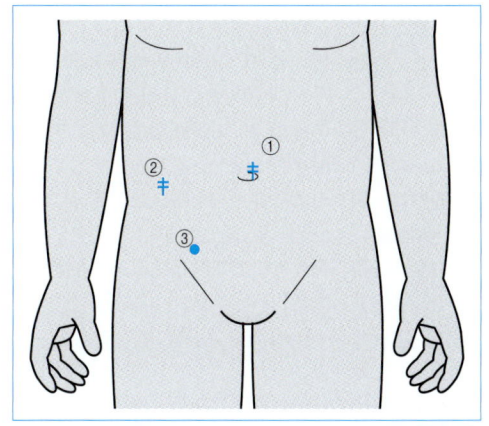

図1　右が患側の場合のLPECのポート類の配置例
創の部位と大きさは，①臍部3 mm，②側腹部3 mm，③（患側の）鼠径部1 mm。

でも，セボフルランによる全身麻酔導入後に，超音波ガイド下RSBを行うこととする。

気腹による腹膜刺激に対しては，フェンタニルの投与で対処することにする。ポート挿入を容易にするために，執刀医が創部に浸潤麻酔をして皮膚膨隆を作ることがある。その投与量も考慮して，RSBでの局所麻酔薬の使用量は極量より少なくなるように注意する。

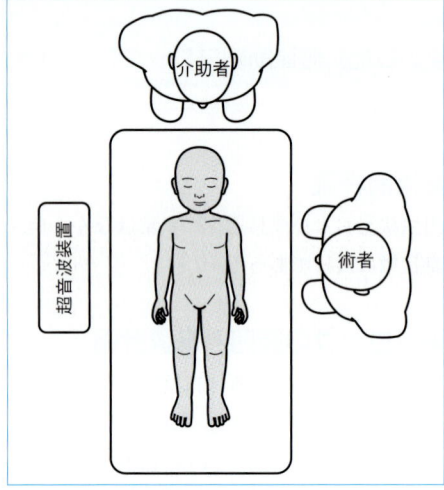

図2　術者，介助者の立ち位置

■ブロックの実際

◎準備するもの

0.5%クロルヘキシジン，綿球，薬杯，鉗子，滅菌手袋，注射針（ショートベベル，23ゲージ，60 mm），細い延長管（1 m），プローブカバー，滅菌ゼリー，超音波装置（10 MHz，リニアプローブ），0.25%ロピバカイン7 mL（1 mL/kg）を用意する。

◎体位

仰臥位とする。術者は患児の左側に立ち，超音波装置の画面が術者に正対するように患児の右側に配置する。介助者は患児の頭側に立つと，局所麻酔薬の注入や超音波装置の位置調整がしやすい（図2）。

◎手術台や超音波装置のセッティング

手技を行う際の姿勢が，手技の安全性に影響するので，手術台や超音波装置の位置や高さのセッティングは重要である。手術台は術者の臍の高さに調整して，両肘を手術台に置き，手を患児の腹部に軽く置く。超音波装置は，術者の視線が上下に大きく移動することなく，穿刺部位と画面ができるだけ同じ視野に入るように，画面の高さを調整する。

◎プレスキャン

上記の設定を終了後に，以下の手順でプレスキャンを行う。

①臍周囲で腹直筋横断面像を描出し，腹直筋，腹直筋鞘前後葉を確認する（図3）。
②腹直筋横断面像を描出したまま，尾側にスキャンしていくと，上前腸骨棘より尾側で，下腹壁動静脈が描出される。それを頭側に追って，臍周囲で描出されるか把握する（図4）。カラードプラーを使用すると見つけやすい。
③血管が描出されていない腹直筋を画面中央に位置させた後に，プローブを90°回転させて矢状断面を映し，腹直筋と腹直筋鞘前後葉が明瞭に描出されるように微

コラム

RSBの持続性

RSBの効果はどの程度持続するのか。筆者はこの疑問を解くための後方視的な検討を行ったので紹介する（未発表データ）。

当院では，術後に看護師が病棟で患児の機嫌や活気，創部を触った際の嫌がり方などを観察し，術後疼痛の程度を経時的（帰室時，3，9，15時間後）に評価・記録している。そこで，LPEC症例をRSB併用の有無によって2群に分類し，患児の疼痛の程度を比較した。対象は8か月～12歳の47名。使用した局所麻酔薬は，0.25%ロピバカイン（平均0.6 mL/kg）であった。

結果は，「3時間後」のみ，RSB群で有意に疼痛の程度は弱かった。また，RSB群における9時間後の疼痛は，3時間後および15時間後の疼痛のいずれと比較しても，有意に強くなっていた。このことから，RSBの効果は，術後9時間より前に減弱が始まると推測される。

RSBは一定の効果をもたらしているが，もう少し持続時間が欲しいところである。局所麻酔薬の濃度や使用量に関しては，検討の余地がある。

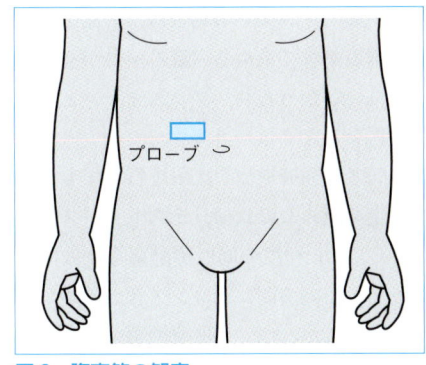

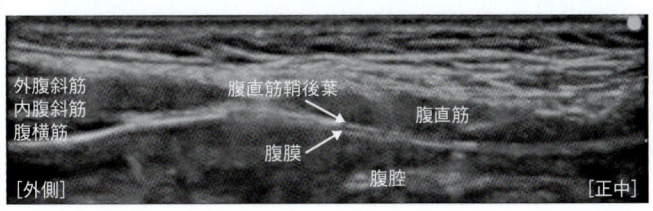

図3 腹直筋の観察

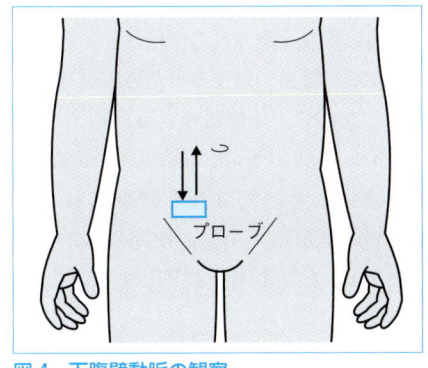

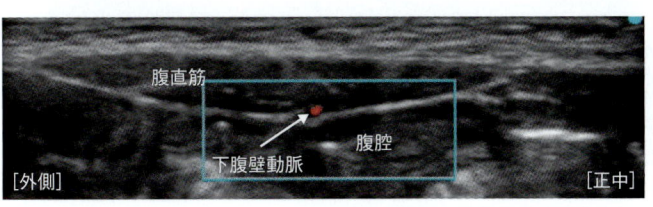

外腹斜筋／内腹斜筋／腹横筋　腹直筋鞘後葉　腹直筋
腹膜　腹腔
[外側]　[正中]

図4 下腹壁動脈の観察

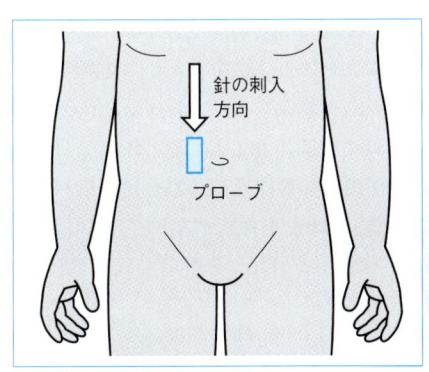

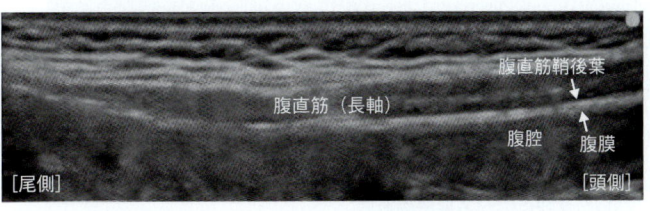

腹直筋　下腹壁動脈　腹腔
[外側]　[正中]

図5 腹直筋を長軸で描出

針の刺入方向　プローブ
腹直筋鞘後葉　腹直筋（長軸）　腹腔　腹膜
[尾側]　[頭側]

調整する（図5）。
④手技を行うプローブの位置にマーキングを行う。
⑤①〜④を両側で行い，手や腕を置く位置を確認しておく。

◎ RSB
RSBは清潔操作で行う。術者は滅菌手袋を装着後に皮膚を消毒し，針と延長管を接続し，プローブにプローブカバーを掛ける。カバーをつけたプローブ表面に適量の滅菌ゼリーを塗布する。ゼリーを多くつけすぎると，滑ってプローブを皮膚に固定することが難しくなり，手技が安定しないので注意する。
①プレスキャンでマーキングした位置にプローブを当て，プレスキャンで確認した超音波画像が描出されるところでプローブを固定する。

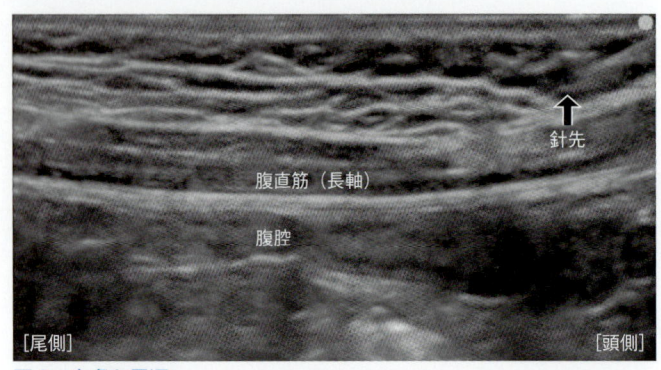

図6 皮膚を貫通

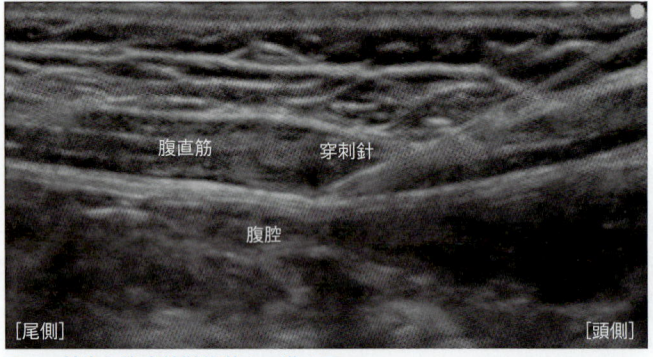

図7 針先を腹直筋鞘後葉まで進める

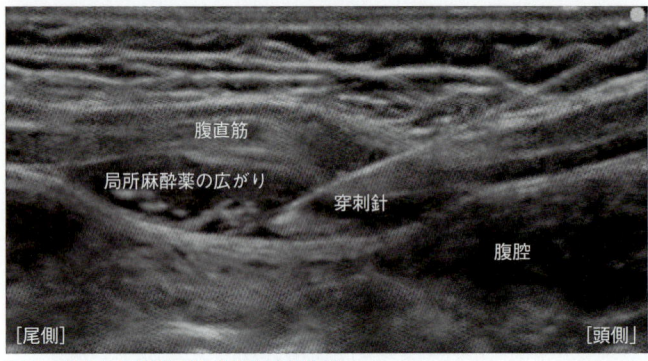

図8 凸レンズ状に広がる局所麻酔薬

④針が描出されている場合は，針先を腹直筋鞘後葉まで進める（図7）。針が描出されていなかったり，プレスキャンと画面が異なるときはやり直す。
⑤介助者に血液逆流テストを行ってもらい，逆流を認めなければ，テストドーズとして0.2 mL程度の局所麻酔薬を注入する。後葉と筋肉の間に凸レンズ状の低エコー領域が広がれば，局所麻酔薬の注入を続ける。筋層が膨らむような画像の場合は，筋肉内注射になっているので，凸レンズ状の広がりが得られる部位に針先を微調整する（図8）。局所麻酔薬の広がりを観察しながら，片側につき0.25％ロピバカイン1.5～3.5 mL（0.2～0.5 mL/kg）を注入する。反対側も同様に行い，0.25％ロピバカインの使用量は，両側で7 mL（1 mL/kg）以内とする。

■麻酔の実際

入室30分前に0.1％ジアゼパムシロップ3 mL（約0.5 mL/kg）を内服させる。セボフルランにより緩徐導入し，就眠後に末梢静脈路を確保する。アトロピン0.05 mg，ロクロニウム5 mg，フェンタニル15 μgの静注後に気管挿管し，アセトアミノフェン坐薬150 mgを挿肛する。その後，0.25％ロピバカイン4 mLを用いて両側RSBを施行する。

症例経過

執刀時および気腹開始時のいずれにおいても，脈拍や血圧の大きな変動は観察されなかった。手術終了後，スガマデクス15 mgを投与し，表情や合目的動作の出現と十分な自発呼吸の回復を確認し，抜管した。抜管後の全身状態が安定していることを確認し，帰室させた。手術時間は21分，麻酔時間は52分，プレスキャンから薬液注入終了までのRSBの所要時間は5分であった。術後は痛みを訴えることなく経過し，鎮痛補助薬を使用することもなかった。看護師による創部の観察時も嫌がる様子はなかった。翌朝，創部の異常所

②針の刺入時には画面から視線を外し，針が超音波ビーム内に位置するようにプローブと針を真上から見下ろし，刺入点を定める。プローブから約3 mm離した部位から穿刺する。針は皮膚に対して平行な角度で，ベベルをプローブ側に向けて刺入する。
③皮膚を貫通したら，画面に視線を戻す（図6）。

見がないことを確認し，退院となった．

■本症例のポイント

LPECの利点は，小さな手術痕しか残らず，回復がすみやかで，術後痛が軽減すること[6]，両側施行例では手術時間が従来法より短く，反対側の鼠径ヘルニアの発症の可能性を把握できるといわれてきた．しかし実は，LPECは従来法より術後痛が強いことが指摘されており[7~9]，術後痛対策が重要となっている．

当院のLPECでは，ポートが臍部に挿入されるので，臍部に分布するT_{10}を主として，第9胸神経（T_9）～第11胸神経（T_{11}）を遮断したい．そのための手技として，RSBと肋骨弓下腹横筋膜面ブロック（TAPB）が選択肢として挙げられる．筆者は，小児ではTAPBよりRSBのほうが二つの点で安全と考えている．

一つは，TAPBでは，局所麻酔薬の使用量が多くなる．小児においても，3 mg/kg以下のロピバカインは安全に使用できると報告[10]されているが，小児は局所麻酔薬中毒になりやすいので，より少ない局所麻酔薬で，確実にT_9～T_{11}を遮断できるRSBがLPECに適しているであろう．二つ目は，乳児は肋骨弓下の側腹筋群三層が薄く，最新の超音波装置でも腹横筋膜面を明瞭に描出することが困難なことである．それに対して，腹直筋は乳児でも十分な厚みがあり，明瞭に描出される．

ただし，RSBは，腹腔内穿刺の危険性がある．RSBを施行する際は，小児と成人の解剖学的特徴の違いを十分に理解しておかなければならない．小児の前腹壁は成人に比べ薄く，腹直筋鞘後葉も脆弱である．一方，小児の前腹壁の皮膚は弾性に富み，鈍針の神経ブロック針では，なかなか貫通しない．皮膚を貫こうと，針に力を込めすぎると，皮膚を貫いた瞬間に，一気に腹直筋鞘後葉を貫き，腹腔内刺入してしまう危険性がある．術者が操作に慣れていない場合は，18ゲージの鋭針で孔をあらかじめ設けておくとよい．

筆者は，プレスキャンで安全を確認した画像に，針を描出させることを意識している．針を描出させようとプローブを動かしていると，プレスキャンで確認した画像と異なる画像で手技を行うことになる．その場合，針が描出されていても，刺入経路上に血管などの危険な構造物が描出されていることに気づかないからである．

小児のRSBを初心者に指導する場合，初心者は針が描出されていないと，そのまま針を刺入し続ける傾向がある点に注意する．小児の前腹壁は薄いので，ほんの数mmの穿刺で腹腔内穿刺となる．

（藤井 智子・鈴木 尚志・世良田 和幸）

文献

1. de Jose Maria B, Götzens V, Mabrok M. Ultrasound-guided umbilical nerve block in children : a brief description of a new approach. Paediatr Anaesth 2007 ; 17 : 44-50.
2. Courreges P, Poddevin F, Lecoutre D. Para-umbilical block : a new concept for regional anaesthesia in children. Paediatr Anaesth 1997 ; 7 : 211-4.
3. Ferguson S, Thomas V, Lewis I. The rectus sheath block in paediatric anaesthesia : new indications for an old technique? Paediatr Anaesth 1996 ; 6 : 463-6.
4. Willschke H, Bösenberg A, Marhofer P, et al. Ultrasonography-guided rectus sheath block in paediatric anaesthesia--a new approach to an old technique. Br J Anaesth 2006 ; 97 : 244-9.
5. Takehara H, Yakabe S, Kameoka K. Laparoscopic percutaneous extraperitoneal closure for inguinal hernia in children : clinical outcome of 972 repairs done in 3 pediatric surgical institutions. J Pediatr Surg 2006 ; 41 : 1999-2003.
6. Chan KL, Hui WC, Tam PK. Prospective randomized single-center, single-blind comparison of laparoscopic vs open repair of pediatric inguinal hernia. Surg Endosc 2005 ; 19 : 927-32.
7. Yang C, Zhang H, Pu J, et al. Laparoscopic vs open herniorrhaphy in the management of pediatric inguinal hernia : a systemic review and meta-analysis. J Pediatr Surg 2011 ; 46 : 1824-34.
8. 松浪 薫，清水智明，木内恵子ほか．小児鼠径ヘルニア日帰り手術における術後悪心・嘔吐，疼痛の検討―腹腔鏡手術とPotts法の比較―．麻酔 2009 ; 58 : 1516-20.
9. Koivusalo AI, Korpela R, Wirtavuori K, et al. A single-blinded, randomized comparison of laparoscopic versus open hernia repair in children. Pediatrics 2009 ; 123 : 332-7.
10. Dalens B, Ecoffey C, Joly A, et al. Pharmacokinetics and analgesic effect of ropivacaine following ilioinguinal/iliohypogastric nerve block in children. Paediatr Anaesth 2001 ; 11 : 415-20.

症例 22
小児精巣固定術に対する仙骨硬膜外ブロック

高い安全性と優れた鎮痛作用で患児も術者もストレスフリー

本症例で行うブロック ▶▶ 仙骨硬膜外ブロック

症例

1歳2か月の男児。身長76 cm、体重10 kg。健診で右停留精巣を指摘され、紹介されてきた。精巣固定術が予定された。身体所見、検査所見に特記すべき事項はない。

動画配信中 ※ ご確認いただくには、ページxのIDとパスワードが必要です。

【動画タイトル】
仙骨硬膜外ブロック

詳しくはページx参照！

停留精巣の頻度は1歳時で約1%である。生後3か月以降は自然下降する可能性は低く、1〜2歳で精巣固定術を行うことが多い。精巣固定術は、全身麻酔のみでも管理は可能であるが、仙骨硬膜外ブロックを併用することにより、精巣牽引の刺激も抑えることができるため、術後鎮痛だけでなく、術中の麻酔管理も容易になる。執刀前に仙骨硬膜外ブロックを行うことで、患児だけでなく麻酔科医にとってもストレスフリーな麻酔が実現できる。

■術前評価

患児の全身状態は良好であった。仙骨硬膜外ブロックの術前診察では、穿刺部位の確認までは必要ないが、保護者に仙骨周囲の皮膚の状態を確認する。皮膚陥凹や脂肪腫が認められる場合は、潜在性二分脊椎などの仙骨部奇形の可能性がある。その場合は、感染や神経損傷の可能性があるため、仙骨硬膜外ブロックは避けたほうがよい。超音波画像で仙骨硬膜外腔を観察することで、潜在性二分脊椎のスクリーニングが可能である[1]。そのほかに仙骨硬膜外ブロックの禁忌として、穿刺部の感染や凝固障害がある。

術前診察時には患児と仲よくなることを心掛ける（小児麻酔では、最も重要）。保護者の不安は必ず子にも伝わる。保護者の不安を理解し、それを解消することで、保護者と患児の信頼を得ることができる。術前診察で好みの香りのエッセンス（バニラ、ストロベリー、メロンなど）を選んでもらい、そのエッセンスをマスクにつけておく。そうすることで手術室へ入室した後も、会話が弾んで緩徐導入が行いやすくなる。

■ブロックの範囲と麻酔計画

定型的な精巣固定術では、鼠径部を切開し

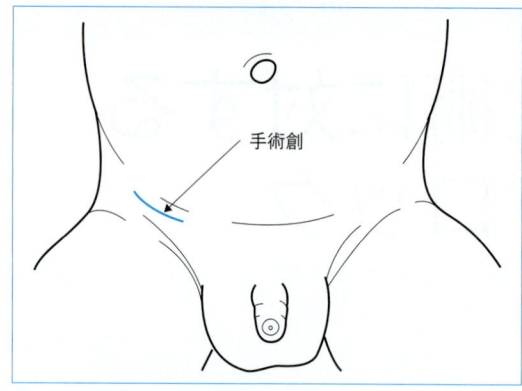

図1 精巣固定術の手術創

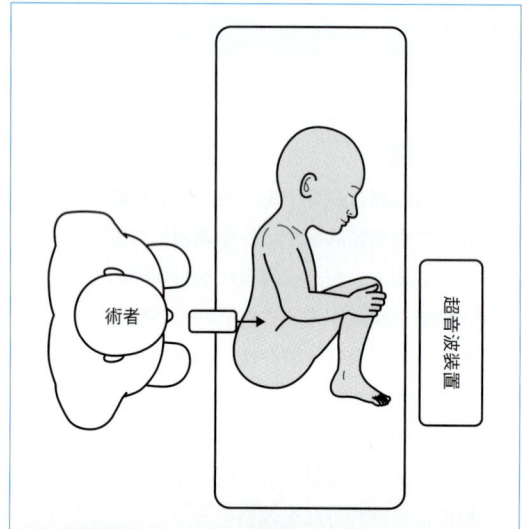

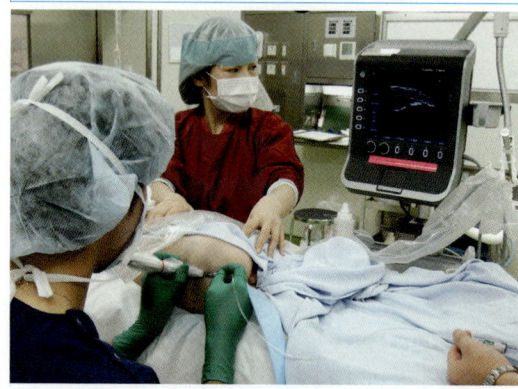

図2 仙骨硬膜外ブロック時の配置

て精巣を牽引する（図1）。手術中の精巣牽引の刺激を抑えるためには，仙骨硬膜外ブロックで第10胸神経（T_{10}）程度の麻酔高が必要となる。鹿児島大学病院（以下，当院）では，精巣固定術における仙骨硬膜外ブロックには0.2％ロピバカイン1.2 mL/kgを使用している。この量であれば，おおむねT_{10}以上の麻酔高となることが多い。そのほかの補助的な鎮痛法としては，腸骨鼠径神経ブロック〔腹横筋膜面ブロックtransversus abdominis plane block（TAPB）を含む〕や創部への浸潤麻酔がある。腸骨鼠径神経ブロックでは，精巣牽引の刺激は遮断できないため，手術中は十分な麻酔深度が必要である。不十分な麻酔深度では，刺激により喉頭痙攣や徐脈を引き起こしやすい。

小児麻酔時の前投薬は，その是非が議論されており，結論は出ていないが，少なくとも手術室入室時に泣かないようにすべきである。当院では，前投薬として入室1時間前にトリクロホス120 mg/kgを経口投与し，必要に応じて入室20〜30分前にミダゾラム0.5〜1 mg/kgを直腸内投与している。

麻酔導入はセボフルランによる緩徐導入で行う。気道管理は気管挿管と声門上器具のどちらでも可能である。精巣が確認できない場合は，腹腔鏡による観察が必要なことがあり，その際は気管挿管を行う。麻酔維持は吸入麻酔，全静脈麻酔（TIVA）のどちらでもよい。当院では，セボフルランで導入・維持を行っている。

執刀前にアセトアミノフェン坐薬（20 mg/kg）を投与する。フェンタニルなどの麻薬は必要ない場合も多い。しかし筆者は，覚醒時の興奮を予防する目的で，少量のフェンタニルを使用することが多い（1〜3 μg/kg程度）。フェンタニルの副作用として呼吸抑制や悪心・嘔吐があるので，特に自発呼吸を温存する際には注意が必要である。

本症例では，精巣は触知可能であり腹腔鏡は用いないため，声門上器具による気道管理を選択する。セボフルランで導入・維持を行い，術中術後の鎮痛を目的として仙骨硬膜外ブロックを併用することとする。

コラム 1

小児の仙骨硬膜外ブロックと超音波ガイド下法によるメリット

仙骨硬膜外ブロックは安全性が高く、小児麻酔で最も広く使用されている区域麻酔だと思われる。新生児にも行うことができ、血行動態への影響は少ない[6]。精巣固定術、鼠径ヘルニア根治術などの鼠径部手術、多趾症などの整形外科手術、尿道下裂などの泌尿器科手術と、適応となる手術は多い。合併症として尿閉や下肢筋力低下が知られているが、排尿までの時間は、全身麻酔のみで管理した場合と比較して差がない[7]。0.2%ロピバカインを使用すると、13%で下肢筋力低下が起こるが、臨床上問題となることは少ない[8]。

下腹部や鼠径部の手術では、体重20 kgを超えると仙骨硬膜外ブロックでは適切に麻酔管理ができない場合が多い。そのため、仙骨硬膜外ブロックの適応は、体重20 kg以下が目安となる。

安全性の高い仙骨硬膜外ブロックだが、新生児や乳児で注意が必要なこともある。新生児では脊髄下端は第3腰椎レベル、硬膜下端は第4仙椎レベルであり、1歳時には脊髄下端が第1、2腰椎レベル、硬膜下端が第2仙椎レベルとなる。新生児では、硬膜嚢が穿刺部位から数mmしか離れていない場合もある[9]。そのため、新生児や乳児で仙骨硬膜外ブロックを行う場合は、硬膜穿刺を避けるために、仙尾靭帯を貫いた後は、1～3 mm以上進めるべきではない。

超音波ガイド下法では、硬膜嚢を観察できるため、硬膜穿刺のリスクを最小限に抑えられる。特に1歳以下の乳児では骨癒合が完成していないため、超音波による仙骨硬膜外腔の描出は容易である。さらに、硬膜外腔への薬液の広がりを確認できるため、確実なブロックが可能である。薬液注入時にはカラードプラーを用いると、より薬液の確認が容易となる（図A）。

超音波ガイド下法によるそのほかのメリットとして、ランドマーク法に比べて穿刺時間が短く、成功率が高いこと[10]、硬膜穿刺や血管穿刺の頻度を減少させる可能性があること[11]が報告されている。

側臥位での超音波ガイド下仙骨硬膜外ブロックは、ブロック針の進行方向と超音波装置の位置が一直線とならないため、針の描出が難しい場合がある。しかし、たとえ部分的な針の描出でも、靭帯を貫通したところは確認でき、薬液を投与すれば、局所麻酔薬の広がりを観察できる。

以上のメリットがあるため、超音波ガイド下法は、成功率と安全性が向上すると考えられる。

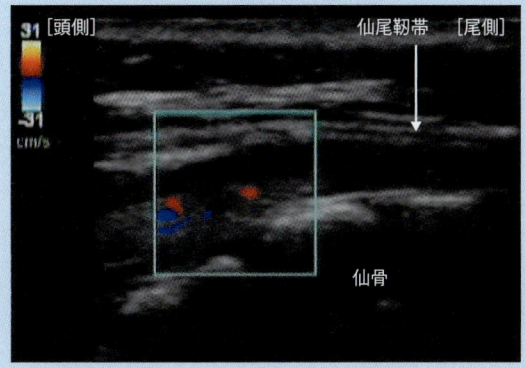

図A　薬液注入時のカラードプラーによる確認

■ブロックの実際

麻酔前投薬として、手術室入室1時間前にトリクロホス1200 mgを経口投与する。入室30分前に病棟に行き、患児を診察して、患児がまだ動き回っているようであれば、前投薬の効果不十分と判断して、ミダゾラム6 mgを直腸内投与する。

手術室へは、保護者同伴で入室する。酸素3 L/min、亜酸化窒素3 L/minを吸入させた後、徐々にセボフルランの濃度を上げて最大8%とする。入眠したところで保護者を退室させ、亜酸化窒素を中止し、酸素5 L/minとする。静脈路確保を行った後、声門上器具を挿入し、酸素1.5 L/min、空気1.5 L/min、セボフルラン3%で維持する。

◎体位と超音波装置の位置

体位は胸膝位とした左側臥位へ変換し、左右の仙骨角の間にある仙骨裂孔を触知する。術者と穿刺部位、そして超音波画面が一直線となるように、超音波装置は患児の腹側に配置する（図2）。穿刺目標が浅いため、6～13 MHzのホッケースティック型プ

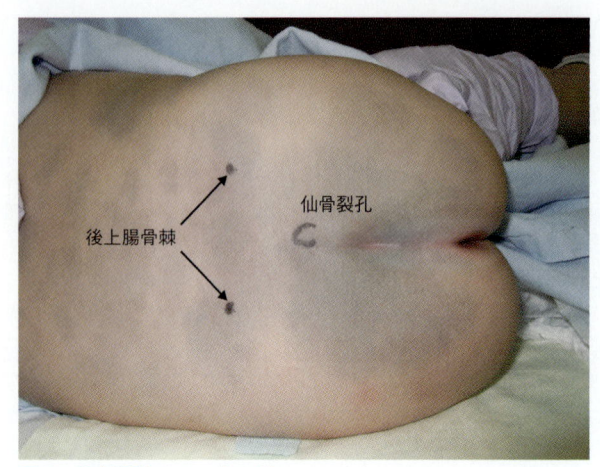

図3 穿刺部位のマーキング

ローブを使用する．小児では通常のプローブよりもホッケースティック型のほうが扱いやすい．

◎穿刺部位の確認

仙骨硬膜外ブロックを超音波ガイド下で行う場合は，術者は椅子に座って手技を行う．はじめに左右の仙骨角の間にある仙骨裂孔を触知し，マーキングする（図3）．左右の後上腸骨棘と仙骨裂孔は二等辺三角形を形成するため，慣れないうちはこれらを目安にするとよい．この年齢の小児では，仙骨裂孔の触知は容易である．

続いて短軸像で仙尾靱帯とその下の硬膜外腔を確認し，その後，長軸像を描出する（図4）．短軸像では左右の仙骨角による高エコー像と，その間にある仙尾靱帯の帯状の高エコー像を確認する．仙尾靱帯の深部には仙骨が明瞭な高エコー像として描出され，仙尾靱帯と仙骨の間の低エコー性の領域が仙骨硬膜外腔である．

長軸像では，正中仙骨稜とそれに続く仙尾靱帯が高エコー像として観察される．仙尾靱帯の尾側端は尾骨へ付着する．正中仙骨稜，仙尾靱帯の高エコー像と仙骨の高エコー像に挟まれる楔形の低エコー性領域が仙骨硬膜外腔である[2]．第2仙椎レベルでは硬膜嚢を確認できる[3]ため，仙骨裂孔から硬膜嚢までの距離が短い新生児や乳児では，硬膜嚢の下端をマーキングし，針の刺入長を把握することで硬膜穿刺を防ぐことができる．超音波ガイド下仙骨硬膜外ブロックでは，穿刺角度は皮膚に対して，20°程度が適している[4]．

◎穿刺と薬液の注入

ブロックは23ゲージの注射針（25 mm）を用い，薬液の注入は小児用の延長チューブを用いて介助者が行う．仙骨硬膜外腔の長軸像を描出し，平行法で針先を確認しな

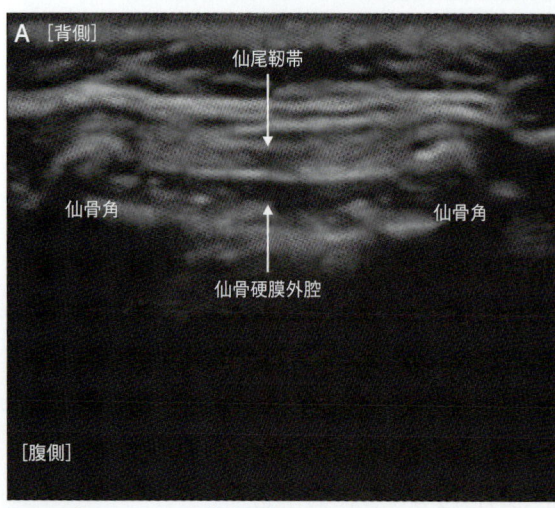

図4　プレスキャン超音波画像
A：短軸像，B：長軸像

がら硬膜外腔へ向けて進める（図5）。針先が仙尾靱帯を貫いたところで試験吸引をした後に，0.2％ロピバカイン12 mLを投与する（図6）。一般に，小児の仙骨硬膜外ブロックでは局所麻酔薬は0.2％ロピバカインもしくは0.125～0.175％レボブピバカインを使用し，会陰部領域の手術で0.5～0.75 mL/kg，下肢手術で1.0 mL/kg，下腹部手術で1.0～1.25 mL/kgを用い，最大で20 mLを投与する[5)]。

超音波ガイド下でブロックを行うと，硬膜外腔への薬液の広がりを確認することができるため，ブロックに失敗することはほとんどない。超音波画像で仙骨裂孔を確認できるため，触知が難しい症例でも有用である。

仙骨硬膜外ブロックの術後鎮痛持続時間は，0.2％ロピバカインで4～6時間程度である。しかし，それ以降も疼痛を訴えることは少ない。疼痛を訴える場合もアセトアミノフェンで十分に対応可能である。

■麻酔の実際

ブロック後は仰臥位とし，酸素1 L/min，空気2 L/min，セボフルラン2.5％で麻酔を維持する。執刀前にアセトアミノフェン坐薬200 mgを投与し，自発呼吸を温存しながら，フェンタニルを10 µgずつ適宜投与する（総量30 µg程度）。

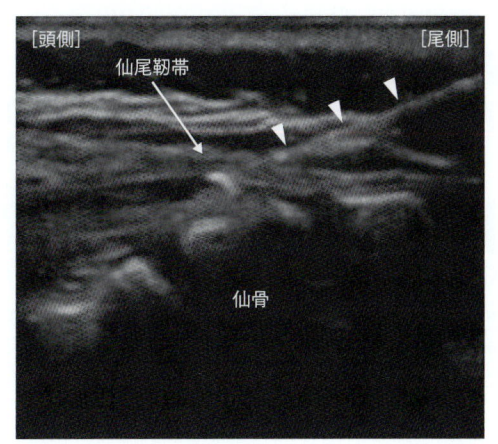

図5　穿刺時の超音波画像

症例経過

執刀時も，精巣牽引時もバイタルサインの変動は認めなかった。手術時間は57分であった。セボフルランの投与を終了し，酸素6 L/minとした。呼気セボフルラン濃度が0.3％を下回ったところで声門上器具を抜去し，呼吸状態が安定していることを確認した。前投薬の効果が残存しており，傾眠状態で病棟へ帰室した。術後疼痛の所見はなく，術当日の夕食も全量摂取した。悪心・嘔吐もなく，術翌日朝に退院した。

■本症例のポイント

小児麻酔では，患児と保護者のストレスをいかに軽減できるかが重要である。そのためには術前診察で不安を解消し信頼を得る必要がある。そして，患児と仲よくなるこ

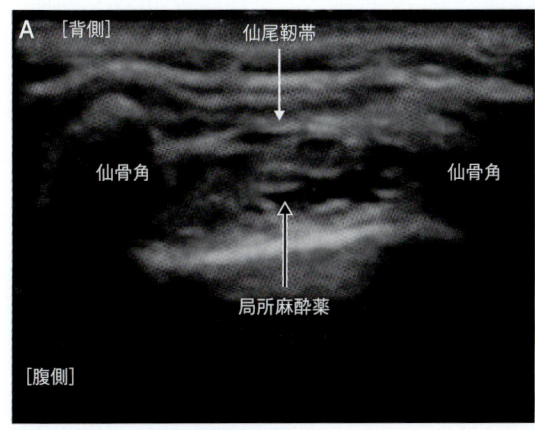

図6　薬液投与後の超音波画像
A：短軸像，B：長軸像

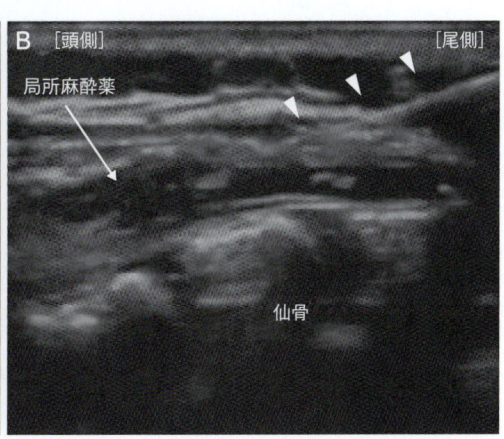

コラム2

仙骨硬膜外ブロック vs. TAPB
なぜ仙骨硬膜外ブロックを選択するのか

精巣固定術や鼠径ヘルニアなどの鼠径部手術の術後鎮痛法としては，TAPBも有用である。そこで，仙骨硬膜外ブロックとTAPBのそれぞれのメリット，デメリットを考えたうえで，なぜ仙骨硬膜外ブロックを選択するのかを説明したい。

まず仙骨硬膜外ブロックのメリットは，なんといっても単独で手術中の鎮痛が達成できることである。そのため，麻酔管理も容易となる。さらに，安全性の高さと手技の容易さが挙げられる。仙骨硬膜外ブロックは，その手技の容易さから，小児では最も普及した区域麻酔である[12]。仙骨硬膜外ブロックのデメリットとしては，尿閉と下肢筋力低下があるが，本文で述べた通り，問題となることは少ない。ただし，局所麻酔薬の効果持続時間が4～6時間と比較的短いことは，デメリットとなり得る。

TAPBのメリットは，鎮痛効果持続時間が8時間程度と長いことである。尿閉や下肢筋力低下をきたさないこともメリットの一つである。TAPBの大きなデメリットは，精巣牽引などの刺激は遮断できないことである。そのため，手術中は麻薬などの使用により，侵害反応を抑制する必要がある。不十分な麻酔深度では，喉頭痙攣などの有害反射を引き起こす可能性がある。

以上を踏まえて，当院では，術後鎮痛だけでなく術中疼痛管理も容易となる仙骨硬膜外ブロックを選択している。仙骨硬膜外ブロックは，効果持続時間がTAPBに比べて短い。しかし，アセトアミノフェンなどを適切に使用することで，術後鎮痛に関してはTAPBと同程度であると感じている。

とが大切である。

精巣固定術で強い刺激が加わるのは，皮膚切開時と精巣牽引時である。この時には十分な麻酔深度が必要である。仙骨硬膜外ブロックを行うことで，手術中の侵害刺激はほとんど遮断することができる。不十分な麻酔による喉頭痙攣などの有害反応を回避することができ，患児だけでなく麻酔科医にとってもストレスフリーな麻酔管理となる。

（五代 幸平）

文献

1. Deeg KH, Lode HM, Gassner I. Spinal sonography in newborns and infants-part II : spinal dysraphism and tethered cord. Ultraschall Med 2008 ; 29 : 77-88.
2. 岡田 修，堀田訓久．小児の超音波ガイド下神経ブロック：仙骨硬膜外ブロック．In：小松 徹，佐藤 裕，白神豪太郎ほか．新超音波ガイド下区域麻酔法．東京：克誠堂出版，2012：252-7.
3. Shin SK, Hong JY, Kim WO, et al. Ultrasound evaluation of the sacral area and comparison of sacral interspinous and hiatal approach for caudal block in children. Anesthesiology 2009 ; 111 : 1135-40.
4. Park JH, Koo BN, Kim JY, et al. Determination of the optimal angle for needle insertion during caudal block in children using ultrasound imaging. Anaesthesia 2006 ; 61 : 946-9.
5. Jöhr M, Berger TM. Caudal blocks. Paediatr Anaesth 2012 ; 22 : 44-50.
6. Deng M, Wang X, Wang L. The hemodynamic effects of newborn caudal anesthesia assessed by transthoracic echocardiography : a randomized, double-blind, controlled study. Paediatr Anaesth 2008 ; 18 : 1075-81.
7. Fisher QA, McComiskey CM, Hill JL, et al. Postoperative voiding interval and duration of analgesia following peripheral or caudal nerve blocks in children. Anesth Analg 1993 ; 76 : 173-7.
8. Bosenberg A, Thomas J, Lopez T, et al. The efficacy of caudal ropivacaine 1, 2 and 3 mg・ml^{-1} for postoperative analgesia in children. Paediatr Anaesth 2002 ; 12 : 53-8.
9. Adewale L, Dearlove O, Wilson B. The caudal canal in children : a study using magnetic resonance imaging. Paediatr Anaesth 2000 ; 10 : 137-41.
10. Liu JZ, Wu XQ, Li R, et al. A comparison of ultrasonography versus traditional approach for caudal block in children. [Article in Chinese]. Zhonghua Yi Xue Za Zhi 2012 ; 92 : 882-5.
11. Roberts SA, Guruswamy V, Galvez I. Caudal injectate can be reliably imaged using portable ultrasound--a preliminary study. Paediatr Anaesth 2005 ; 15 : 948-52.
12. Polaner DM, Taenzer AH, Walker BJ, et al. Pediatric Regional Anesthesia Network (PRAN) : A multi-institutional study of the use and incidence of complications of pediatric regional anesthesia. Anesth Analg 2012 ; 115 : 1353-64.

症例 23
小児精巣固定術に対する腹横筋膜面ブロック

全身麻酔との併用で日帰り手術でもスムーズ

本症例で行うブロック ▶▶ 後方腹横筋膜面ブロック

症例

1歳2か月の男児。身長76 cm, 体重10 kg。健診で右停留精巣を指摘され, 紹介されてきた。精巣固定術（鼠径部アプローチ）が予定された。身体所見, 検査所見に特記すべき事項はない。

移動精巣ではなく停留精巣と正確に診断できれば, 高度の形成不全がないかぎり, 精巣固定術の適応になる。一般的に生後3か月以降に停留精巣が自然下降する可能性が低いことと病理組織学的検討の結果を考慮して, 手術は1〜2歳で施行されることが多い[1]。

一般に全身麻酔に区域麻酔を併用すると, ①血行動態が安定する, ②全身麻酔薬の投与量を減らせる, ③覚醒がすみやか, ④覚醒時の痛みが少ないために興奮が少ない, ⑤ストレス反応を抑制する, ⑥良好な術後鎮痛が図れる, と利点が多いため, 区域麻酔の併用が推奨される。

そして後方腹横筋膜面ブロック transversus abdominis plane block（TAPB）は, 下肢のしびれを含めた運動麻痺が起こりにくいため, 日帰り手術でも全身麻酔と併用することにより, 安全かつ良好な周術期管理ができる。

■術前評価

ブロックを行う前に, まず全身麻酔ができるかの見きわめをしっかり行うことが大切である。前日に保護者（できれば母親）同伴で術前診察を行う。出生時の状況を含めた既往歴や上気道炎を含めた現段階の身体所見を得る。仙骨硬膜外ブロックと比較して術前にチェックすることが少ないのも後方TAPBの利点である。

その後, 手術の流れを説明し, 手術室には保護者とともに入室してもらう。吸入麻酔薬による全身麻酔を行い, 術後鎮痛を目的として後方TAPBを行うことを説明し, 同意書を得る。もちろんTAPB施行時に起こり得る感染や血腫, 局所麻酔薬中毒, 腸管穿孔の危険性は説明しておく（コラム1）。

術前絶飲食時間の確認を行い, 自宅に帰宅させる。

■ブロックの範囲と麻酔計画

精巣固定術は大きく分けると, 鼠径部アプローチ, 経陰嚢アプローチと腹腔鏡下精巣固定術（コラム2）に分類される[7, 8]。本症例で行う予定の鼠径部アプローチは, 外鼠径輪から約1 cm頭側に, 皮膚割線に沿って2 cm程度の皮膚切開を行う（図1）ため,

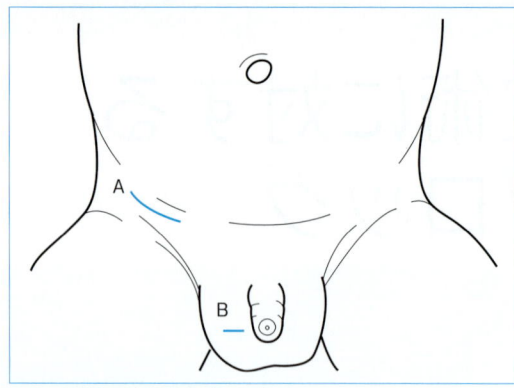

図1 精巣固定術鼠径部アプローチ
A，B：切開部位

コラム 1

仙骨硬膜外ブロックとの比較

仙骨硬膜外ブロックと比較すると，TAPBは，①脊髄損傷やくも膜下穿刺の危険性がほとんどない，②下肢のしびれや運動麻痺が起きにくい，③仰臥位のままでブロック手技ができる，など長所が多い。ただし，内臓損傷の危険性[2]があるので，手技には十分に注意する。

鼠径ヘルニアや停留精巣，陰嚢水腫，虫垂炎（腹腔鏡下手術も），臍ヘルニアなどの下腹部の手術には，TAPBと仙骨硬膜外ブロックのどちらも効果的である[3,4]が，上腹部の外科的な開腹手術，仙骨硬膜外ブロックが困難な症例（患者の拒否，皮膚穿刺部位の感染，重症感染症，凝固障害，頭蓋内圧亢進，中枢神経疾患など）に対しては，TAPBが有用である。カテーテルの挿入，管理も，仙骨硬膜外ブロックよりも安全かつ簡便にできる[5,6]。ただしTAPBは，体性痛にのみ効果があるので，内臓痛の管理も同時に行う必要がある。

※編者注
通常のプローブでも可能である。

腸骨鼠径・腸骨下腹神経領域を含めた第1腰神経（L_1）の脊髄神経前枝の遮断が必要である。

■麻酔の実際

当日に身体所見を含めた診察を行い，術前絶飲食時間にも問題がないことを確認し，保護者も一緒に手術室に入室してもらう。モニターを装着後，セボフルラン8％による吸入麻酔で導入を行う。その後，左手背から静脈ラインを確保し，喉頭痙攣が起きないように麻酔をしっかり深める目的でペンタゾシン3mgを静脈内投与する。セボフルランを3分間吸入させた後，声門上器具を挿入し，換気に問題がないことを確認する。その後，後方TAPB施行前にアセトアミノフェン坐薬100mgを挿肛する。

■ブロックの実際

麻酔導入後，酸素1L/min，空気2L/min，セボフルラン2.5％として，バイタルサインが安定していることを確認する。

患児が仰臥位のままプレスキャンを行う。患児の左側に術者，右側に超音波装置を配置する。プローブは6〜13MHzホッケースティック型プローブを使用する※。臍と上前腸骨棘のライン上にプローブを当て，1cm上方，背側に移動させ（図2），画像を描出する（図3）。その後，腹部全体を消毒し，Tuohy針（22ゲージ，50mm）を平行法でプローブ内側縁から穿刺し，腹横筋膜面に0.15％ロピバカインを10mL〔1mL/kg（1.5mg/kg）〕投与する。0.15％ロピバカインが計20mL〔2mL/kg（3.0mg/kg）〕を超えると局所麻酔薬中毒の危険性があるため，それ以上は絶対に使用しない。

症例経過

TAPBを施行後，手術を開始した。皮膚切開時と精巣の切開時（図1B），精巣の牽引による刺激にはペンタゾシン3mgの静脈内投与で対処し，術中管理を行った。

手術は予定通り1時間で終了し，問題なく抜管した。呼吸状態を含めた全身状態に問題がないことを確認し，麻酔回復室に移動した。さらに1時間後には飲水テストを行い，そのまま病棟に帰室した。6時間後に診察し，そのまま退院とした。坐薬を含めて術後に鎮痛薬の追加投与は必要なかった。

■本症例のポイント

本症例は，停留精巣の精巣固定術に対して，全身麻酔導入後に超音波ガイド下にて後方TAPBを施行した。精巣固定術の鎮痛には腸骨鼠径・腸骨下腹神経のブロックが必要

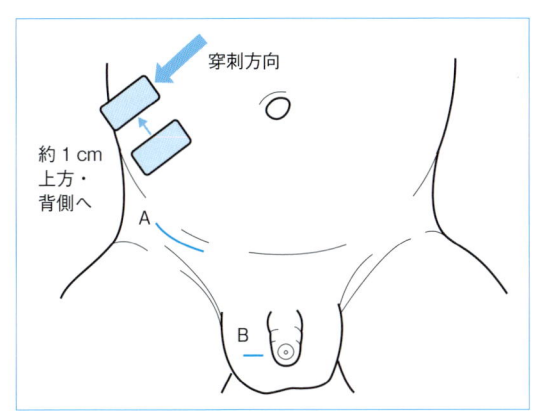

図2 精巣固定術鼠径部アプローチ

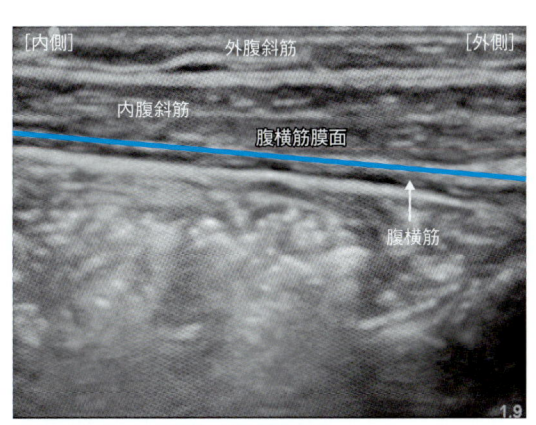

図3 アプローチ部位の超音波画像

だが，これらを含む L_1 前枝は，上前腸骨棘の内側部で腹横筋膜面を走行している[4]。そのため，後方 TAPB で L_1 前枝を遮断できる。解剖学的変異によるトラブルを避けるために，プローブは臍と上前腸骨棘のラインから 1 cm 上方，背側に当てる[3]。

この部位で後方 TAPB を施行するときには，深腸骨回旋動脈上行枝に注意しなければならない（図4）。プレスキャンを行い，カラードプラーで動脈がないことを確認してから穿刺する。

一般に，ロピバカインの安全使用極量は，小児で 3 mg/kg，新生児で 1.5 mg/kg とされている[5,9]。小児はアミド型の局所麻酔薬に対して代謝クリアランスが低く，体内に蓄積しやすいため，治療域が狭く，局所麻酔薬中毒が起こりやすい。ロピバカイン 3 mg/kg を上限として，できるかぎり濃度を薄めながら総量を調節して使用する。

全身麻酔と後方 TAPB の併用は，全身投与する鎮痛薬の投与量が減少するため副作用が軽減されること，早期の腸管機能の回復が可能であること，術後の呼吸機能が保持されることなど，有用性が高い。是非，後方 TAPB を活用してほしい。

（上嶋 浩順・香川 哲郎）

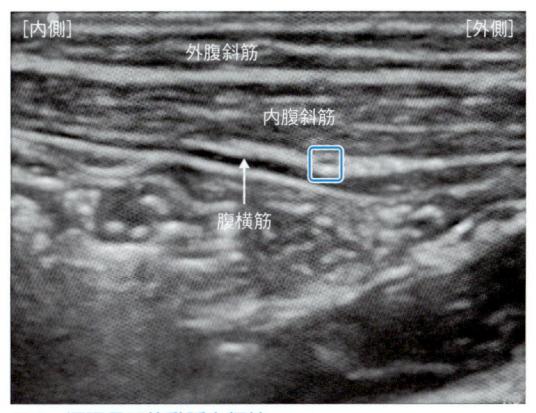

図4 深腸骨回旋動脈上行枝
青線で囲んでいるのが深腸骨回旋動脈上行枝。神経と間違えやすいので注意が必要である。

コラム2

腹腔鏡下の操作と TAPB

原則として鼠径切開を必要としない腹腔内消失精巣や腹腔内精巣の診断，鼠径管内精巣低形成の診断や治療方針の決定，健側の状況把握のためなど，停留精巣症例には腹腔鏡検査が行われることが多い。この腹腔鏡検査においても，TAPB は有用である。腹腔鏡のポートは図Aの位置に挿入されるため，両側の後方 TAPB を施行して第 10 胸神経前枝を遮断する。薬物はロピバカインの総量を 3 mg/kg 以下として使用する。

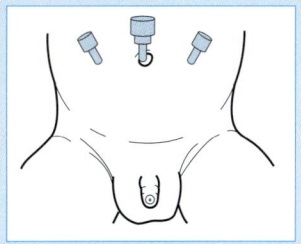

図A 腹腔鏡下精巣固定術のポートの位置

文献

1. 生野 猛, 岩村喜信, 東田 章ほか. 停留精巣診療ガイドライン. 日小児泌会誌 2005 ; 14 : 119-52.
2. Ross AK, Briskin RB. Regional anaesthesia. In : Davis PJ, Cladis FP, Motoyama EK. Smith's Anesthesia for Infants and Children (8th ed). Philadelphia : Mosby, Elsevier, 2011 : 452-510.
3. Eichenberger U, Greher M, Kirchmair L, et al. Ultrasound-guided blocks of the ilioinguinal and iliohypogastric nerve : accuracy of a selective new technique confirmed by anatomical dissection. Br J Anaesth 2006 ; 97 : 238-43.
4. Ford S, Dosani M, Robinson AJ, et al. Defining the reliability of sonoanatomy identification by novices in ultrasound-guided pediatric ilioinguinal and iliohypogastric nerve blockade. Anesth Analg 2009 ; 109 : 1793-8.
5. Dalens B, Ecoffey C, Joly A, et al. Pharmacokinetics and analgesic effect of ropivacaine following ilioinguinal/iliohypogastric nerve block in children. Paediatr Anaesth 2001 ; 11 : 415-20.
6. Desgranges FP, De Queiroz M, Chassard D. Continuous oblique subcostal transversus abdominis plane block : an alternative for pain management after upper abdominal surgery in children. Paediatr Anaesth 2011 ; 21 : 982-3.
7. 高橋正幸, 須藤泰史, 金山博臣. 精巣固定術. In : 柿崎秀宏編. 新Urologic Surgery シリーズ7 小児泌尿器科手術. 東京：メジカルビュー, 2010 : 162-7.
8. 多田 実, 川嶋 寛. 腹腔鏡下精巣固定術. In : 柿崎秀宏編. 新Urologic Surgery シリーズ7 小児泌尿器科手術. 東京：メジカルビュー, 2010 : 168-77.
9. Mai CL, Young MJ, Quraishi SA. Clinical implications of the transversus abdominis plane block in pediatric anesthesia. Paediatr Anaesth 2012 ; 22 : 831-40.

症例 24

肥満妊婦の帝王切開術における術後の腹横筋膜面ブロック

肺血栓塞栓症予防，そして育児のためにも早期離床

本症例で行うブロック ▶▶ 後方腹横筋膜面ブロック

症例

32歳の女性。身長160 cm，体重88 kg（非妊時体重78 kg），BMI 33.2。妊娠38週2日で反復帝王切開術を予定されている。前回妊娠において，骨盤位のため帝王切開分娩を行った。術6時間後に肺血栓塞栓症の予防のため，低用量未分画ヘパリン（ヘパリンカルシウム）5000単位を皮下注する予定である。

帝王切開（帝切）を受ける妊婦は，肺血栓塞栓症の危険性が高いが，肥満はさらにリスクを高める。肺血栓塞栓症の予防法として早期離床はよく知られているが，帝切では，術翌日の離床が一般的である。後方腹横筋膜面ブロック transversus abdominis plane block（TAPB）は創部痛（体性痛）に有効で，帝切の術後鎮痛に用いることで術当日の早期離床を容易にする。

■術前評価

本症例は，肥満以外に全身状態に問題はなかったが，TAPBを行ううえで腹壁の脂肪層が厚く，手技が難しくなると予想された。

妊娠中は血液凝固の亢進，妊娠子宮による下大静脈圧迫，安静臥床のため，下肢の静脈に血栓が形成されやすく，非妊時に比べて，静脈血栓塞栓症の危険性は4～6倍以上高い。さらに，帝切の肺血栓塞栓症の発症頻度は経腟分娩の約20倍（0.06% vs. 0.003%）にのぼり，帝切自体が危険因子である[1]。

現在，日本では，日本産婦人科学会・日本産婦人科医会による「産婦人科診療ガイドライン－産科編2011」[2]に準拠した血栓予防が行われている。このガイドラインでは，症例を低リスクから最高リスクまでの4段階に分類し，それぞれの予防法を定めている（表1）。

このガイドラインでは高齢肥満妊婦を高リスクに分類し，高リスク群以上でヘパリン投与を推奨している[2]。本症例は肥満[*1]ではあるが高齢[*2]ではない。しかし筆者は，より安全を期して，肥満があれば高齢でなくても高リスクとみなして術後にヘパリン投与を行っている。

肺血栓塞栓症の予防法として早期離床は

[*1] 日本ではBMI 25以上，米国ではBMI 30以上を肥満妊婦と定義。BMIは非妊時ではなく，妊娠中の身長と体重から算出。

[*2] 高齢出産の定義は35歳以上。

よく知られるが，日本だけでなく，世界的にも，帝切後の離床は術翌日であり，術当日の早期離床はほとんど行われていない。術当日の早期離床が，術翌日の離床と比較して，どれくらい肺血栓塞栓症の予防に有効かは不明である。しかし，離床後に尿道カテーテルや点滴を抜去することにより，患者の快適性が高まることは事実であり，その点からも術当日に離床を行う意義は大きい。

リスクレベル	疾患等	予防法
低リスク	正常分娩	早期離床および積極的運動
中等度リスク	帝王切開（高リスク以外）	弾性ストッキングあるいは間欠的空気圧迫法*a
高リスク	高齢肥満妊婦の帝王切開 最高リスク妊婦*bの経腟分娩	間欠的空気圧迫法*a あるいは低用量未分画ヘパリン
最高リスク	最高リスク妊婦*bの帝王切開	低用量未分画ヘパリンと間欠的空気圧迫法*aの併用あるいは低用量未分画ヘパリンと弾性ストッキングの併用

*a 間欠的空気圧迫法：静脈血栓症が叢に存在している場合には禁忌とされるので，装着前に下肢の視診・触診を行い，異常がないことを確認する
*b 最高リスク妊婦：静脈血栓症既往妊婦と血栓性素因のある妊婦。先天性素因としてアンチトロンビン欠損症，プロテインC欠損症，プロテインS欠損症など。後天性素因として抗リン脂質抗体症候群

表1 産科領域での静脈血栓塞栓症予防ガイドライン
切迫早産に伴う長期臥床例などについては，リスクレベルを上げて判断するか否かは施設の判断に任せられている。

メモ1

筆者の施設における以前の帝切の麻酔法は，脊髄くも膜下硬膜外併用麻酔であり，周術期のヘパリン投与例では硬膜外麻酔は省略していた。しかし，硬膜外麻酔を行う直前になって，術前にヘパリンを投与されたことが判明し，急遽，硬膜外麻酔を取りやめた例があった。この教訓から，産婦人科と麻酔科との間で，
①帝切では術前ヘパリン投与を行わない
②帝切の麻酔法は全身麻酔を除き，すべて脊髄くも膜下麻酔＋TAPB
という取り決めがなされた。

麻酔もオーダーメイドの時代となり，患者に応じた麻酔計画を立てることが求められる。しかし，帝切のように絶対数の多い術式では，医療安全上，オーダーメイドよりも手技の標準化が向いていると思われる。

■麻酔計画

本症例では，くも膜下モルヒネを併用する脊髄くも膜下麻酔下に帝切を行う。さらに，術当日の離床を行うため，手術終了後に術後鎮痛目的でTAPBを行う。

◎術当日の離床を行うための鎮痛方法

近年，肺血栓塞栓症予防のために，周術期にヘパリン投与を受ける症例が増し，硬膜外鎮痛が困難になっている（メモ1）。硬膜外鎮痛以外の帝切の代表的な術後鎮痛法は，くも膜下モルヒネ投与である。しかし，オピオイド投与だけでは，十分な除痛は無理である。これは，術後痛は2種類の成分からなり，オピオイドがすべての痛みの成分に有効ではないことに起因する。

腹部手術における術後痛は，主に体性痛と内臓痛からなる。帝切の場合，体性痛は腹壁の創部痛，内臓痛は"後陣痛"と呼ばれる子宮収縮に伴う痛みである。創部痛は，前腹壁に分布する脊髄神経前枝に含まれる有髄性のAδ線維を介して，脊髄後角に入力される。一方，後陣痛を伝える無髄性のC線維を主とする求心性神経線維は，下腹神経を経て腰部交感神経に入り，第10胸神経（T_{10}）から第1腰神経（L_1）のレベルで痛みを脊髄に入力する（図1）。

TAPBは体壁の神経をブロックするため，創部痛には効果があるが，神経が後腹膜腔を通過する後陣痛には無効である。一方，脊髄後角のμオピオイド受容体を介するオピオイドの鎮痛作用は，Aδ線維を介する体性痛より，C線維を介する内臓痛をより強く抑制する[3]。したがって後陣痛には，くも膜下・硬膜外モルヒネ投与を含むオピオイド投与が有効である。

さらに帝切後は，歩行中だけでなく，ベッドからの起床時にも体動によって強い創部痛を感じるため，TAPBによる創部痛の抑制が重要である。

以前，脊髄くも膜下麻酔で緊急帝切を行った際，時間的制約のため，くも膜下モ

ルヒネ投与を省略したことがある。この症例で術後に後方TAPBを行い，術当日の離床を試みたが，後陣痛の痛みが激しく歩行できなかった。この経験から，術当日に離床を行うためには，TAPBにくも膜下モルヒネ投与を組み合わせ，創部痛と後陣痛の両者を抑制することが必須と考えている。

○脊麻後頭痛の予防

帝切を受けた患者でも，術翌日あるいは翌々日から育児がスタートする。脊麻後頭痛（PDPH）は，体動により増悪するため，その予防は，早期離床だけでなく，育児を円滑に行う点からも重要である。

PDPHの予防で最も重要なのは，穿刺針の選択である。日本では，多くの施設で帝切の脊髄くも膜下麻酔にQuincke針を用いるが，欧米諸国だけでなく，アジアの近隣諸国においても，25～27ゲージのペンシルポイント針が広く用いられている。帝切ではPDPHの頻度が高いといわれているが，ペンシルポイント針の予防効果は大きく，同じ25ゲージ針でも，Quincke針の発生頻度は6.3％であるのに対し，ペンシルポイント針では2.3％と，1/3しかない[4]（表2）。

PDPH予防のため，現在でもベッド上での安静や"頭を動かさない"指導を行う施設があるが，その効果は否定的である[5,6]。離床によってPDPHの可能性が高まることはない。離床後は，飲水が可能になった時点で，点滴の中断あるいは抜去を推奨する。PDPHの治療・予防のために，大量輸液・飲水を行う施設があるが，その効果も否定されており[5,6]，点滴の早期抜去を行っても問題はない。

■ブロックの範囲

現在，TAPBは，手術部位によっていくつかのアプローチが試みられているが，帝切の大多数は下腹部横切開で行われるため，臍下部から恥骨結合（T_{10}〜L_1）の感覚遮

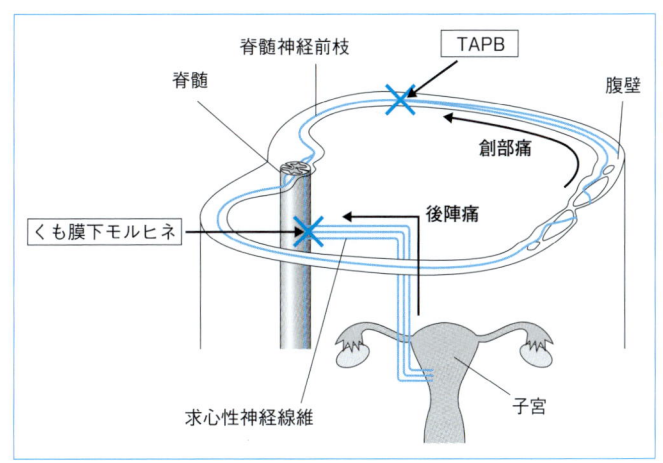

図1 創部痛（体性痛）と後陣痛（内臓痛）の経路と鎮痛法

	ゲージ数	PDPH発生率（%）
Quincke針	24	11.2
	25	6.3
	27	2.9
ペンシルポイント針	25	2.2
	27	1.7

表2 穿刺針のデザインと太さによるPDPHの発生率の違い
(Macarthur A. Postpartum headache. In : Chestnut DH, et al. Obstetric Anesthesia (4th ed). Philadelphia : Mosby, Elsevior, 2009 : 677-700 より)

断が得られる後方TAPBを選択する[7]。反復帝切において，前回手術が縦切開だった場合は下腹部縦切開を行うが，帝切の皮膚切開部位は，通常T_{10}以下の領域なので，縦切開の症例においても，後方TAPBで有効な鎮痛が得られる。

■麻酔の実際

脊髄くも膜下麻酔は，ペンシルポイント針（25〜27ゲージ，75〜95 mm）を用いて行い，モルヒネ0.1 mgとフェンタニル10 μgを2.3 mLの高比重ブピバカインに添加した溶液を投与する（メモ2）。麻酔レベルが第4胸神経（T_4）まで達したことを確認した後，前回と同様に下腹部横切開で手術を開始する。手術終了後，仰臥位で両側後方TAPBを行い，腹部X線撮影を

コラム

肥満患者での TAPB のコツ

肥満症例の TAPB は，深部まで穿刺する必要がある。深部の穿刺では，プローブから出る超音波ビームに対する針の角度が小さくなるため（図 A），針の描画が困難である。以下のコツを覚えることで，穿刺針の描出が容易になる（図 B）。

①プローブを腹壁に押しつけて，皮膚から腹横筋膜面までの距離を短縮する
②穿刺部位は，プローブの端ではなく，数 cm 距離をおいた部位から穿刺し，超音波ビームに対する穿刺針の角度を大きくする

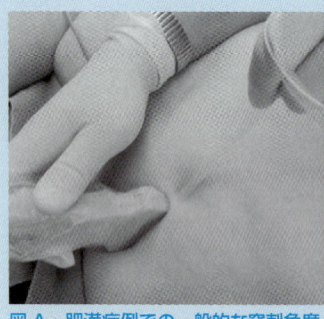

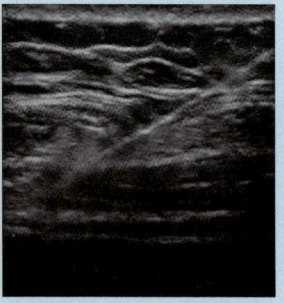

図 A 肥満症例での一般的な穿刺角度と超音波画像

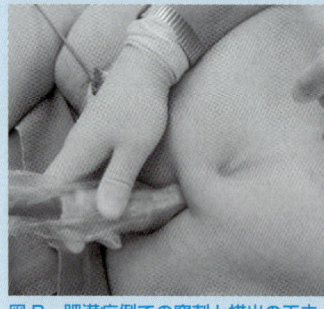

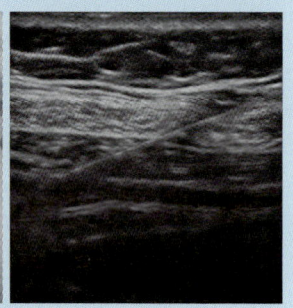

図 B 肥満症例での穿刺と描出の工夫
腹壁に押しつけたプローブから数 cm 離れた部位を穿刺。

メモ 2

モルヒネ溶液

①塩酸モルヒネ 1 mL（10 mg）に生理食塩液 9 mL を加え，合計 10 mL に希釈
②0.5％ブピバカイン 2.3 mL に，①のモルヒネ溶液 0.1 mL を加える
③さらに②の溶液中にフェンタニル 10 μg（0.2 mL）を加える
④オピオイド添加ブピバカイン溶液 2.6 mL が完成

くも膜下モルヒネは，投与量のわずかな違いが副作用の発現や作用時間に影響するので，希釈の段階で溶液をよく撹拌して，投与量を正確にすることが重要である。

　フェンタニルは短時間作用性のため，術中のくも膜下投与では，術後鎮痛には無効だが，術中の子宮牽引痛，子宮収縮痛の軽減に有用である。くも膜下モルヒネは，約 24 時間鎮痛作用が持続する。

行う。ブロック手技終了後，30 分まで経過を観察してから，病棟へ帰室させる。

■ブロックの実際

神経ブロックを行う前にプレスキャンを行い，皮膚から腹横筋膜面までの距離を超音波画像で確認する。本症例では，脂肪の厚みが 2.5 cm，皮膚から腹横筋膜面までの距離が 4 cm であった。長さ 100 mm の穿刺針（21 ゲージ）を用いて後方 TAPB を行う。アドレナリンを添加した 0.5％ロピバカインを片側当たり 15 mL，両側に合計 30 mL を投与した。

　腹部手術において，TAPB や腹直筋鞘ブロックは，手術開始前に行う施設も術後に行う施設もある。帝切においては，術前に TAPB を行う長所は，
①妊娠子宮によって腹壁が伸展されるため肥満例でも手技が容易になる
②術後に局所麻酔薬中毒発見のための経過観察を省略できる
という点がある。しかし，短所として，
①局所麻酔薬中毒が発生した場合，母体だけでなく胎児にも危険が及ぶ
②局所麻酔薬により胎児徐脈を引き起こすことがある[8]
③術後の鎮痛効果持続時間が短縮する
という点がある。これらを考慮すると，帝切の神経ブロックは術後に行うほうがよい。

　TAPB を行う場合，肥満例では 100 mm の穿刺針が必要となることが多い。TAPB が深部の神経ブロックとなるため，先端の

確認が容易でエコジェニックな穿刺針が望ましい。さらに，腸管を誤穿刺する可能性があるので，鈍針を選択する。これらの点から，筆者はソノレクトニードル®CCR（21ゲージ，100 mm）を用いている。

後方TAPBは，横切開では片側当たり0.5％ロピバカイン15 mLを両側に投与し，縦切開では片側当たり20 mLを両側投与する。局所麻酔薬の血中濃度は，ブロック施行後，約30～60分でピークに達するため[9]，局所麻酔薬中毒の発生には十分に注意を払う。後方TAPBにおいて，局所麻酔薬にアドレナリンを添加することにより，ピークの血中濃度が半減することが報告されている[10]。この点から，局所麻酔薬へのアドレナリンの添加は，局所麻酔薬中毒の防止に有用であると思われる。

硬膜外麻酔とは異なり，TAPBは交感神経ブロックをきたさないため，血圧低下の原因とならない。さらに下肢の運動神経ブロックも起こらないため，ブロックそのものが早期離床の妨げとはならない。産褥早期においても，局所麻酔薬の効果は非妊時に比べて延長するため，18～24時間と非妊時より効果が持続する。TAPBの効果は，術翌朝には消失するが，術当日に離床できていれば，翌朝の離床も多くの症例で介助なしに可能である。

術後に追加の鎮痛が必要な場合は，非ステロイド性抗炎症薬（NSAIDs）を用いる。NSAIDsは，特に後陣痛（内臓痛）に有効であるが，子宮収縮抑制作用があるため，産褥期出血のリスクがある例では慎重に投与する。

術後経過

帰室後3時間で脊髄くも膜下麻酔の効果は消失した。悪露（分娩後の出血・分泌物）によってベッドや廊下を汚さないようにパッドを着用した後，看護師2名で患者をベッドから起床させ，廊下を歩行した。TAPBを行っていない患者では，背中をかがめて点滴の支柱台を杖代わりにしながらゆっくりと歩行するが（図2），TAPBを行った本症例では，初回歩行でも背筋をピンと伸ばして廊下をスタスタ歩くことが可能であった（図3）。初回歩行後，介助なしに起床，歩行が可能になったため，尿道カテーテルを抜去し，トイレの使用を許可した。さらに帰室後6時間で飲水が可能になったため，点滴を抜去した。患者は，翌日離床の前回の帝切より，当日離床の今回のほうが痛みは少なく，自分でトイレに行けることもあり，とても快適であったと感想を述べた。

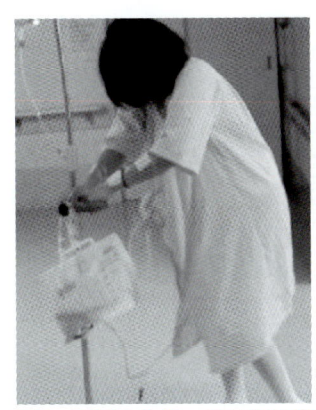

図2 TAPBを行っていない症例の帝王切開帰室3時間後の離床
創部痛のために，点滴の支柱台を支えに腰をかがめてようやく歩いている。

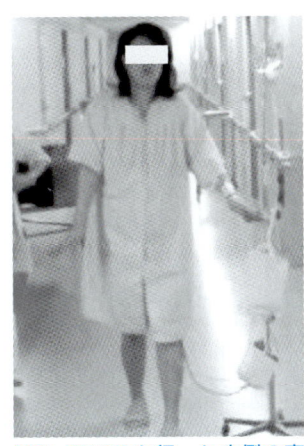

図3 TAPBを行った症例の帝王切開帰室4時間後の離床
ほぼ痛みもなく，廊下をスタスタ歩いている。腰もかがめていない。

■本症例のポイント

くも膜下腔にモルヒネを投与した帝切例においては，術後鎮痛法としての後方TAPBの有用性は示されていない[11]。後方TAPBは，安静時痛である後陣痛（内臓痛）に対しては無効であるため，これは当然の結果である。本稿で示したように，創部痛（体性痛）に対する後方TAPBの効果は明確である。筆者はまだ試みていないが，脊髄くも膜下麻酔下に行う鼠径ヘルニア手術においても，この方法を応用すれば，術当日の離床が可能になると考えている。

（上山 博史）

文献

1. 福光一夫. 肺血栓塞栓と抗凝固療法. 麻酔科学レクチャー 2010 ; 2 : 368-72.
2. 日本産科婦人科学会，日本産婦人科医会. 産婦人科診療ガイドライン-産科編2011.《http://www.jsog.or.jp/activity/pdf/gl_sanka_2011.pdf》
3. Pirec V, Laurito CE, Lu Y, et al. The combined effects of N-type calcium channel blockers and morphine on A delta versus C fiber mediated nociception. Anesth Analg 2001 ; 92 : 239-43.
4. Macarthur A. Postpartum headache. In : Chestnut DH, Polley LS, Tsen LC, et al, Chestnut's Obstetric Anesthesia. Principles and Practice (4th ed). Philadelphia : Mosby, Elsevior, 2009 : 677-700.
5. Sudlow C, Warlow C. Posture and fluids for preventing post-dural puncture headache. Cochrane Database Syst Rev 2002 ; 2 : CD001790.
6. 奥富俊之. PDPH. In：奥富俊之，照井克生編. 周産期麻酔. 東京：克誠堂出版, 2012 : 250-60.
7. 紫藤明美. 腹横筋膜面ブロック. In：佐倉伸一編. 周術期超音波ガイド下神経ブロック. 東京：真興交易医書出版部, 2011 : 452-71.
8. Petrie RH. The effect of local anesthetics on fetal heart rate. Bull N Y Acad Med 1976 ; 52 : 226-30.
9. Torup H, Mitchell AU, Breindahl T, et al. Potentially toxic concentrations in blood of total ropivacaine after bilateral transversus abdominis plane blocks ; a pharmacokinetic study. Eur J Anaesthesiol 2012 ; 29 : 235-8.
10. Corvetto MA, Echevarría GC, De La Fuente N, et al. Comparison of plasma concentrations of levobupivacaine with and without epinephrine for transversus abdominis plane block. Reg Anesth Pain Med 2012 ; 37 : 633-7.
11. Abdallah FW, Halpern SH, Margarido CB. Transversus abdominis plane block for postoperative analgesia after Caesarean delivery performed under spinal anaesthesia? A systematic review and meta-analysis. Br J Anaesth 2012 ; 109 : 679-87.

索　引

欧文索引

3 in 1 ブロック　162
ACLS　41
alignment　12
arthroscopic rotator cuff repair（ARCR）　133
axonotmesis　49
Aδ線維　218
Bier　4
BLS　41
Braun　6
Brown-Séquard 症候群　44
cadaver workshop　108
Carl Koller　4
Cathelin　5
continuous FNB（CFNB）　26, 35, 174, 175, 178, 181, 184
continuous passive motion（CPM）装置　177
Contiplex Tuohy　142
C 線維　218
dancing patella　176
Diploma　109
Dogliotti　5
drop foot　178
dual guidance　176
dual guidance technique　8
dual imaging technique　8
femoral nerve block（FNB）　35, 158, 174, 181, 183, 192, 198
GPS needle navigation system　8
Halsted　6
Hirschel　6
hyperechoic flash　64, 71, 77
intralipid　52
iPad　56
give and take　146
Kulenkampff　6
laparoscopic percutaneous extraperitoneal closure（LPEC）　201
lipid rescue　52, 53
local anesthetic systemic toxicity（LAST）　51

local infiltration　178
manual muscle testing（MMT）　44
multimodal analgesia　26, 34, 99, 179
multimodal approach　102, 106
neurapraxia　49
neurotmesis　49
New York School of Regional Anesthesia（NYSORA）　108
NSAIDs　26, 221
Parker 気管チューブ　119
PART　11
patient controlled regional analgesia（PCRA）　27, 178
pressure　11
PT-INR　73
Quincke　4
rectus sheath block（RSB）　82, 95, 97, 201, 203
rotation　12
Schleich　4
sciatic nerve block（SNB）　181, 191
seashore sign　139
sedation　39
Sims 位　192
sonoanatomy　14
spasticity　44
tenting　16
thoracic paravertebral block（TPVB）　59, 67
tilting　12
Tinel 徴候　44, 46
total ankle arthroplasty（TAA）　35
total elbow arthroplasty（TEA）　34
total hip arthroplasty（THA）　34
total knee arthroplasty（TKA）　26, 34, 173
transitional opioid　136
transversus abdominis plane block（TAPB）　81, 89, 95, 212, 213, 217
Tuohy 針　16, 62, 70, 85, 90, 124, 176, 183, 214
ultrasound-guided peripheral nerve block（US-PNB）　11

Waller 変性　49

和文索引

あ行

アウトカム　179
アスピリン　81, 121, 198
アセトアミノフェン　26, 204, 208, 214
アドレナリン　4, 30, 52, 136, 220
アナフィラキシーショック　21, 39
アミオダロン　53
洗い出し　53
アルカリ化剤　30
アレルギー　21
アロンアルファ A　176
アンクルブロック　165
アンケート調査　93
安全管理　187

イオン化　31
意識下　79
意識下挿管　115
異常感覚　44
一過性神経伝導障害　49

ウォーターファントム　58
烏口腕筋　123
運動機能低下　33
運動皮質　44

腋窩神経　134
腋窩動脈　122
液性剝離　18, 82, 159
エノキサパリン　101

横隔神経　60, 134
　──麻痺　34, 127, 134, 142
横突起　63
悪心・嘔吐　39, 181
オタマジャクシ　123
オピオイド　26, 31, 106
温・痛覚　44

か行

外頸静脈　135, 141
回旋　12
回旋筋腱板断裂　133
外側神経束障害　48
外側大腿皮神経　157, 162, 197
外側大腿皮神経ブロック　34, 158, 160, 197
快適性　218
ガイドライン　11, 40, 53, 217
外腹斜筋　81, 90
解剖学的破格　14, 135
香り　207
覚醒下脳外科手術　111
下行大動脈置換術　75
下喉頭神経　116
下神経幹　128
　――障害　48
下垂指　48
下垂足　49
型　61, 146
肩腱板修復術　144
肩手術　34
合併症　14, 24
カテーテル　14
下頭斜筋　112
下腹壁動脈　202
カプノメータ　41
カラードプラー　16, 62, 131, 202, 209, 215
癌　49
感覚異常　23
眼窩上神経ブロック　111, 113
肝機能異常　22
肝機能低下　72
観血的整復術　121, 127
肝後区域切除術　67
患者自己調節局所鎮痛（PCRA）　27, 178
患者自己調節鎮痛（PCA）　35, 137, 144, 153, 184
患者説明文書　23
関節位置覚　44
関節鏡下回旋筋腱板修復術（ARCR）　133
関節鏡下手術　34

感染　23
肝代謝　22
ガンマネイル手術　157
気管切開術　115
気胸　140
逆L字切開　67
教育　25
教育プログラム　146
胸腔鏡補助下右肺下葉切除術　59
凝固（機）能異常　21, 68, 86
胸鎖乳突筋　134
胸椎棘突起　63
胸部下行大動脈瘤　75
胸部傍脊椎ブロック（TPVB）　59, 67
胸膜　129
棘下筋　133
棘上筋　133
局所解剖　166
局所麻酔薬　51
局所麻酔薬中毒（LAST）　31, 51, 71, 92, 106, 113, 143, 205, 214
筋萎縮　43
緊張性気胸　140
筋トーヌス　43, 44
筋皮神経　122, 124
筋力　43
　――低下　24
区域麻酔法　6
偶発症例調査　51
屈曲障害　48
くも膜下モルヒネ　218
クロニジン　31
クロピドグレル　157
クロロホルム　4
経喉頭ブロック　118
脛骨神経　165, 167, 174
脛骨神経ブロック　169
痙縮　44
頸神経叢　134
頸椎横突起　141
頸椎レベル　141
ケタミン　104
血圧低下　59

血気胸　139
血腫　45
血小板数　67, 73
　――減少　21
血栓予防　217
肩甲下筋　133
肩甲下神経　134
肩甲上神経　134
幻肢痛　200
研修　186
剣状突起　83
腱反射　43, 44
効果持続時間　30
効果発現時間　30
効果不良　24
交感神経　59
抗凝固・抗血小板療法　81
抗凝固薬　21, 128, 178
抗血小板薬　189
後結節　141
後骨間神経症候群　48
交差法　13, 177, 184
拘縮解離術　34
後上腸骨棘　210
後神経束障害　48
後陣痛　218
後大腿皮神経　197
高比重ジブカイン　5
高比重ブピバカイン　219
後方腹横筋膜面ブロック（後方TAPB）　82, 90, 95, 98, 101, 103, 213
硬膜外麻酔　5, 33, 60, 181
硬膜嚢　210
コカイン　4
骨格模型　58
呼吸抑制　39
誤穿刺　24
骨折　34
骨接合術　139
固定　11
コミュニケーション　146
ゴムバンド　153
混合投与　31
コンパートメント　35

さ行

坐骨結節　192
鎖骨骨折　139
鎖骨上神経　134
坐骨神経　175, 197
　　──障害　49
坐骨神経ブロック(SNB)　35, 178, 181, 191
　　──膝窩アプローチ　182, 191
　　──前方アプローチ　182
　　──臀下部アプローチ　191, 192
　　──傍仙骨アプローチ　34, 197, 198
三叉神経　111

ジアゼパム　42, 53
ジアゼパムシロップ　204
試供品　186
軸索断裂　49
軸索変性　49
ジクロフェナク　125, 132
指示書　26
持続
　　──胸部傍脊椎ブロック　75
　　──正中神経ブロック　150
　　──選択的感覚ブロック　150
　　──創部浸潤麻酔　102
　　──大腿神経ブロック(CFNB)　26, 35, 174, 175, 178, 181, 184
　　──腕神経叢ブロック　138
膝関節鏡　181
刺入角度　12, 16
視認性　12, 16
ジブカイン　5
脂肪乳剤　52
斜角筋間　129
尺骨神経　122, 154
　　──障害　48
縦隔気腫　64
周術期神経障害　43
重症加算　189
術後炎症性ニューロパチー　45
術後悪心・嘔吐(PONV)　95, 101, 106, 150
術後抗凝固療法　175
術後診察　26

術後疼痛管理　146
術前診察　124
循環抑制　39
昇圧薬　135
小円筋　133
障害部位　45
上喉頭神経　116
上喉頭神経ブロック　117
踵骨骨折　165
上神経幹障害　48
上前腸骨棘　160
小児　201, 207, 213
小伏在静脈　167
情報共有　26
情報源　56
静脈血栓塞栓症　89, 217
静脈内患者自己調節鎮痛(IV-PCA)　91
静脈内区域麻酔　5
上肋横突靭帯　70, 77
上腕二頭筋　123
触覚　44
自動屈曲運動　150
心因性神経疾患　46
神経根性神経障害　45, 46
神経刺激　16, 159, 169, 199
神経上膜外縁　18
神経所見　43
神経診察　43
神経叢性神経障害　46
神経損傷　24
神経断裂　49
神経伝導速度検査　48, 49
神経内注入　199
神経ブロック法　6
心血管系症状　51
心血管リスク　190
人工股関節置換術(THA)　34
人工膝関節置換術(TKA)　26, 34, 173
人工足関節置換術(TAA)　35
人工肘関節置換術(TEA)　34
浸潤麻酔法　4
深腸骨回旋動脈上行枝　215
心停止　39, 52
伸展損傷　45
振動覚　44

深腓骨神経　166
深腓骨神経ブロック　168
信頼関係　23

錐体外路障害　39
スタッフ　24
スライディングサイン　140

精巣固定術　207, 213
正中神経　122, 150, 154
声門上器具　113, 134
脊髄くも膜下麻酔　4, 218
脊髄障害　76
脊麻後頭痛(PDPH)　219
舌咽神経　116
舌骨　116
セミナー　186
セレコキシブ　177
前脛骨動脈　166
前結節　141
仙骨　210
仙骨角　210
前骨間神経　151
　　──症候群　48
仙骨硬膜外腔　210
仙骨硬膜外ブロック　207, 214
仙骨硬膜外麻酔　5
仙骨神経叢　161
仙骨裂孔　210
潜在性二分脊椎　207
穿刺位置　104
穿刺針　8
前十字靭帯再建術　34, 181
全身麻酔併用　159
選択的脛骨神経ブロック　175
浅腓骨神経　165, 166
浅腓骨神経ブロック　169
仙尾靭帯　210
前腕　154

早期運動療法　149
早期離床　157, 165, 184, 217, 218
操作法　56
僧帽筋　112
側腹筋群　205
ソノレクトニードル　97, 142, 159, 221

た行

ターニケット　128, 169
ダーマボンド　176
第1肋骨　129
体位変換　23
大後頭神経ブロック　111, 112
体性痛　99, 218
大腿筋膜　158
大腿骨転子部骨折　157
大腿四頭筋　176
　──筋力低下　27
大腿静脈　159
大腿神経　157, 159, 161, 174, 197
　──障害　48
大腿神経ブロック（FNB）　18, 34, 35, 158, 174, 181, 183, 192, 198
大腿切断術　195
大腿動静脈　192
大腿動脈　158, 159
大腿動脈-膝窩動脈バイパス術　190
大転子　192
大内転筋　160
胎盤通過性　29
多孔式カテーテル　87, 105
脱髄　49
脱髄疾患　23
炭酸水素ナトリウム　30
短時間作用型局所麻酔薬　29
短軸走査　13
短内転筋　160
単麻痺　43

チェックリスト　52
恥骨筋　160
中神経幹障害　48
中心静脈穿刺　58
中枢神経系症状　51
中枢性神経障害　44, 45
超音波ガイド下末梢神経ブロック　11
超音波解剖　14
超音波断層画像装置　6
超音波ビーム面　12
腸骨下腹神経　214
腸骨筋膜　158
腸骨鼠径神経　214

腸骨鼠径神経ブロック　208
腸骨稜　83
長時間作用型局所麻酔薬　30
長軸走査　13
長趾伸筋　167
長内転筋　160
長腓骨筋　167
腸腰筋　159
鎮静　139
鎮静深度の連続性　40

追加投与　92
椎骨動脈　141

帝王切開　217
低心機能　190
ディスポーザブルポンプ　73, 137
低分子量ヘパリン　173
停留精巣　207, 213
デキサメタゾン　105
デクスメデトミジン　42
転倒　24, 187
　──予防　27

動画　58
橈骨神経　122, 154
　──障害　48
透視ガイド下法　7
頭半棘筋　112
頭皮ブロック　113
ドーナツサイン　7, 13
徒手筋力検査　44
トラマドール　31
トリクロホス　208
トレーニング　56
ドロペリドール　72, 105

な行

内臓痛　60, 90, 102, 218
内側神経束障害　48
内転筋管　168
内腹斜筋　81, 90, 98, 104
内肋間膜　61, 63, 69, 70, 76
ナロキソン　41

日本区域麻酔学会　7
尿道カテーテル　194

熱意　146

脳梗塞　144
濃度依存性　33

は行

肺気腫　127
肺血栓塞栓症　217
背屈障害　178
配置　56
蜂の巣　122
華岡青洲　3
ハムストリング腱移植　181
針先　16
バルサルタン　157
パルスオキシメータ　41
反回神経　116
半月線　81, 103

ビーチチェア位　134, 143, 144
日帰り手術　34, 213
皮下気腫　98
飛行機　139
膝崩れ　35
膝屈曲　28
非神経根性神経障害　45
非ステロイド性抗炎症薬（NSAIDs）　26, 221
腓腹神経　165, 167
腓腹神経ブロック　169
非麻酔科医のための鎮静・鎮痛薬投与に関する診療ガイドライン　39, 41, 143
肥満　16, 217
病的反射　44
表面麻酔　4
ヒラメ静脈　81

不安　24, 41
ファントム　57
フェニレフリン　143
フェンタニル　31, 40, 68
フォローアップ　25
フォンダパリヌクス　89
腹横筋　81, 85, 90, 104
腹横筋膜面　81, 85, 90

腹横筋膜面ブロック(TAPB) 18, 33, 81, 89, 95, 212, 213, 217
腹腔鏡下経皮的腹膜外ヘルニア閉鎖術 (LPEC) 201
腹腔鏡下卵巣腫瘍核出術 95
腹腔鏡下幽門側胃切除術 89
腹腔鏡検査 215
伏在神経 165, 168
伏在神経ブロック 171
腹式単純子宮全摘術 101
腹直筋 81
腹直筋鞘後葉 81, 85, 97, 205
腹直筋鞘ブロック(RSB) 18, 33, 82, 95, 97, 201, 203
腹部大動脈 97
腹壁横切開 101
腹壁ブロック 35
婦人科開腹手術 101
不動化 41
ぶどうの房 130
ブピバカイン 30, 34, 52
ブプレノルフィン 31
フルマゼニル 42
フルルビプロフェン アキセチル 65, 144, 162, 193
プレスキャン 18, 62, 76, 83, 103, 112, 122, 135, 141, 202
プローブカバー 76
プローブ操作 11
プロカイン 5
ブロック抜け 16
プロポフォール 42
分割投与 18

平行法 13, 177, 184
米国区域麻酔学会(ASRA) 53
閉鎖神経 157, 162, 197
閉鎖神経ブロック 158, 160, 192, 197
閉塞性換気障害 121, 127
閉塞性動脈硬化症(ASO) 189, 195

閉尿 59
壁側胸膜 61, 63, 70, 77
ヘパリン 22, 81, 173, 217
ヘパリン化 76
勉強会 187
ペンシルポイント針 219

縫工筋 160
放散痛 42
傍脊椎腔 59, 61, 63, 70, 71
傍脊椎ブロック 33
保護者 207, 213
ポスター 27
ホッケースティック型リニアプローブ 117
ポート 95, 201

ま行

麻酔科学史 3
麻酔記録 49
末梢神経障害 23
末梢性神経障害 44, 46
麻痺 46

ミダゾラム 40, 42

迷走神経 60
メピバカイン 29

モルヒネ 31

や行

薬液漏れ 26, 142

腰神経叢 161
腰神経叢ブロック 34, 177, 199
腰椎穿刺法 5
腰部硬膜外麻酔 5

ら行

卵巣腫瘍 95

ランドマーク法 6

理学療法 27
力価 35
離床 34
梨状筋症候群 16
リドカイン 29, 197, 199
リハビリテーション 27, 149, 152, 153, 173, 178
両側胸部傍脊椎ブロック 67
輪状甲状間膜 118

レスキュー 36
レボブピバカイン 30, 33, 34, 35, 124, 142, 160, 168, 177
連続走査 12

ロキソプロフェン 68, 73, 132, 137, 153, 162, 171, 184
肋間隙 69
肋間神経 59
肋間神経ブロック 68
肋骨弓下腹横筋膜面ブロック(肋骨弓下TAPB) 68, 82, 90, 205
ロピバカイン 30, 33, 34, 35, 65, 72, 83, 98, 102, 131, 135, 153, 183, 192, 204, 211, 214

わ行

ワルファリン 22, 81, 173
腕神経叢の障害 48
腕神経叢ブロック 6, 34, 151
——腋窩アプローチ 34, 121, 129
——鎖骨上アプローチ 127, 129
——鎖骨下アプローチ 129
——斜角筋間アプローチ 34, 133, 140

LiSA コレクション
超音波ガイド下末梢神経ブロック
実践 24 症例　　　　　　　　　　定価：本体 6,000 円＋税

2013 年 5 月 30 日発行　第 1 版第 1 刷 ©
2014 年 7 月 31 日発行　第 1 版第 2 刷

編 　者　　森本　康裕
　　　　　　柴田　康之

発 行 者　　株式会社 メディカル・サイエンス・インターナショナル
　　　　　　代表取締役　若松　博
　　　　　　東京都文京区本郷 1-28-36
　　　　　　郵便番号 113-0033　電話 (03) 5804-6050

　　　　　　　　　　　　　印刷：横山印刷／表紙装丁：トライアンス

ISBN 978-4-89592-748-2 C3047

本書の複製権・翻訳権・上映権・譲渡権・公衆送信権(送信可能化権を含む)は (株)メディカル・サイエンス・インターナショナルが保有します。
本書を無断で複製する行為(複写，スキャン，デジタルデータ化など)は，「私的使用のための複製」など著作権法上の限られた例外を除き禁じられています．大学，病院，診療所，企業などにおいて，業務上使用する目的(診療，研究活動を含む)で上記の行為を行うことは，その使用範囲が内部的であっても，私的使用には該当せず，違法です．また私的使用に該当する場合であっても，代行業者等の第三者に依頼して上記の行為を行うことは違法となります．

JCOPY〈(社)出版者著作権管理機構　委託出版物〉
本書の無断複写は著作権法上での例外を除き禁じられています．複写される場合は，そのつど事前に，(社)出版者著作権管理機構(電話 03-3513-6969, FAX 03-3513-6979, info@jcopy.or.jp)の許諾を得てください．